Vorrangige Zielsetzung dieses Buches ist es, die neue Theorie der Krebsentstehung und ihre Beweise vorzustellen. Die Autorin stellt hier die Ursachen der Krebsentstehung dar und belegt ihre Aussagen durch Experimente. Eine abgerundete Therapie zu entwickeln wird Aufgabe von Heilpraktikern, Ärzten und Forschern sein. Die Verfasser verordnen keine Behandlung und raten zu keiner Behandlung ohne medizinische Beratung. Sollten die im Buch enthaltenen Informationen für eine Behandlung genutzt werden, ohne einen Arzt einzuschalten, so geschieht das im Rahmen einer Selbstbehandlung - zu der jedermann das Recht hat. Verlag und Autorin übernehmen jedoch keine Verantwortung.

Tamara Lebedewa (Тамара Яковлевна Свищева)
Krebserreger entdeckt!
Titel der russischen Originalausgabe: Вы можете победить рак
Aus dem Russischen von Elvira Driediger
7. Auflage 2015

Druck: FINIDR s.r.o., Český Těšín
Umschlaggestaltung: Devin, design@major-movez.de

ISBN: 978-3-932130-33-5

Tamara Lebedewa

# Krebserreger entdeckt!

DRIEDIGER

# Einführung

*Kaum ein anderes Land ist so an der Lösung des Krebsproblems interessiert wie Rußland. Nach dem Tschernobyl-Unfall, dessen Folgen innerhalb des Landes verharmlost wurden, sind große Teile der Bevölkerung von zahlreichen Krankheiten heimgesucht worden. Krebs spielt dabei eine führende Rolle. Die Lebenserwartung der russischen Bevölkerung beträgt heute im Durchschnitt 57 Jahre. Vor dem Hintergrund einer lang andauernden Wirtschaftskrise ist die medizinische Versorgung in dieser einstigen Weltmacht auf besorgniserregendes Niveau gesunken.*

*Die Summe dieser Faktoren hat den Leidensdruck innerhalb des Landes unerträglich gemacht. Da auch Forschungseinrichtungen unter dem bestehenden Geldmangel leiden, verlassen unzählige Wissenschaftler das Land. Der Glanz vieler Forschungseinrichtungen, die einstmals Weltruhm erlangten, ist seither erblasst.*

*Wenn also das Geheimnis der Krebskrankheit in Rußland enträtselt wird, so ist dies kein Zufall. Eher schon eine Gesetzmäßigkeit. Wo der Druck am stärksten ist, ist die Lösung des Problems am drängendsten.*

*Doch der Prophet gilt in seinem eigenen Land am wenigsten. – Diese Aussage trifft im vollen Umfang auf Tamara Lebedewa zu, die Autorin des vorliegenden Buches und Entdeckerin der Ursache der Krebskrankheit. Seit nunmehr zehn Jahren stößt ihre Entdeckung im eigenen Land auf taube Ohren.*

*„Die Mittel für die Krebsforschung sind längst verteilt, und niemand ist bereit, auch nur einen Teil davon an jemand anderen abzugeben“, sagt Tamara Lebedewa. „Möglicherweise würde meine Entdeckung dazu führen, daß viele dieser Forscher arbeitslos würden“. Das sei auch der Grund, warum alle Bemühungen scheiterten, die öffentliche Aufmerksamkeit auf diese neuen Erkenntnisse zu lenken.*

*„Jedes Schreiben, jede Anfrage an das Gesundheitsministerium oder andere Organe im Gesundheitswesen wird erneut an das nationale Onkologische Zentrum in Moskau gesandt, und von dort kommt jedes-*

*mal die vernichtende Antwort, die Entdeckung sei nicht der Mühe wert, geprüft zu werden".*

*Doch Tamara Lebedewa gibt nicht auf. Sie hat ihre Entdeckung in einem Buch zusammengefaßt und hofft, daß der steigende Druck „von unten", von den Betroffenen also, die Verantwortlichen in ihrem Land dazu zwingt, die neuen Erkenntnisse zu überprüfen und dann den Krebskranken zur Verfügung zu stellen.*

*Im Grunde ereilt die Autorin das Schicksal vieler Forscher, die mit ihren Entdeckungen zu früh gekommen sind. Wenn die öffentliche Meinung noch nicht reif ist für eine neue Erkenntnis, werden ihre Verfechter nicht selten zu Verrückten oder gar Scharlatanen gestempelt, aus ihren Ämtern entlassen oder in Irrenhäuser gesteckt. Manch einer wurde vor noch nicht allzu langer Zeit auf dem Scheiterhaufen verbrannt, nur weil er – oder sie – ihre neu gewonnenen Einsichten nicht zugunsten der herrschenden Lehrmeinung revidieren wollte.*

*Wer sich mit der Geschichte der Medizin befaßt, wird feststellen, daß viele heilsame Entdeckungen nicht spontan nach Bekanntwer-den anerkannt wurden, sondern erst Jahre, manchmal Jahrzehnte und sogar Jahrhunderte nach ihrer ersten Veröffentlichung angemessen gewürdigt und in die Praxis übernommen wurden.*

*Beispiele dafür gibt es genug. Schon im Mittelalter äußerte Fracastorius die Meinung, es gebe kleine, für uns unsichtbare Tiere, die Krankheiten verursachen. Erst im 19. Jahrhundert wurde der Beweis dafür erbracht. Erwin H. Ackerknecht schreibt dazu in seiner „Geschichte der Medizin": „Die Vorstellung, daß die epidemischen Krankheiten durch Ansteckung übertragen und durch Mikroorganismen, 'Samen' oder winzige Tierchen, verursacht würden, bedeutete eigentlich Mitte des 19. Jahrhunderts nichts Neues. Die Theorie war von Fracastorius im 16. Jahrhundert vorgebracht und von Kircher im 17. und von Lancisi und Linné im 18. Jahrhundert verfochten worden. Als sie am wenigsten geachtet wurde, verkündete Jacob Henle sie im Jahre 1840 erneut; dadurch erschien er aber seinen Zeitgenossen nicht als Vorläufer einer neuen Ära, sondern als ritterlicher Verteidiger eines altmodischen Irrtums."*

*Beispiel Nr. 2: Die Anwendung der Äthernarkose bei chirurgi-schen Eingriffen hatte drei Förderer: Horace Wells, William Thomas Morton und Charles T. Jackson. Sie wurden aber in einen häßlichen Prioritätsstreit verwickelt. Alle drei starben einen tragischen Tod, Wells durch Selbstmord, Jackson als Geisteskranker und Morton in Armut.*

*Beispiel Nr. 3: Erst im 18. Jahrhundert hat die abendländische Kultur eine Schutzmethode gegen Pocken angenommen, die bereits seit vielen Jahrhunderten im Orient angewandt wurde, die Impfung mit echten Pocken.*

*Beispiel Nr. 4: Robert Koch fand den Erreger der Tuberkulose. Seine Lehre wurde von den Fachleuten, einschließlich des großen Virchow, bekämpft.*

*Das dramatischste Beispiel ist Ignaz Semmelweis. Er entdeckte 1847 auf empirischem Wege, daß das Wundfieber durch Desinfektion vermieden werden kann. Er veranlaßte, daß in seinem Hospital alle Studenten und Ärzte ihre Hände in Chlorkalk waschen müssen, bevor sie die Patientinnen untersuchen bzw. behandeln. Dadurch konnte in nur zwei Jahren die Sterblichkeit in seiner Abteilung des Wiener Allgemeinen Krankenhauses dramatisch gesenkt werden.*

*Doch der praktische Erfolg konnte die Ärzteschaft nicht überzeugen. Ein berühmter Gynäkologe äußerte sich zur damaligen Zeit spöttisch: „Ich ziehe es vor, den Tod im Wochenbett lieber der Vorsehung zuzuschreiben, von der ich mir einen Begriff machen kann, als einer Ansteckung, von der ich mir keinen Begriff machen kann." Wie manches andere zu früh gekommene Genie blieb Semmelweis zeitlebens verkannt, verfiel vor Verzweiflung dem Wahnsinn und starb eines qualvollen Todes im Irrenhaus. (Nachzulesen in „Kulturgeschichte der Heilkunde", René Fülöp-Miller.)*

*So ist auch die Theorie über die parasitäre Herkunft der Krebskrankheit an sich nichts Neues. Sie wurde von vielen Wissenschaftlern schon vor über hundert Jahren geäußert. Leider konnte keiner von ihnen den genauen Mechanismus der Entstehung der Krebskrankheit beschreiben bzw. den verantwortlichen Parasiten benennen.*

*Auch wenn Rußland besonders stark betroffen ist – die übrige Welt ist ebenfalls nicht von der Krebskrankheit verschont. Die statistischen Zahlen hierzu sind ernüchternd: Allein in Deutschland erkranken jährlich etwa 350 000 Menschen an bösartigen Geschwulst- oder Systemerkrankungen. Jährlich sterben in unserem Land etwa 220.000 Menschen an den Folgen von Krebs. Die medizinische Versorgung der Patienten ist zwar hier viel besser als in Rußland. Trotzdem wird die Diagnose „Krebs" immer noch einem Todesurteil gleichgesetzt. Denn jeder weiß: Die Krebskrankheit ist heute immer noch ein dunkles Geheimnis. Wer von ihr geheilt wird, gilt als „vom Tode auferstanden". Solche Überlebenden schreiben Bücher und geben anderen Krebskranken Tips, in der Hoffnung, ihnen helfen zu können. Indes gilt in der Onkologie schon dann jemand als geheilt, wenn er fünf Jahre nach der Behandlung noch lebt.*

*Spricht man mit direkt Betroffenen, dann hört man nicht selten, daß sie, wenn sie sich als Krebskranke zu erkennen geben, nicht mehr als vollwertige Menschen akzeptiert würden. Die Reaktionen in der Gesellschaft schwanken zwischen Mitleid, spontanem Abstand-Halten bis hin zu Abscheugefühlen.*

*Nach dieser schonungslosen Schilderung sei mir eine Frage erlaubt: Wenn also heute jemand kommt und sagt, er wüßte, wie Krebs entsteht und wie man ihn künftig heilen kann – sollten wir ihm nicht unsere volle Aufmerksamkeit schenken? Oder, bildhaft gesprochen, wenn jemand den Verdurstenden in der Wüste sagt, er wüßte genau, daß hier, an dieser Stelle, Wasser in der Erde ist – sollten da nicht alle beim Graben helfen? Oder sind Sie der Meinung, daß es besser sei, skeptisch zu bleiben und zu verdursten, denn diese Person kann sich ja auch geirrt haben. Dann hätten wir unsere Kräfte umsonst verschwendet und es wären falsche Hoffnungen geweckt worden.*

*Was kostet es die Menschheit, die Aussage von Tamara Lebedewa zu prüfen? Vorurteilsfrei, neutral, ohne irgendwelche Bedenken? Es wird etwas Geld kosten, vielleicht 50 oder 100 tausend Euro, und etwas Zeit. Im Verhältnis zum erwarteten Nutzen sind die 100 000 Euro und zwei bis drei Monate Zeit nicht der Rede wert. Just do it! – möchte man da ausrufen.*

*Dies sind die Argumente, die mich bewogen haben, das Buch von Tamara Lebedewa in meinem Verlag herauszugeben.*

*Das Buch ist in acht Kapitel aufgeteilt. Im ersten Kapitel schildert die Autorin ihre Theorie der Krebsentstehung. Sie beschreibt sehr detailliert die Ergebnisse ihrer Experimente, die sie mit Zeichnungen und Fotos belegt. Diese Schilderungen verlangen von Laien ziemlich viel Geduld und Konzentration. Eine Überlegung war, sie wegzulassen und nur knapp zusammenzufassen.*

*Schließlich entschied ich mich aber doch für eine komplette Veröffentlichung. Die Konzeption von Tamara Lebedewa wird im vorliegendem Buch erstmals außerhalb Rußlands vorgestellt. Das Weglassen der genauen Beschreibung ihrer Experimente würde das Verstehen der gesamten Konzeption erschweren; möglicherweise würde die Theorie von Tamara Lebedewa dann nicht so ernst genommen, wie sie es verdient. So wird also den Leserinnen und Lesern der Originaltext in vollem Umfang vorgestellt.*

*In Kapitel 2 folgt eine gekürzte Zusammenfassung der Konzeption durch einen Journalisten, die in der russischen Presse erschien. Diese Zusammenfassung ist gut geeignet für jemanden, der einen Überblick über die Theorie bekommen will, ohne sofort alle Beweise kennenzulernen.*

*Tamara Lebedewa ist nach Bekanntwerden ihrer revolutionären Theorie mit vielen positiven Reaktionen – aber auch mit Kritik konfrontiert worden. Sie wurde von vielen Seiten angegriffen. Das machte ihr zu schaffen, so daß sie sich fragte: Warum sollte ich es sein, die diese neue Konzeption der Krebsentstehung fand und vor der Öffentlichkeit verteidigen mußte? Im 3. Kapitel geht sie dieser Frage nach und erklärt ihre Motive, dem Geheimnis der Krebskrankheit auf den Grund zu gehen. „In meiner Familie starben seit Generationen alle an Krebs. Wenn nichts geschieht, dachte ich mir, dann werden ich selbst und auch mein Sohn bald ebenfalls von dieser Krankheit heimgeholt".*

*Nachdem die Autorin ihre Experimente beendete und die parasitäre Entstehung der Krebskrankheit bewies, machte sie sich weitere Gedanken darüber, ob der von ihr benannte Parasit nicht auch für andere Krankheiten verantwortlich ist. In Kapitel 4 geht sie der Frage nach, wie dieser Parasit Herzkrankheiten verursachen könnte; Kapitel 5 befaßt sich mit AIDS und dem Immunodefizit-Virus.*

*Mehrere Ärzte, die in direktem Kontakt zu Krebskranken stehen, wandten sich nach den Veröffentlichungen und Fernsehauftritten an Tamara Lebedewa. Manche unterstützten sie bei ihren Experi-menten, andere berichteten von ihren Erfahrungen oder entwickelten auf der Basis ihrer Theorie neue Behandlungsmethoden. Davon ist die Rede im 6. Kapitel dieses Buches. Kapitel 7 befaßt sich mit Reaktionen der Onkologen und der Presse in Rußland auf die Entdeckung von Tamara Lebedewa.*

*Schließlich stellt die Autorin in Kapitel 8 neue Behandlungsmethoden gegen die „Krankheit des Jahrhunderts" vor. Diese wurden von Tamara Lebedewa in Zusammenarbeit mit praktizierenden Ärzten entwickelt. Sie hofft, daß durch die Veröffentlichung ihres Buches im Westen weitere Forschungen möglich werden, denn ihre Entdeckung ist erst der Beginn, und je schneller man sich an die Arbeit macht, neue Methoden der Behandlung und Vorbeugung der Krebskrankheit zu entwickeln, um so schneller kann den Betroffenen geholfen werden.*

*Elvira Driediger*

# Kapitel 1

# Dämonen der Mikrowelt

# Eine Geschwulst aus dem Mesozoikum

## *Auf der Schwelle zum Leben*

Die von Gott geschaffene Natur disponierte sehr weise, als sie die Bewohner unserer Erde nacheinander schuf. Die Theorie der Entstehung des Lebens und ihrer evolutionären Entwicklung fußt auf bekannten Annahmen, deren wichtigste sind: 1. Lebendes entstand aus Anorganischem, das heißt, es fand eine Urzeugung, eine Biogenese statt. 2. Die Urzeugung geschah nur einmal. 3. Viren, Bakterien, Pflanzen und Tiere sind miteinander verwandt. 4. Metazoa (Vielzeller) entstammen den Protozoa (Einzellern). 5. Verschiedene Arten von Wirbellosen sind miteinander verwandt. 6. Wirbeltiere entstammen den Wirbellosen. 7. Innerhalb der Unterart der Wirbeltiere entstammen Vögel und Säugetiere den Reptilien, Reptilien den Amphibien, und Amphibien den Fischen.

Die Entstehung des Lebens auf dem Planeten Erde geschah in mehreren Etappen. Ähnlich wie die Makroorganismen in Tiere und Pflanzen aufgeteilt waren, werden auch Mikroorganismen in zwei Gruppen geteilt: pflanzliche, zu denen Bakterien, Algen und Pilze zählen, und tierische, die in vier Klassen unterteilt sind: Rhizopoda (Wurzelfüßler), Ciliata (Wimperntierchen), Sporozoa (Sporentierchen, ausschließlich Parasiten, zu denen der Hirnparasit Toxoplasma gehört) sowie Flagellata[1] – Geißeltierchen, die in sich sowohl pflanzliche (Euglena) als auch tierische Merkmale (Trichomonade) vereinen. Den zuletzt genannten Vertreter der Protozoa sollten wir uns gut merken, denn ihm haben wir das Erscheinen dieses Buches zu verdanken.

Doch eines nach dem anderen. Das Leben ist eine Methode der Existenz von Eiweißkörpern, und diese Existenzmethode besteht in

[1]Flagelle - Fortbewegungsorgan vieler einzelliger Tiere und Pflanzen

ihrem Wesen in der ständigen Selbsterneuerung der chemischen Bestandteile dieser Körper. Das Leben entstand in einer noch sauerstoffreien Atmosphäre. In dieser fernen Zeit war unser Planet von Wasserdämpfen und Kohlensäure umhüllt – Sauerstoff existierte nur als Bestandteil chemischer Verbindungen. Starke Radiation und der Staub aus Vulkanausbrüchen ergänzten dieses leblose Bild. „Organische“ Verbindungen bildeten sich auf anorganischem (abiogenem) Wege, weil es keinen Sauerstoff und keine Ozonschicht gab, die die intensiven Ultraviolettstrahlen der Sonne abschirmten.

Wir kennen drei Stadien der Entstehung lebender Organismen: die Entstehung abiogener Verbindungen – Polymerisation, das heißt, Bildung großer Moleküle aus kleineren – Biogenese. Tupans machte darauf aufmerksam, daß unter sauerstoffreien Bedingungen die Menge der für die anorganische Synthese kleiner „organischer“ Moleküle notwendigen Energie um einige Größenordnungen geringer ist als bei vorhandenem Sauerstoff. Die anorganische Synthese „organischer“ Moleküle erfolgt unter der Einwirkung der Ultraviolettstrahlen der Sonne. Aber die gebildeten komplizierten Moleküle brauchten einen Schutz vor Strahlung. Somit waren die Sonnenstrahlen, die den „Baustoff“ für die Lebens-Moleküle geschaffen hatten, lebensfeindlich.

Mikroben sind Pioniere der Organismen, sie waren die ersten, die sich in der Umwelt eingelebt haben und die Bedingungen für die Existenz anderer Lebensformen schufen. Auch heute stellen sie dreiviertel der Biomasse aller gegenwärtigen Lebewesen. Eine andere wichtige Eigenschaft ist die enorme Vielfalt ihrer Stoffwechselprozesse im Vergleich zu der erstaunlichen Eintönigkeit dieser Prozesse beim Menschen und bei den Tieren. Die höherentwickelten Organismen haben viele der möglichen Verfahren des Metabolismus abgelegt und nutzen eine vergleichsweise geringe Palette von Reaktionen, wobei sie daraus den maximalen Nutzen ziehen. Die Mikroorganismen aber nutzen vielfältige Wege der Energieübertragung. Deshalb ist es da schwieriger, eine Grenze zwischen dem aeroben und anaeroben Austausch, zwischen der autotrophen (charakteristisch für Pflanzen) und der heterotrophen (charakteristisch für Tiere) Ernährungsmethode zu ziehen als bei höherentwickelten Lebewesen.

Mikroorganismen werden nach der Art der im Metabolismus angewandten Energie und Nahrung klassifiziert: Phototrophe (photosynthetisierende), die Strahlungsenergie verwenden, und chemotrophe, die die Energie aus Oxydationsreaktionen verwenden. Beide Gruppen werden weiter unterteilt in Abhängigkeit von den verwendeten Energiespendern: Lithotrophe (verwenden anorganische Elektronenquellen) und organotrophe (verwenden organische Energiespender). Das Leben der Urzeit war offenbar chemoorganotroph und chemolithotroph – als Elektronenspender wurden „organische" Moleküle genutzt, die sich aus anorganischer Photosynthese bildeten. Denn unter den Bedingungen der primären sauerstoffreien Atmosphäre versteckte sich das Leben vor direktem Sonnenlicht. Deshalb war es im Morgenrot seiner Entwicklung sehr begrenzt in der Wahl seiner Umwelt. Es konnte nur unter dem Schutz einer dicken Schicht Wasser oder in den Kapillaren zwischen den Bodenteilchen oder in natürlichen Höhlen erhalten werden. Doch auch an diesen Zufluchtsorten war es aerob, da Luft überall vorhanden ist.

Der Prozeß der organischen Photosynthese ist kein Sauerstoffprozeß. Damit er funktioniert, werden nur atmosphärisches $CO_2$ – Kohlendioxid und Chlorophyll-Moleküle oder ähnliche Verbindungen benötigt, die Sauerstoff aus dem Kohlendioxid freisetzen können. Also haben primäre Mikroorganismen begonnen, in der Atmosphäre Sauerstoff zu akkumulieren. Das waren einzellige Organismen, die ohne Sauerstoff lebten, doch die Fähigkeit zur Glykolyse besaßen. Erst als in der Atmosphäre freier Sauerstoff vorhanden war – das geschah vor etwa 800 Millionen Jahren –, begann fast schlagartig eine stürmische Entwicklung des Lebens, und es bildeten sich Pflanzen- und Tierreiche. Als Stammväter der Vielzelligkeit gelten die primären Geißeltierchen (Phytoflagellata).

Doch nicht alle Geißeltierchen wurden zu Vielzellern. Ein Teil von ihnen blieb als einzellige Organismen erhalten und optimierte im Prozeß der Evolution dermaßen die Möglichkeiten der Zelle, daß es ihnen möglich wurde, Hunderte Millionen von Jahren zu existieren und wohlerhalten unsere Ära zu erleben. Unter ihnen Volvox, der normalerweise eine koloniale Lebensweise führt. Doch manchmal wird ein eigenständiges „Individuum" von der Kolonie abgespalten – ein „Wanderer", der weite Wege zurücklegt und eine neue Kolonie gründet. Oder die eingeißlige grüne Euglena, die in der zweiten Sommerhälfte Teiche und Gewässer mit einem grünen Teppich überzieht. Bei Tageslicht ernährt sie sich, wie einzellige Pflanzen, mittels Photosynthese. Doch als man sie während eines Experiments im Dunkeln plazierte, wurde sie zum Raubtier und ernährte sich von Bakterien. Mehr noch, dieser freilebende Flagellat kann seine Geißeln abwerfen, das heißt, in ein amöbenartiges Stadium der Existenz wechseln.

Ein anderer Teil der Geißeltierchen ging auf der Suche nach Lebensraum zum Parasitismus in den Organismen der Vielzeller über. Diese Tatsache wurde nicht immer von den Wissenschaftlern anerkannt. Bis zum 17. Jahrhundert glaubte man, daß Parasiten im Körper des Wirts mittels Urzeugung entstehen. Im Laufe der Entwicklung der Wissenschaften wurde die Gemeinsamkeit zwischen den Parasiten (als lebenden Organismen) und den frei lebenden Tieren immer deutlicher festgestellt. Leuckart merkte an, daß Parasiten in bezug auf größere und stärkere Organismen Parasiten sind, in bezug zu ihresgleichen aber oder schwächeren gegenüber führen sie sich auf wie richtige Raubtiere.

Der Akademiker Pawlowskij definierte Parasitismus 1935 wie folgt: „Parasiten nutzen den Organismus des Wirts nicht nur als Quelle der Nahrung, sondern auch als den Ort ihres dauerhaften oder befristeten Aufenthalts." Elf Jahre später entwickelte er seinen Gedanken weiter: „Parasiten ernähren sich von den Körpersäften, Geweben oder von verdauter Nahrung ihres Wirts, wobei ein solcher parasitärer Lebensstil ein spezifisches Artmerkmal des gegebenen

Parasiten ist, der sich mehrmalig (im Gegensatz zu einem Raubtier) zur Ernährung seines Wirts bedient."

Der bekannte Biologe Professor Dogel leistete einen großen Beitrag zur Entwicklung der Parasitologie. Er war der Meinung, daß für das Studium der Erscheinung des Parasitismus eine historische Herangehensweise notwendig sei: „Unter der Gesamtheit der Wege, die zum Parasitismus führen, liegt eine gemeinsame Basis: die Tendenz der besten, vollständigsten und ökonomisch sinnvollsten Ausnutzung des Raums und der Nahrungsressourcen der Umwelt seitens der zahlreichen in ihr lebenden Wesen, der Kampf um Raum und der Kampf um Nahrung." Bezüglich der räumlichen Beziehung zwischen den Parasiten und dem Wirt meinte der Wissenschaftler: „Ähnlich wie jedes Biotop auf dem Festland oder im Meer mit Lebewesen besiedelt sein kann, so kann auch jedes lebende Gewebe und jedes Organ eines Tieres als Aufenthaltsort für Parasiten dienen... Parasiten besitzen die potentielle Fähigkeit zur aktiven Bewegung und Ortsveränderung im Körper des Wirts, unter anderem auch über die Fähigkeit, in die Blutbahnen zu gelangen. So kann der Wechsel einiger Darm-Geißeltierchen durch die Darmwand in das Blut des Wirts erklärt werden."

Ein allgemeines Merkmal innerer Parasiten ist die fehlende Pigmentation, die weißliche oder leicht gelbliche Körperfärbung. Das Fehlen der Pigmentation ist eine Folge des Aufenthalts der Parasiten im Dunkeln. Ein ähnliches Bild kann bei vielen Höhlenbewohnern oder Tieren, die in der Erde wohnen, beobachten werden. Wenn aber die Parasiten eine so oder anders geartete Färbung haben, dann hängt ihre Farbe nicht von der Pigmentation der Hülle ab, wie das zum größten Teil bei Formen ist, die bei Tageslicht leben, sondern von der Färbung, beispielsweise durch Hämoglobin der phagozytierten Erythrozyten oder durch Melanin-Pigmente.

Im Leben der Parasiten sind wirklich alle Funktionen der Vermehrungsfunktion untergeordnet, was bei freilebenden Organismen lange nicht so stark ausgeprägt ist. Die extreme Steigerung der

Fruchtbarkeit wird hauptsächlich durch zwei Faktoren bedingt: erstens, die verstärkte Ernährung der Parasiten, welche ohne irgendwelche Störungen oder Unterbrechungen geschieht, und zweitens die ununterbrochen wirksame natürliche Auswahl der fruchtbarsten Einzelwesen.

Die inneren Parasiten, die sich an die Existenz in den Organismen von Mensch und Tier angepaßt haben, sind nie über das Stadium der Einzeller und Helminthen (Würmer) hinausgekommen. Im Gegenteil, die freilebenden sind in ihrer evolutionären Entwicklung wesentlich weitergekommen. Zuerst gab es die zahlreichen Mikroorganismen, die nur zu Reflexreaktionen fähig waren, dann Vielzeller, die Instinkte besaßen, und schließlich den Menschen, der von der Natur mit dem Intellekt ausgestattet wurde. Im Verlauf des verzweifelten Kampfes um die Existenz starben viele Pflanzen- und Tierarten aus, andere kamen an deren Stelle. In diesem Kampf haben die Einzeller, welche sich nicht weiterentwickelten – Nachkommen primärer Geißeltierchen, darunter auch diejenigen, die sich zu Parasiten entwickelten – keine geringe Rolle gespielt. Das größte Interesse unter den letzteren stellt für uns das Geißeltierchen Trichomonade dar.

## *Geißeltierchen in unserer Zeit*

Das Volk der Geißeltierchen ist zahlreich. Derzeit zählen Wissenschaftler bis zu 8 000 Arten. Die einen Geißeltierchen sind Meeresbewohner, andere leben im Süßwasser oder in den oberen Bodenschichten. Das ist für die Menschen nicht ungefährlich, denn viele Einzeller gehen leicht zum Parasitismus über.

Zu Beginn des 20. Jahrhunderts zeigten die Wasseranalysen in den Flüssen Newa und Moskwa innerhalb der Stadt, daß dieses Wasser seinen physischen Eigenschaften und der Zusammensetzung nach eher einem Unrataufguß gleicht denn Trinkwasser. Es enthielt viele Stickstoffverbindungen, und der Gehalt des gelösten Sauerstoffs betrug nur 4-5 Milligramm pro Liter. Es gab dort auch Typhusbazillen, die eifrig von den Geißeltierchen verschlungen wurden. Zur selben Zeit fand man bei einer Untersuchung des Trinkwassers aus den Wasserleitungen in München bis zu 130 Geißeltierchen pro Liter. Der bekannte Wissenschaftler Schattenfroh behauptete, daß das Auftauchen von Einzellern ein Kennzeichen des gesundheitsschädlichen Zustandes der Quellen ist, weil reines Wasser, das in gut organisierten Behältern gesammelt wird, meistens frei ist von Einzellern. In den Tropen sah Künstler die Trichomonade in Wasserreservoiren mit abgestandenem Wasser. Sowjetische Wissenschaftler entdeckten Geißeltierchen im Naphthenöl, in Reservoiren für Trinkwasser und Abwässern von Kurbädern, dessen Mineralwasser bis zu 3% Chloride und maximal 0,4% Sulfate enthält.

Die Einzeller können auch als Test für Herbizide dienen. Sie leben in Abwässern, in Süß- und Salzwasser, im Schlamm, im Boden, in verwesten pflanzlichen und tierischen Überresten. Sie regulieren solche mikrobiologischen Prozesse wie Stickstoff-, Ammonium-, Nitritfixierung. Im Boden leben Geißeltierchen und Amöben in der oberen, 16-20 cm breiten Schicht. Nicht wenige Geißeltierchen wurden in Kläranlagen entdeckt. Wenn deren Anzahl hier 3000-4000 Exemplare pro Milliliter beträgt, dann ist das um das 3-10fache mehr als ihre Anzahl in den Kanalisationsabflüssen. Bei Austrocknung kleinerer Gewässer gehen Geißeltierchen in feste, rundliche Formen über – die Zysten. Dadurch können sie ihre Lebensfähigkeit erhalten. Mit dem Wind gelangen sie in die Luft in einer Anzahl von bis zu zwei Zysten pro $m^3$ Luft, und können vom Menschen eingeatmet bzw. verschluckt werden. Doch die meisten Zysten wurden auf Teppichen festgestellt, die auf dem Fußboden von Zelten ausgelegt waren und durch die auf Schuhen hereingetragene Erde verschmutzt wurden. Um in den aktiven Zustand zu gelangen, benötigen Einzeller eine flüssige oder feuchte Umwelt. Diese finden sie im Darmtrakt, im Blut oder im Gewebe von Menschen und Tieren. Die Infizierung von Menschen erfolgt nicht nur auf dem Wege des Verschluckens zystenförmiger Trichomonaden, sondern auch durch Überträger – blutsaugende Insekten, sowie beim direkten oder indirekten Kontakt mit Menschen und Tieren.

Der Magen-Darm-Trakt ist die Fortsetzung der äußeren Umwelt innerhalb des Organismus. Der Inhalt dieser Höhlen erinnert manchmal an einige Gewässer: eine Fülle von Bakterien, pflanzlichen Überresten, anaerobe Bedingungen, die an einige Schlamme erinnern, Schwankungen des Säuregehalts in verschiedenen Teilen des Darms und ständige Bewegung von Nahrungsmassen in eine Richtung als Ergebnis der Darmperistaltik. Die Blutbahnen, deren Serum reich an Cholesterin ist – dem Stoff, der für die Fortpflanzung von Mikroorganismen benötigt wird –, locken die Parasiten ebenfalls an.

Der Biologe Poljanskij sagte, daß das Parasitentum bei den Einzellern zu ihrer progressiven Evolution führt. Das wird an Merkmalen sichtbar, die an Vielzelligkeit erinnern, beispielsweise Kolonienbildung. Die Kolonien der Geißeltierchen können einen komplizierten Aufbau haben und werden als Übergangsformen von einzelligen zu vielzelligen Tieren gesehen. Kolonien werden als Ergebnis nicht abgeschlossener Teilung gebildet, wenn die Zellen miteinander verbunden bleiben. Eine Kolonie des Süßwasser-Geißeltierchens Volvox kann bis zu 20 000 Einzelwesen enthalten und verfügt über eine gewisse Differenzierung, wie auch die Zellen unserer Gewebe. Eine Kolonie bildet quasi einen Organismus höherer vielzelliger Ordnung. Die Kolonien von Meeres-Sporentierchen Radiolaria stellen eine gemeinsame gallertähnliche Masse dar, in der sich Dutzende von Zellen befinden. Die zum Parasitentum wechselnden Geißeltierchen, zum Beispiel die Trichomonaden, haben alle geschilderten Eigenschaften ihrer freilebenden Verwandten beibehalten. Die von ihnen im menschlichen Körper gebildeten Kolonien, ähnlich denen von Volvox und Radiolaria, wurden von den Onkologen, ohne deren Entstehungsnatur festzustellen, entsprechend maligne (bösartige) und Aszitestumoren genannt.

Doch zwischen ihnen besteht ein wesentlicher Unterschied. Die Kolonien der freilebenden Geißeltierchen sind nicht groß – höchstens einige zehntausend Einzelwesen im begeißelten Stadium. Die Kolonien-Tumoren aus Trichomonaden aber können angesichts ihrer unendlichen Vermehrung aus mehreren Milliarden Mikroorganismen bestehen, die sich meistens in den unbegeißelten Stadien ihrer Existenz befinden – dem zystenförmigen oder amöbenartigen.

Es sind drei Vermehrungsmethoden bei Geißeltierchen-Kolonien bekannt: Teilung einer ganzen Kolonie in zwei neue; Aussiedlung von einzelnen Individuen aus dem Bestand der Kolonie und Gründung neuer Kolonien; Bildung kleiner Kolonien unter der Zellhülle des Einzellers. Alle diese Methoden sind auch den Parasiten eigen. Trichomonaden bilden ihre Kolonien überall, wo sie günstige Bedingungen für ihre Vermehrung finden: im Gewebe, in den Organen oder Blutgefäßen.

Die Wechselwirkung zwischen Mensch und Parasit bei parasitären Erkrankungen wird hauptsächlich aus der Sicht der Immunabwehr betrachtet. Doch die Komplexität der vielfältigen Wechselwirkungen einzelliger Parasiten und des Menschen ist nicht nur mit den Vorstellungen über die Immunität verbunden, sondern auch mit der evolutionären Entwicklung der Einzeller und ihres Wirts. Im Verlauf der Evolution erfolgte eine Anpassung der freilebenden Mikroorganismen an den Parasitismus, dabei haben sie jedoch die für sie früher charakteristischen Eigenschaften beibehalten. Beispielsweise ergab die Erforschung der frei im Wasser lebenden Geißeltierchen zum Zwecke der Bekämpfung der Biokorrosion eine saisonabhängige Wachstumsdynamik der Einzeller: Im Mai-Juni war sie verringert, auch in den Wintermonaten war der Prozeß des Anwuchses am Schiffsrumpf langsamer. Die maximale Vermehrungsaktivität war im Juli und August zu beobachten. Besteht da vielleicht auch ein Zusammenhang wie bei den onko- und kardiologischen Patienten, bei denen ebenfalls eine saisonbedingte Verschlimmerung der

Krankheit beobachtet wird, und zwar im Frühjahr und zum Herbstbeginn?

Lassen Sie uns die Antwort darauf noch etwas zurückstellen. Wir kommen später darauf zurück.

## *Woran starben die Dinosaurier?*

Das Geißeltierchen Trichomonade ist ein Parasit im wahrsten Sinne des Wortes. Es existiert in drei verschiedenen Existenzstadien: begeißeltes Stadium, amöbenartiges und zystenförmiges Stadium sowie einer Vielzahl von Übergangsformen. Letzteres erklärt sich dadurch, daß die Trichomonade ein sich ungeschlechtlich fortpflanzender Parasit ist und bei jeder Teilung ein neuer Organismus und eine Zelle, Individuum und Art entsteht. Darin liegt der Grund ihrer Unkenntlichkeit und der großen Vielfältigkeit der Kolonien-Neubildungen: Bis zu 200 differenzierte und Tausende nichtdifferenzierte Tumoren werden gezählt. Die Trichomonade gilt als Parasit der Mundhöhle, des Magen-Darm-Trakts und des Urogenitaltrakts. Aber mit Hilfe eines das Gewebe auflockernden Enzyms, der Hyaluronidase, können Trichomonaden in die Organe und durch Gefäßwände in das Blut und in die Lymphe gelangen. Die Parasiten haben, da sie gleichzeitig in verschiedenen Existenzstadien vorhanden sind, auch unterschiedliche antigene Eigenschaften. Außerdem sind sie in der Lage, die desorientierenden Antigene abzuschälen, sowie auf ihrer Oberfläche Antigene auszusondern, die mit den Antigenen der menschlichen Gewebe identisch sind. All das irritiert das Immunsystem und schwächt die Angriffe gegen die Parasiten ab, was die Trichomonaden unanfechtbar macht.

Der Parasit kann sich nur in einem solchen Organismus erfolgreich entwickeln, in dem eine bestimmte Konstellation der für sein Eindringen, seine Entwicklung und Vermehrung notwendigen Bedingungen herrscht. In bezug auf alle diese Merkmale ist der Mensch der ideale Wirt für die Trichomonade. Die Infizierung mit der Trichomonade erfolgt meist über den Mund, den Mastdarm, die Geschlechtsorgane; dort erhält sie alle für ihre Entwicklung und Vermehrung notwendigen Stoffe. Denn die wichtigste Energiequelle der Parasiten ist die Glykolyse, das heißt, die Zersetzung von Kohlenhydraten ohne Sauerstoff, was übrigens auch das Kennzeichnungsmerkmal von Tumorzellen im Gegensatz zu normalen Zellen ist. Die Trichomonade findet ihre Nährstoffe im Mund in Form von Zucker und pflanzlicher Stärke, in der Vagina in Form von Glykogen – tierischer Stärke. Sie benötigt Cholesterin, Steroide und Hormone zur Selbstbefruchtung und für das Wachstum – diese sind reichlich in fetthaltigen Speisen, im Blutserum und in den Geschlechtsdrüsen des Menschen vorhanden. Geschickt umgeht die Trichomonade die Abwehrkräfte des Körpers und gelangt in sein tiefstes Inneres –, dabei benutzt sie ihren Wirt, indem sie sich die für sie wichtigen Stoffe einverleibt und ihren Wirt mit giftigen Stoffwechselendprodukten und zersetzenden Enzymen vergiftet.

Die verschiedenen Entwicklungszyklen, die Massenvermehrung, die Lokalisierung und Aktivierung der Parasiten in bestimmten Teilen des Körpers befinden sich innerhalb des Tages- und Nachtrhythmus in genauer Übereinstimmung mit dem Tagesrhythmus des Wirts. Außerdem können Trichomonaden, die den Menschen bevölkern, verschiedene Virulenz und Pathogenität besitzen. Die Virulenz ist die Fähigkeit zu infizieren, indem man die Abwehrkräfte des Organismus überwindet, und sich zu vermehren, den Wirt zu kolonisieren. Pathogenität ist die Fähigkeit, eine Erkrankung hervorzurufen, das heißt, eine gesundheitsschädigende Wirkung zu erzeugen und den menschlichen Organismus so umzubauen, wie es für die Existenz und Vermehrung des Parasiten notwendig ist.

Die für Trichomonaden charakteristische Fähigkeit, das ruhende zystenförmige Stadium zu bilden, erleichtert es ihr, ungünstige Existenzperioden zu überleben, und erhöht die Infektionswahrscheinlichkeit eines anderen Menschen. Und das schnelle Tempo der Vermehrung der Einzeller ist eine weitere Garantie für die Überlebensfähigkeit, denn die Parasiten benötigen zu ihrer Arterhaltung die vestärkte Vermehrung. Dies wird u. a. durch die ungeschlechtliche Vermehrung begünstigt.

Das Leben ist, wie wir wissen, nicht nur eine Methode zur Existenz von Eiweißkörpern, sondern auch ein Kampf ums Dasein. In der Natur wird dieser Kampf durch Konfrontation zwischen Raubtieren und ihren Opfern, zwischen Parasiten und ihrem Wirt ausgetragen. Und wenn im ersten Fall das Raubtier oft den Sieg davonträgt, sind es im zweiten nicht selten die Parasiten. Das krasseste Beispiel hierfür ist der Antagonismus: Mensch – Trichomonade. Die erdrückende Statistik der letzten Jahre zeigt, daß der Mensch in dieser Schlacht verliert: Die Sterblichkeit dominiert über die Geburtenrate[2]. Auf welche Art es den Einzellern gelingt, den Menschen – die Krönung der Schöpfung – zu besiegen, darüber soll im weiteren die Rede sein. An dieser Stelle möchte ich nur eines sagen: Mit Erwerb des Intellekts verlor der Mensch den Selbsterhaltungsinstinkt, und das machte sich die winzige Trichomonade zunutze. Ja, in ihren Ausmaßen ist die Trichomonade wirklich winzig: 3 bis 30 Mikrometer. Dafür ist sie aber groß in ihrer Anzahl und in der Erfahrung des Überlebens sowie der Siege über Vielzeller.

Die Trichomonade, existenzgeschichtlich so alt wie Dinosaurier, verschwand nicht wie die letzteren, sondern erfreut sich auf der Erde nach wie vor eines blühenden Lebens. In diesem Zusammenhang ist es zweckmäßig darüber nachzudenken, welches Los den modernen Menschen erwartet, dessen Existenzgeschichte weniger als vier Millionen Jahre zählt. Der Mensch stirbt aus. Ein Drittel der Verstorbenen hat geschwulstbedingte Veränderungen der Knochen und des weichen Gewebes, eine noch größere Anzahl von ihnen – Erkrankungen des Herzens und der Gefäße. Gleichzeitig mit dem Aussterben verstärkt sich der Prozeß der Degeneration. Viele Männer leiden unter frühzeitiger Impotenz, Prostatitis, Unfruchtbarkeit. Unzählige Frauen sind nicht in der Lage, schwanger zu werden oder müssen in die Klinik eingeliefert werden, damit die Frucht

---

[2] In Rußland - Anm. d. Red.

erhalten bleibt, es häufen sich Früh- oder Fehlgeburten. Viele Kinder kommen mit angeborenen Defekten zur Welt, mit Herzfehlern, Tumoren oder mit einer Pathologie der Blutgefäße. Die Lebenserwartung der Bevölkerung in Rußland sinkt. Es wird Zeit, daß der Mensch seinen Intellekt nutzt, um endlich in den Tumoren die Kolonien von Parasiten zu erkennen, und die Invasion unseres wichtigsten Gegners stoppt – der Trichomonade. Denn die Geschwulst aus dem Mesozoikum wappnet sich, im Gegensatz zu unserer Medizin, für das neue Jahrtausend, das vielleicht das letzte für die Menschheit sein wird.

## *Krebstheorien im Überblick*

*„Niemand, nicht einmal wenn er gefoltert würde, könnte sagen, was denn wirklich eine Krebszelle ist."*
*Virchow*

Der Wissenschaftshistoriker W. Whiteman schrieb einst: „Ideen werden geboren, ähnlich uns Menschen, erleben Abenteuer und sterben." Diese Worte spiegeln sich in der Geschichte der onkologischen Wissenschaft wider. Die experimentelle Onkologie ist eine junge Wissenschaft, doch sie erwies sich wie keine andere am fruchtbarsten beim Entwickeln von Theorien zur Natur der Krebsentstehung. Unter Wissenschaftlern weiß man: „Die Theorie ist ohne Experimente blind. Experimente sind ohne Theorie stumm." Leider haben viele Begründer von Krebstheorien den Prozeß seiner Entstehung nicht wiederherstellen, geschweige denn sie in Versuchen bestätigen können. Nichtsdestotrotz, lassen Sie uns mal in den historischen Seiten der Entwicklung und der Wechselfälle der onkologischen Wissenschaft blättern.

Bevor wir den wahren Mörder als Mörder bezeichnen, wollen wir einen Streifzug durch die Theorien machen, die uns die Natur der Krebsentstehung zu erklären versuchten.

**Die Reiztheorie von Virchow.** Ihr Kern besteht im Folgenden: Als Reaktion auf ständigen Reiz werden im Gewebe Kompensationsmechanismen aktiv, bei denen Wiederherstellungsprozesse und eine erhöhte Geschwindigkeit der Zellteilung eine wichtige Rolle spielen. Zunächst befindet sich die Regeneration noch unter Kontrolle. Allerdings bilden sich parallel zur Entwicklung normaler Zell-Linien auch „wahre" Krebszellen. Im Jahre 1863 bestand Virchow darauf, daß Krebs im Endeffekt als Ergebnis von Reizung entsteht. Im Jahre 1915 schien diese Theorie eine glänzende experimentelle Bestätigung zu erhalten: Der Erfolg der japanischen Wissenschaftler Jamagava und Ischikava wurde ein Beispiel der praktischen Anwendung der Reiztheorie von Virchow. Indem sie innerhalb von drei Monaten 2-3 mal pro Woche Steinkohleteer auf die Ohrenhaut eines Kaninchens auftrugen, gelang es ihnen echte Tumoren zu bekommen. Doch bald tauchten Schwierigkeiten auf: Der Reiz und karzinogene Effekte korrellierten nicht immer miteinander. Außerdem führte der einfache Reiz bei weitem nicht immer zur Entwicklung von Sarkomen. Zum Beispiel 3,4-Benzpyren und 1,2-Benzpyren erzielen praktisch die gleiche Reizwirkung. Jedoch nur die erste Verbindung ist karzinogen.

Auf der Schwelle zum 20. Jahrhundert feierte die **Hypothese von Cohnheim-Ribbert** große Erfolge. Ihre **embryonale Theorie** vermutete, daß im menschlichen Organismus embryonale Zellen verbleiben, deren Entwicklung aus irgendwelchen Gründen stehenblieb, doch manche von ihnen behielten ihr Wachstumspotential. Entstanden war diese Theorie aufgrund der Beobachtung dysontogenetischer Tumoren – „parasitärer Frucht". Dies ist eine Gewebemischung, in der man Zähne, Haare, Haut und auch einen Kopf ohne Hirn sowie Füße mit Zehen und Nägeln finden kann. Doch die Induzierung von experimentellen Geschwulsten durch Implantation von Embryonalgewebe ergab keine überzeugenden Resultate.

**Die karyogame Krebstheorie (Zellkerntheorie) von Gallion** stammt aus dem Jahre 1907. Er sah die Ursache der Krebserkrankung in der Verschmelzung von Gewebezellen mit beweglichen Zellen, solchen wie Leukozyten oder sogar Bakterien. Als Ergebnis einer solchen anarchistischen Aktion (unvorhergesehener Befruchtung) entgehen die Zellen dem Gesetz, im Rahmen dessen ihre normale Entwicklung verlaufen sollte. Die unabhängige Linie der Zellen wird unkontrollierbar – ein echtes Merkmal der gesetzeswidrigen Herkunft. Jedoch wurden keinerlei Beweise eines solchen „Seitensprungs“ gefunden.

**Im Jahre 1923 entdeckte Otto Warburg den Prozeß der anaeroben Glykolyse** in Tumoren. 1955 formulierte er seine Theorie aufgrund einer Reihe von Beobachtungen und Hypothesen. Er betrachtete die bösartige Entartung als Rückkehr zu primitiveren Formen der Existenz der Zellen, die sich damit den primitiven Einzellern annähern, frei von „gemeinschaftlichen“ Verpflichtungen. Ein wichtiges Organell der Zelle sind Mitochondrien. Dies ist ihr Kraftwerk, in dem die Atmungskette lokalisiert ist. Es besteht aus einigen Enzymen, die konsequent mit dem Sauerstoff den Wasserstoff aus den Zellen „verbrennen“. Hier werden der Sauerstoff und der Wasserstoff eingeführt (in Form des wiederhergestellten Coenzyms NADH). Dieses setzt in bedeutenden Mengen Energie und Wasser frei. Die Glykolyse ist ein schlechter Ersatz für die Atmung: bei der Glykolyse entstehen nur 52 kkal/mol Glykose, dagegen bei der Atmung 686 kkal/mol. Noch im Jahre 1923 entdeckte Warburg bei bösartigen Tumoren, daß sie weniger Sauerstoff absorbieren und mehr Milchsäure erzeugen als normales Gewebe. Der Wissenschaftlicher kam zu dem Schluß: Der Atmungsprozeß in der Krebszelle ist gestört. Dabei war es nicht so wichtig, ob die anaerobe Glykolyse für dieses „antigemeinschaftliche Verhalten“ der Zellen die Verantwortung trägt oder – und das war schon wichtiger – dies einer der vielen Parameter ist, die diesem „primitiven Lebenswandel“ eigen sind.

**Die Theorie von Pito-Heidelberg** wurde von Wissenschaftlern als überspannt bezeichnet. Die Autoren dieser Theorie waren der Meinung: Der einfache Verlust sogar des Regulator-Eiweißes kann nicht zur Verwandlung einer Zelle in eine Tumorzelle führen. Dieser Verlust muß im genetischen Material fixiert sein. So erklärt diese Theorie, wie dies erreicht wird, doch sie erhielt keine experimentelle Bestätigung.

Schließlich sollte man die **chemische, die Virus- und die Strahlungstheorie** nicht vergessen. Die bekannten deutschen Wissenschaftler R. Süß, W. Kinzel und G. Skribner schreiben in ihrem Buch „Krebs: Experimente und Hypothesen", daß keine dieser Theorien im wahren Sinne dieses Wortes als Theorie bezeichnet werden kann. Die Autoren versuchen, die Ursachen der Tumorentstehung zu erklären, und Onkologen-Experimentatoren verfügen über eine ganze Reihe von Methoden, die Tumoren hervorrufen können. Doch in diesem Zusammenhang sollte nicht von chemischen Tumortheorien, sondern von chemischen Verfahren zur Induzierung von Tumoren gesprochen werden. Das gleiche betrifft auch die sogenannte Virustheorie: Die Virologen verfügen über genaue Information darüber, welche Viren bei welchen Tieren Tumoren hervorrufen können. Daraus folgt, die Tumorviren sind keine theoretische Voraussetzung, sondern ein Versuchswerkzeug. Auf welche Art aber die Tumorviren eine normale Zelle in eine Tumorzelle verwandeln – dies ist Gegenstand der Theorie. Jedoch gerade die Fragen der Theorie – der Auslösemechanismus und der eigentliche Transformationsprozeß der normalen Zellen in Tumorzellen unter der Wirkung von Karzinogenen und Viren – sind bis heute ein Geheimnis der Onkologie.

Beweise der Virustheorie existieren nicht. Ihre Verfechter, darunter der Begründer der virengenetischen Theorie L. Silber, vermuteten immer: „Es ist schwer anzunehmen, daß Prozesse, die im Endergebnis zu gleichen Veränderungen in Zellen führen, in einem Falle durch Veränderungen des eigenen genetischen Materials der Zelle, und im anderen durch Zuführung zusätzlichen genetischen

Materials hervorgerufen werden, welchen die Zellen von außen (durch Viren) erhalten." Doch die wissenschaftliche Objektivität verlangt es, die Möglichkeit zu akzeptieren, daß zwei gegensätzliche Ursachen ein und denselben Effekt hervorrufen können. Ein Genetiker hätte in diesem Fall gesagt, daß verschiedene Genotypen den gleichen phänotypischen Ausdruck haben können.

Die Verfechter der **immunologischen Natur der Krebsentstehung** neigen dazu, zu glauben, daß Tumorzellen ständig im Organismus entstehen. Sie werden vom Immunsystem als „fremd" erkannt und abgestoßen. Die Hauptunterschiede zwischen gesunden Zellen und Tumorzellen bestehen nur in der Eigenschaft der unaufhaltsamen Teilung, was mit einigen Besonderheiten ihrer Membranen erklärt werden kann. W. Schapot ist überzeugt, daß alle geschwulstspezifischen Antigene des Menschen embryonaler Herkunft, das heißt, charakteristisch für den normalen menschlichen Organismus sind, der sie im frühen Stadium der Ontogenese erzeugt. Wissenschaftler meinen, daß nicht nur ein fremdartiges, sondern auch eigenes Eiweiß des Organismus als Antigen fungieren kann, wenn seine Struktur irgendwelchen prinzipiellen Veränderungen ausgesetzt war.

**Die Onkogen-Theorie**. Der Kern dieser Theorie besteht darin, daß Zellonkogene, die für das Wachstum der Zellen und deren Differenzierung verantwortlich sind, zur Zielscheibe für die Einwirkung aller möglichen Faktoren werden können, darunter von Viren oder chemischen Karzinogenen, die die für alle unabdingbare Eigenschaft der Genotrope besitzen. Krebs stellt einen vielschichtigen Prozeß dar, in den viele Zellgene einbezogen sind und in dem Onkogene eine ausschließliche Rolle spielen können.

In den letzten Jahren wurden in Tumorzellen über 100 Onkogene gefunden, das heißt, Gene, die „anstatt der Erfüllung ihrer natürlichen Funktionen an der Umwandlung von Zellen in Krebszellen beteiligt sein können. Die durch die Zellen nicht kontrollierbare Aktivierung der Onkogene führt zur Entstehung von Tumoren. Es sind einige Ereignisse der genetischen Schädigung nötig, damit diese Entartung beginnt.“ Aus dieser Theorie folgt, daß dem menschlichen Organismus von Beginn an die Veranlagung zum Krebs innewohnt. Diese Veranlagung ist nicht zu stoppen wegen der Unmöglichkeit, die unbekannten Ereignisse zu stoppen, die ihn auslösen. Demnach sind wir dem Untergang geweiht, und die onkologische Wissenschaft hat keine Aufgabe mehr – sie hat die Unabwendbarkeit der Krebskrankheit für jeden auf diesem Planeten lebenden Menschen „festgestellt“, quasi den Krebstod „legalisiert“.

Ein wahrhaft genialer Onkologe war Professor M. Newjadomskij, der vor einem halben Jahrhundert folgenden Verlauf vorausgesehen hat: „Das Krebsproblem bleibt unklar, wie vor 100 Jahren. Bisher kennen wir weder die Krankheitsursachen, noch die Pathogenese der Krebskrankheit, deren Verbreitung in den letzten Jahren mit erstaunlicher Schnelligkeit wächst... Kliniker werden niemals ursächlich heilen können, und bei der Vielzahl der ‘Reizfaktoren’ werden wir sie kaum bald alle berücksichtigen und erforschen können – dies erhält die Gedanken des Forschers auf einem toten Punkt.“

**Die wichtigste verbindende These aller obengenannter Theorien ist die nicht durch Experimente bewiesene Behauptung, daß Tumorzellen aus normalen Zellen des Makroorganismus entstehen. Dieser Behauptung stehen Theorien und Versuchsergebnisse einer Reihe von Wissenschaftlern entgegen, die die Möglichkeit der bösartigen Mutation von Zellen eines Organismus widerlegen.**

Der rasante Fortschritt in der Mikrobiologie am Ende des 19. Jahrhunderts motivierte viele Wissenschaftler, die Ursache aller Krebsarten in der Infektion durch Bakterien, Pilze, Algen oder Einzeller oder in der Invasion durch tierische Parasiten verschiedener Art zu suchen. Der französische Gelehrte Borrel versuchte, seine Kollegen von der Bedeutung der Askariden als karzinogenem Faktor zu überzeugen.

Im Verlauf von zwei Jahrhunderten versuchten Wissenschaftler, die „wahre“ Krebstheorie zu begründen. Was können wir von dieser Theorie erwarten? Die halbe Antwort im modernen Verständnis dieser Frage gab Warburg: „Ähnlich, wie die Pest durch die Gesamtheit von scheinbar miteinander nicht im Zusammenhang stehenden Faktoren (Hitze, Vorhandensein von Insekten, Ratten) bedingt, jedoch nur durch eine Ursache – Pestbazillen – hervorgerufen wird, ist die Entstehung von Krebs mit einer ganzen Reihe von Faktoren verbunden. Dieser Prozeß wird durch Steinkohleteer und durch Bestrahlung, durch Arsen und niedrigen Partialdruck des Sauerstoffs in den Zellen, durch Uretan und Sand hervorgerufen. Doch die unmittelbare Ursache, zu der alle anderen aufgelisteten Faktoren führen, ist ...". An dieser Stelle brach Warburg den Satz ab. Die wahre Theorie muß diese Gedankenpunkte ersetzen, das heißt, die Natur der für alle Krebsarten gemeinsamen Ursache beschreiben oder den biologischen Krebserreger benennen.

Ist die Suche eines gemeinsamen Nenners für prinzipiell verschiedene Faktoren, die auf die Entstehung der Krebskrankheit Einfluß haben, nicht zum Mißerfolg verdammt? Wissenschaftler nehmen an, daß jedes Karzinogen „auf seinem eigenen Wege" zu einer Geschwulst führt, denn parallel zur Vielfalt der karzinogenen Einflüsse haben wir zusätzlich die Vielfalt der Tumoren. Deshalb erkennen viele Pathologen die Gemeinsamkeit aller Erscheinungen bösartigen Wachstums bei Geschwulsten nicht an.

Nichtsdestotrotz kann mit dem Erfolg bei der Suche gerechnet werden. Wie sich herausgestellt hat, haben alle Tumorzellen ein gemeinsames Merkmal: sie entgehen der strengen Regulierung des Organismus, unabhängig davon, wodurch sie induziert waren – durch Viren, chemische Karzinogene oder Bestrahlung. Deshalb erscheint der Krebs vielen, wie Oberling sagt, „als ein ziemlich einheitlicher Prozeß... und die Einheitlichkeit des Tumorprozesses zwingt viele dazu, über die Einheitlichkeit der Induzierungsmechanismen nachzudenken".

Welcher Art ist denn die Natur dieser „Einheitlichkeit"? Es bieten sich zwei Modelle an. Das erste: Jeder karzinogene Reiz (physischer, chemischer oder biologischer Natur) „marschiert auf eigenes

Kommando", kommt dann schließlich zu ein und demselben Ziel in der Zelle.

Das zweite: Man muß nur annehmen, daß im Prinzip lediglich eine Ursache existiert, die Krebs hervorruft. Alle anderen Faktoren rufen Krebs offensichtlich nur mittelbar hervor bzw. beschleunigen nur sein Wachstum. Ich möchte anmerken, daß die Parasitentheorie der Entdeckung des Geheimnisses der Krebsentstehung am nächsten kam. Diese Theorie entstand zu Beginn des 19. Jahrhunderts. Als chronologischer Begründer der Parasitentheorie gilt Karlmichel, der die Geschwulst als tierischen Auswuchs in der Art eines in das erkrankte Organ eindringenden Schwammes betrachtete.

Der Begründer der zweiten Etappe war L. Pfeifer, der die folgende These ins Feld führte: Krebs ist eine parasitäre Erkrankung, die durch den Parasiten amoeba sporidium hervorgerufen wird. Im Jahre 1893 schlug Adamkewitsch folgende These vor: „Die Krebszelle selbst ist ein Parasit." Der Autor unterscheidet drei Arten von Krebszellen: junge, reife und alte, die sich nicht von den Epithelzellen im isolierten Zustand unterscheiden, aber sehr differieren im Konglomerat nach Größe, Lage, Verbindung. Besonders kraß ist der Unterschied biologischer und physiologischer Natur zwischen ihnen: die Fähigkeit des infiltrativen und peripheren Wachstums sowie die Fähigkeit, Toxin zu erzeugen, das bei Verpflanzung eines Geschwulststückchens in das Gehirn eines Kaninchens den Tod des letzteren hervorruft. Somit kam der Autor zu dem Schluß, daß das Krebsgewebe ein Gift enthält, welches besonders auf das Nervensystem wirkt. Alle diese morphologischen und biologischen Besonderheiten erlaubten dem Wissenschaftler, die Krebszelle als einen dem menschlichen Körper fremden Parasiten zu behandeln.

Die dritte Etappe ist mit den Namen der Professoren Koch in Deutschland und Newjadomskij in Rußland verbunden. Koch, der die Tumorzellen im lebenden Zustand beobachtete, stellte fest, daß sie die Fähigkeit einer amöbenartigen Bewegung besitzen. Sie vermehren sich entweder durch Knospenbildung oder amitotisch,

Mitosen wurden nicht beobachtet. Sie ernähren sich osmotisch, die Phagozytose konnte kein einziges Mal festgestellt werden. Ihre Größe lag zwischen kokkenartig und 10-12 Mikrometer.

Newjadomskij sah, während er die Tumoren beobachtete, daß sie sich vom normalen Gewebe unterscheiden, welchem Komplexität, Polarität, örtliche Unbeweglichkeit, Vermehrung in der basalen Schicht usw. eigen sind. Für Tumoren dagegen sind charakteristisch: autonomes, unbegrenztes, destruktives Wachstum, Metastasieren und Rezidivieren der Tumoren. Eine Krebszelle bildet kein Gewebe und verfügt nicht über dessen Eigenschaften. Sie gleicht einem Mikroparasiten, da sie über Zyklizität der Entwicklung, Thermostabilität, die Fähigkeit toxische Stoffe abzusondern usw. verfügt.

Die Zyklizität der Veränderungen einer Krebszelle zwang Newjadomskij seinerzeit, die Virogenese der Tumoren abzulehnen und auf der mikroparasitären Natur der Tumorzelle zu bestehen. Sich auf die Gesetze der Biologie stützend lehnte er die Möglichkeit der „Mutationsverwandlung von Lebewesen einer Klasse in Zellen von Lebewesen einer anderen Klasse ab, erst recht einer Mutationsverwandlung der Zellen von Lebewesen einer höheren Klasse in Zellen von Lebewesen einer primitivsten Klasse". Und bekräftigte dies mit Beispielen: Die „Zell"herkunft von Tumoren wird kategorisch durch die Versuche von Bra ausgeschlossen, der den Krebs experimentell auf Pflanzen übertrug. Er erhielt ein Sarkom bei Hühnern, die mit Blättern von Hyazinthen gefüttert wurden, welche mit Zugabe von zellfreiem Filtrat aus einem P-Sarkom aufgezogen worden waren.

Newjadomskij war der Meinung, daß eine Tumorzelle die Zelle eines Einzellers ist, der seinem Zyklus nach der Klasse Chlamydozoa nahesteht. Und eine Geschwulst ist eine Kolonie von Mikroparasiten, dessen genaue Klassifizierung noch viel Zeit und Mühe beanspruchen wird. Gemäß seiner Parasitentheorie wird der Mechanismus der Krebserkrankung wie folgt zusammengefaßt: „Ein Krebsparasit gelangt in den Magen-Darm-Trakt; im Magen gelangt der Parasit unter das Epithel und hier beginnt die

Tumorentwicklung. Der Tumor wächst noch nicht, bis die Giftmassen die Eigenschaften des Blutserums paralysieren, die Krebszelle zu zerstören. Weiterhin erfolgt die Besiedlung des Darmtraktes mit Parasiten, seine Atrophie und das Durchdringen der Parasiten ins Blut. Die im Blut zirkulierenden Parasiten sterben oder entwickeln sich – bei ungünstigen Bedingungen (Trauma, chronische Vergiftung) – zu einem Tumor, wobei sie zuallererst eine zweite Lokalisation in die Lymphdrüsen geben." Der Autor bestätigte seine parasitäre Theorie durch Experimente: Es gelang ihm, Mäusen den menschlichen Krebs zu infizieren.

Damit war einer der größten Einwände der Gegner der parasitären Theorie – die Unmöglichkeit, einen Tumor experimentell auf ein Tier anderer Art zu übertragen – widerlegt.

**Die Trichomonadentheorie von Lebedewa** wurde erstmalig 1989 formuliert und dann in der Patentanmeldung NK-427 „Eigenschaft der Trichomonade, sich in eine Tumorzelle 'zu verwandeln'", 19.06.1990, festgehalten. Nach dieser Theorie ist die Tumorzelle eine unbegeißelte Art des parasitären Einzellers Trichomonade (Flagellat). Die Geschwulst ist demnach eine Kolonie unbegeißelter Trichomonaden, die zum seßhaften Lebenswandel gewechselt haben. Sie wird mittels Knospung einzelliger Tiere und als Ergebnis ihrer nicht vollendeten Vermehrung gebildet, wenn die Tochterzellen, ohne sich von der Mutter zu lösen, neue Zellen bilden.

Die wichtigsten Gründe für die Bildung von Kolonien aus untereinander verbundenen Zellen:

a) die geschlechtslosen Trichomonaden vermehren sich nicht durch Kreuzung männlicher und weiblicher Individuen, sondern durch einfache Zellteilung, danach folgt die „Abnabelung" ihrer Nachkommen, wobei ihre „Nabelschnüre" nicht immer durchgetrennt werden;

b) hohe Vermehrungsgeschwindigkeit mit dem einzigen Ziel: zu überleben. Das heißt, um die eigene Art zu erhalten müssen möglichst viele neue Zellen gebildet werden;

c) Kolonien von Parasiten sind in den rauhen Bedingungen des immunen Organismus überlebensfähiger.

Der Mechanismus der Krebserkrankung funktioniert wie folgt: Die erstmalige Infizierung erfolgt im Mutterleib mittels Verschlucken von Trichomonaden durch die Frucht gemeinsam mit dem Fruchtwasser oder mittels Eindringen von Parasiten durch den Mastdarm und den Urogenitaltrakt sowie während der Geburt. Ein Teil der Parasiten gelangt mit Hilfe des gewebeauflockernden Enzyms Hyaluronidase in die Darmwände und andere Trakte, ins Blut und in die Lymphflüssigkeit und verbreitet sich im gesamten Organismus.

Zum Schutze vor der Immunität des Wirts nutzen die Trichomonaden aktiv ihr in Jahrtausenden angesammeltes Schutzarsenal. Die mit dem Makroorganismus gleichartige Eiweißnatur, die Anhaftung von Mikroben und Eiweißplasma des Wirts auf ihrer Oberfläche, Exkretion von Stoffen, die dem Wirtsgewebe ähnlich sind, „Abschälen" von Antigenen, Wechsel in andere Existenzstadien und andere Anpassungsstrategien helfen ihnen, dem Immunsystem zu entkommen. Indem sie die Nährstoffe des Wirts intensiv nutzen, Erythrozyten und Leukozyten phagozytieren und in großen Mengen Milchsäure, Superoxide, Enzyme, „schlechtes" Cholesterin und andere Gifte absondern, vergiften Trichomonaden den Organismus. Dies führt zu Blutarmut, Erschöpfung und Sauerstoffmangel sowie zur Störung des Nervensystems und Verringerung der Immunität, der Zerstörung blutbildender und lymphoider Gewebe sowie insgesamt zur Homöostasis im Organismus.

Mit zunehmendem Alter des Menschen verstärkt sich die Infizierung dank der vielfältigen Ansteckung durch andere Trichomonaden-Träger oder durch Gegenstände gemeinsamer Nutzung, und die Aggressivität der Trichomonaden wächst. Dabei spielen auch sekundäre Faktoren eine große Rolle: Virus-, Pilz- und andere Infektionen, radioaktive Bestrahlung und chemische Karzinogenese, schlechte Gewohnheiten, falsche Ernährung und Mangel an Bewegung.

Also ist Krebs das letzte Stadium der Erkrankung, die durch Trichomonaden ausgelöst wird, die letzte Etappe der Trichomoniasis. Die Differenzierung der Tumoren nach Art des Wachstums in gutartige und bösartige wird durch die Pathogenität der Trichomonaden und ihre Vermehrungsmethode bestimmt. Eine gutartige Geschwulst wird von Trichomonaden schwacher Pathogenität gebildet, die sich bei der Vermehrung sauber in zwei Einzelwesen trennen, wobei das Immunsystem eine ausreichende Kontrolle behält. Mit Erhöhung der Bösartigkeit des Parasiten, der Reduzierung der Abwehrkräfte des Organismus und Verstärkung der sekundären Faktoren wird eine gutartige Geschwulst jedoch bösartig und metastasiert.

*Die Trichomonadentheorie der Krebskrankheit ist die wahre Theorie, denn sie beschreibt die Natur der für alle Krebsarten gemeinsamen Ursache und nennt ihren Erreger.* Die Trichomonaden verfügen über die gemeinsame Eigenschaft von Tumorzellen – der strengen Regulierung des Wachstums von Gewebe- und Organzellen zu entkommen –, weil sie eine unabhängige Herkunft haben und in den 800 Millionen Jahren ihrer Existenz zahlreiche Verfahren entwickelten, den Abwehrkräften des Organismus zu entkommen.

Recht hatte Oberling, als er im Namen vieler Wissenschaftler den Krebs einen „einheitlichen Prozeß" nannte. Tatsächlich, jeder karzinogene Reiz „marschiert unter seinem Kommando", führt aber zu ein und demselben Ziel – der Intensivierung des Tumorwachstums. Beispielsweise hat jeder von ihnen eine andere Wirkung auf den Krebserreger – die Trichomonade.

- Die ionisierende Bestrahlung der Trichomonade, wie Untersuchungen von Wissenschaftlern an Einzellern bewiesen, stimuliert ihr Wachstum und intensiviert biologische Funktionen.

- Chemische Stoffe und Arzneimittel (nicht Antitrichomonadenmittel), Rauchen und Alkohol reizen die Trichomonade. Als Reaktion darauf wechselt sie in die aggressive amöbenartige Form und beginnt mit der verstärkten Vermehrung – Schizogonie (Bildung von Mehrkernzellen).

- Ruß, der den berufsbedingten Hodensack-Krebs bei Schornsteinfegern auslöst, und Steinkohleteer, welches in Laboren Krebs in der Nähe der Ohrvene bei Kaninchen induziert, sind reich an Sterolen, die für die Selbstbefruchtung und Vermehrung der Trichomonaden notwendig sind.

- Die Virus-, Bakterien-, Pilz- und Protozoeninfektionen schaden nicht nur durch ihre Lebenstätigkeit dem menschlichen Körper, sondern führen auch zu einer Bösartigkeit der Trichomonade. Untersuchungen von Parasitologen haben ergeben, daß ihre gemeinsame pathogene Wirkung wesentlich die Summe der Pathologien übersteigt, die jede Infektion im Einzelnen verursacht.

Die Trichomonadentheorie der Krebsentstehung ist durch die auf Zell-, Molekular- und genetischer Ebene in führenden Instituten Rußlands 1990-1995 durchgeführten wissenschaftliche Experimente sowie durch Untersuchungen von Menschen aus verschiedenen Regionen des Landes auf Trichomonaden hin bestätigt worden.

Von den Ergebnissen wird später noch die Rede sein. Zunächst lassen Sie uns aber einen Blick in das medizinische Dossier unseres „Terroristen“ werfen. Durch welche „Heldentaten“ ist er bisher aufgefallen?

## Gefunden mit Hilfe des Mikroskops

Daß es lebende Organismen gibt, die wir mit bloßem Auge nicht sehen können, ahnten Menschen schon vor sehr langer Zeit. Der griechische Philosoph des Altertums Demokrit, der 400 Jahre vor unserer Zeitrechnung lebte, schrieb solchen kleinsten Wesen die Fähigkeit zu, in den menschlichen Körper einzudringen und dort verschiedene Krankheiten auszulösen. Erst 2000 Jahre später konnten sich die Wissenschaftler davon überzeugen, als der Niederländer Antonie van Leeuwenhoek das Mikroskop erfand. Er plazierte einen Tropfen Wasser aus einem Faß mit abgestandenem Wasser unter dem Mikroskop und entdeckte eine neue, bisher unbekannte Welt von Lebewesen – Einzellern. Myriaden von mikroskopisch kleinen, für das bloße Auge unsichtbaren Tierchen bevölkerten diesen Wassertropfen. Leeuwenhoek, der im Zeitalter der Pest lebte, jener Krankheit, die als Strafe Gottes für menschliche Sünden galt, war sich der Bedeutung seiner Erfindung bewußt. „Ich bin bemüht, die Welt der Macht von Irrglauben zu entreißen und sie auf den Weg des Wissens und der Wahrheit zu führen", schrieb er in seiner Monographie „Geheimnisse der Natur, die mit Hilfe des Mikroskops entdeckt wurden".

Der niederländische Wissenschaftler erforschte freilebende Einzeller; unser derzeitiges Ziel ist es jedoch, die parasitierenden Einzeller kennenzulernen. Genauer gesagt, einen von ihnen – das Geißeltierchen Trichomonade – um festzustellen, was es mit einer Tumorzelle gemeinsam hat und welche Rolle es in unserem Leben spielt.

## *Was ist eine Trichomonade?*

Der Einzeller Trichomonade ist ein parasitierendes Geißeltierchen der Klasse der Flagellaten. Er gehört zur Familie Trichomonadidae, Ordnung Polymastigina. Es ist ein sich obligat agam vermehrender Einzeller. In der Natur sind über 100 Arten von Trichomonaden bekannt. Sie sind weit verbreitet unter wilden Tieren und Haustieren, Vögeln, Kaltblütern: Amphibien und Kriechtieren. Im menschlichen Organismus leben drei Arten von Trichomonaden: die Mundhöhlen-, die Darm- und die Vaginaltrichomonade. Die im menschlichen Körper lebenden Trichomonaden bilden keine Zysten, das heißt, feste Schutzhüllen, noch nicht einmal unter ungünstigen Bedingungen, sie haben sich aber sehr gut an die Existenz im immunen Organismus angepaßt: Einmal in ihn eingedrungen, verlassen sie ihren Wirt bis zu seinem Tode nicht mehr.

Erstmals wurde die Trichomonade im Scheidensekret von Frauen 1836 durch den französischen Anatom Donné entdeckt. Lange Zeit galt die Trichomonade als harmloser Saprophyt, der sich von Bakterien und Resten abgestorbener Zellen ernährt. 1870 beschrieb I. Lasarewitsch zum ersten Mal das klinische Bild eines entzündlichen Prozesses des Gebärmutterhalses und wies auf die Wirkung lokaler entzündlicher Veränderungen im Gewebe auf den Gesamtzustand des Organismus hin. Und erst 1916 hat Noche aufgrund klinischer Angaben auf die pathogene Bedeutung der Trichomonade hingewiesen. In der Vorkriegszeit stellten sowjetische Wissenschaftler fest, daß die vaginale Trichomonade nicht nur auf der Schleimhaut der Vagina anzutreffen ist, sondern auch in Geschwüren sowie in der männlichen Prostata und in 37% der Fälle im Blut entdeckt wird.

Untersuchungen an Frauen, die von Medizinern unseres Landes in den 70er Jahren durchgeführt wurden, haben ergeben, daß die Häufigkeit der Geschlechtstrichomoniasis unter Gebährenden ungefähr 34% und bei Wöchnerinnen 35% betrug. Darunter gelangten in 51% der Fälle Trichomonaden in die Gebärmutter. Bei Neugeborenen wurden in den ersten beiden Tagen nach ihrer Geburt in großer Anzahl Trichomonaden im Geschlechtsbereich und im Enddarm festgestellt. Der Gesamtbefall der untersuchten Frauen mit Harnröhrenentzündung betrug 67%, bei Männern 40%, bei Mädchen über 9%. Untersuchungen an Tieren, die zur gleichen Zeit durchgeführt wurden, haben ergeben: Die experimentelle Infizierung von Versuchstieren mit der vaginalen Trichomonade des Menschen kann in Abhängigkeit von der Dosis und Pathogenität des Parasiten entweder den Tod des Tieres oder den zerstörenden Befall mehrerer innerer Organe und Lymphknoten auslösen, obwohl die Injektion einmalig und an einer Stelle erfolgte – unter die Bauchhaut –, oder sie löst ausgeprägte Bindegewebeverwachsungen aus. (Letztere wurden leider nicht mit der ähnlichen Reaktion des Organismus auf das Wachstum von Tumoren identifiziert.)

Die Darmtrichomonade wurde erstmals von Venion im Jahre 1926 entdeckt. Dieser Parasit kann nacheinander bis zu drei Erythrozyten verschlingen, sowohl im Organismus des Wirts als auch in Kulturen. Es wurde festgestellt, daß die Darmtrichomonade Erkrankungen auslöst: Hämokolitis, Kolitis, Enterokolitis, Cholezystitis. Dabei entstehen im Darmtrakt Ödeme, Erosionen, Polypen, Geschwüre (Letztere wurden leider nicht mit der Präkanzerose identifiziert.) Bei Patienten, die mit der Trichomonade infiziert waren, wurde, wie auch bei Krebskranken, blasse Haut und Schleimhaut, deutliche Gewichtsabnahme, Anämie, Verminderung der Widerstandskraft des Organismus und der Arbeitsfähigkeit festgestellt.

Die Mundhöhlentrichomonade ist weniger untersucht worden. Sie wird häufig in der Mundhöhle und in den Atemwegen gefunden: Man stößt auf sie in den Mandeln, in den Zahnfleischtaschen, im Auswurf, in entzündeten Lungenbereichen sowie in der Bindehaut der Augen und im Blut. Die Untersuchung von Patienten mit eitrigen Krankheiten und bösartigen Neubildungen in den Lungen ergab das Vorhandensein von begeißelten Trichomonaden bei einem Teil der Patienten. Bei der ebenfalls in den 70er Jahren gemachten Untersuchung von Mundhöhlen einer großen Gruppe von Menschen wurden bei 49% der Patienten Trichomonaden im Inhalt der Zahnfleischtaschen festgestellt.

Die Erforschung der Trichomoniasis bei Haustieren ergab, daß sie schwere Erkrankungen wie Lähmung, Magen-Darmentzündung, Erkrankungen der Fußgelenke, Veränderungen im Gewebe der Leber und anderer Organe auslöst und außerdem die Ursache für Unfruchtbarkeit und Fehlgeburten ist.

All diese statistischen Daten sind stark reduziert, sie geben kein vollständiges Bild, da unter dem Mikroskop in flüssigen Präparaten Parasiten vorrangig an der Beweglichkeit entdeckt werden und in fixierten Präparaten durch die Existenz von Geißeln und einem

Kern. Die Trichomonaden aber wechseln unter der Einwirkung der Immunität, der Veränderung in der Ernährungsweise, der angewandten Medikamente und bei anderen für sie ungünstigen Bedingungen in die zystenförmige und amöbenartige unbegeißelte Formen. Dann wird es schwer, sie von Lymphozyten und Zellorganellen zu unterscheiden. Deshalb werden sie nicht immer entdeckt, auch wenn sie vorhanden sind.

Von den drei Trichomonadenarten sind die Mundhöhlentrichomonaden am weitesten verbreitet. Die bekanntesten Beispiele der klinischen Erscheinung der pathogenen Auswirkung dieses Parasiten sind Parodontosen und Zahnkaries. Die Mundhöhlentrichomonade ist aber am wenigsten aggressiv und pathogen. Forschungen mit Versuchsmäusen ergaben, daß bei Injektion von 4 Mio. vaginalen Trichomonaden des Menschen in die Bauchhöhle der Mäuse pathologische Zerstörungen innerer Organe stattfinden, wie sie bei der Übertragung von 25 Mio. Darmtrichomonaden oder 100 Mio. Mundhöhlen-Trichomonaden beobachtet werden.

Möglicherweise ist das der Grund dafür, daß Parasitologen bei ihren Forschungen gerade der vaginalen Trichomonade – der größten, aktivsten und pathogensten ihrer Art – besondere Aufmerksamkeit widmeten. In den 60er Jahren wurde viel mit ihr experimentiert, wurden Diplom- und Doktorarbeiten zu diesem Thema geschrieben. Die Wissenschaftler waren sich nicht einig: Die einen hielten den Parasiten für harmlos, ja sogar nützlich, denn Trichomonaden verschlingen Bakterien. Andere hielten sie für gesundheitsschädlich. Die Mehrheit aber war davon überzeugt, daß die Trichomonade eine lokale Erkrankung der Geschlechtsorgane hervorruft. Und da die Trichomoniasis nach Meinung der meisten Fachleute eine Erkrankung ist, die hauptsächlich beim Geschlechtsverkehr weitergegeben wird, wurde 1958 auf dem Ersten Unionskongreß der Dermatovenerologen der Vorstoß estnischer Ärzte unternommen, die Trichomoniasis als Geschlechtskrankheit einzuordnen.

Doch deren Vorschlag wurde aufgrund der Befürchtung, Familienkonflikte zu provozieren, abgelehnt. So wurde in Übereinstimmung mit der Internationalen statistischen Klassifizierung von Krankheiten im Jahre 1975 die Trichomoniasis in die Rubrik „Andere Infektions- und Parasitärkrankheiten" (130-136) eingeordnet. Der Glaube an die Unschädlichkeit von Trichomonaden für die Gesundheit des Menschen erwies sich als doppelter Bumerang: In einer Zeit der Wiederentstehung und Behauptung junger Wissenschaften – Genetik, Virologie und Immunologie – wurden die Themen abgehakt und Forschungen über einzellige Parasiten für beendet erklärt. Dies betraf auch die Trichomonaden; die Experten wurden in anderen Fachgebieten eingesetzt. Die Trichomonade aber zeigte – nachdem sie ohne medizinische „Überwachung" zurückgelassen wurde – in aller Deutlichkeit, daß die Trichomoniasis nur das erste Stadium der Krebskrankheit ist und daß uns danach noch andere, wesentlich erschreckendere Folgen erwarten...

Das war ein großer Fehler der Medizin in den 70er Jahren des 20. Jahrhunderts. Allein die Tatsache, daß die Trichomonade in geschlossenen Blutbahnen entdeckt wurde, hätte die Wissenschaftler zur Vorsicht mahnen müssen. Denn die Sterilität des Blutes ist eine unbestrittene Notwendigkeit. Dazu kommt, daß die Trichomonade der einzige Einzeller ist, der in den Geschlechtsorganen des Menschen existieren kann. Wenn sie bei Tieren Unfruchtbarkeit und Fehlgeburten verursacht, kann sie sich folglich auch beim Menschen auf die Fruchtbarkeit auswirken. All das sind ernsthafte Voraussetzungen dafür, die experimentelle Erforschung der Trichomonade in allen Stadien ihrer pathogenen Einwirkung auf den Menschen, seine Gesundheit, Lebensdauer und Reproduktion wieder aufzunehmen.

Wie wird man mit Trichomonaden infiziert? Es sind zwei Wege der Infizierung mit dem Parasiten bekannt. Der direkte Kontakt: im Mutterleib, während der Geburt, bei sexuellen Kontakten, Küssen. Und der indirekte Kontakt: Wasser (Trinkwasser, Sauna, Schwimmbecken, therapeutische Bäder), Lebensmittel (rohes

Fleisch und Fisch, ungewaschenes Gemüse und Obst, ungekochte Milch und Milchprodukte), Haushalt (gemeinsames Geschirr, Bettwäsche, Handtücher, Wäsche, Badewanne). Es sind Fälle bekannt, wo Frauen bei Massenuntersuchungen durch die Gummihandschuhe von Gynäkologen außerhalb medizinischer Einrichtungen infiziert wurden.

Es gibt auch die Herdinfektion, z. B. in Familien und Kindereinrichtungen. Die familiäre Trichomoniasis ist dort schwer zu bekämpfen, wo die elementaren Regeln der Hygiene nicht eingehalten werden: Man leckt den Schnuller des Kindes ab, beißt von seinem Apfel ab oder trinkt aus einer Tasse, benutzt dasselbe Handtuch usw. In Kindereinrichtungen werden gemeinsame Töpfchen und Spielzeug zu Mittlern der Infektion. Eine nicht geringe Rolle spielen bei der Infizierung auch Ladentische, wo neben rohem Fleisch, Eiern und Fisch Produkte liegen, die keiner thermischen Bearbeitung unterzogen werden: Butter, Käse, Quark, Brot. Gefährlich sind auch gemeinsam genutzte Gläser.

Die Überträger der Infektion sind Schaben und Fliegen, in deren Darm Trichomonaden lebensfähig bleiben und wo sie zusammen mit den Exkrementen ausgestoßen werden. Als Reservoir der Infektion dienen auch Haustiere und Ratten.

All das zeigt, daß nicht nur die Geschlechtsorgane, sondern auch die Mundhöhle ein bedeutender Faktor beim Eindringen der Parasiten in den menschlichen Körper ist.

Alle obengenannten Fakten sind das Ergebnis wissenschaftlicher Forschungen, die zu Beginn der 70er Jahre unterbrochen wurden. Deshalb wäre es interessant zu erfahren, wie es heute um die Mundhöhlen- und Vaginaltrichomonaden bestellt ist. Mit Unterstützung der Mitarbeiter der Betriebssanitätsstelle Nr. 12 in Moskau untersuchte ich Gruppen von Menschen auf die Mundhöhlen- und Vaginaltrichomonaden hin und nutzte die so erhaltenen Daten für Forschungen im Bereich der Aidskrankheit. Es wurde festgestellt, daß bei allen Zahnarztpatienten mit Zahnfleischtaschen im Alter von 21 bis 82 Jahren Kolonien von Trichomonaden in Form von kleinen und größeren weißlichen Klümpchen entdeckt wurden, die im Prozeß der Kultivierung in einem Nährmedium in Einzelwesen zerfielen. Manche vergrößerten sich, bekamen amöbenartige oder spindelförmige Formen. Die Untersuchung von Frauen im Alter von 16 bis 58 Jahren in der gynäkologischen Abteilung ergab das Vorhandensein der vaginalen Trichomonade bei allen Patientinnen. Häufig war sie im zystenförmigen Zustand, vakuolisiert und halb zerstört unter der Einwirkung zahlreicher Bakterien und Pilze. Der Angriff begleitender Mikroflora zwingt die Trichomonaden zu Rettungsmaßnahmen: Eindringen in die Tiefen des Gewebes oder Flucht in höherliegende Organe des Körpers.

Heute kann nur bei wenigen Frauen die wahre Trichomoniasis mit einem Minimum an Mikroflora und einem Maximum an Trichomonaden festgestellt werden.

Die Infizierung mit Trichomonaden erfolgt unbemerkt. Frauen reagieren manchmal auf die Infektion mit Trichomonaskolpitis, ätzendem Ausfluß; bei Männern gibt es nicht einmal diese Reaktion. Deshalb fällt es einem Mann schwer seine Frau, die über Trichomoniasis klagt, zu verstehen, obwohl er möglicherweise selbst – nach einem eventuellen sexuellen Kontakt zu einer anderen Frau – Verursacher dieser Krankheit ist. Die Unauffälligkeit der Infektion erklärt sich durch die Fähigkeit des Parasiten, sich zu „tarnen", was die Immunreaktion des Körpers schwächt. Zum Beispiel fixiert der Parasit mit Hilfe des ausgesonderten klebrigen Stoffes Fibronektin begleitende Mikroflora auf seiner Oberfläche, auf die das Immunsystem reagiert, oder er bleibt selbst auf der Oberfläche von Epithelzellen, Leukozyten und Erythrozyten kleben. Außerdem ist das Vorhandensein von proteolytischen Enzymen: Hyaluronidase, Amylase, Katalase und anderen eiweißverdauenden Stoffen ein guter Schutz gegen die Antikörper des Immunsystems.

Männer sehen sich zumeist erst in einem fortgeschrittenen Stadium der Trichomoniasis mit deren Auswirkungen konfrontiert, zum Beispiel wenn sie Prostatitis oder Impotenz an sich feststellen müssen. Ihre Reaktion wechselt schnell von Staunen in Resignation – sie wissen, daß die Medizin ihnen nicht helfen kann. Schuld daran ist aber die Trichomonade – ein hinterlistiger und gnadenloser Parasit.

## *Vergleich in Tabellenform*

Die allseitige Erforschung der Trichomonaden in der einschlägigen Literatur und in Experimenten ergibt, daß gerade diese Parasiten fälschlicherweise für Tumorzellen gehalten werden. Es bleibt ein Geheimnis für die Onkologen, warum Tumorzellen, die „aus normalen menschlichen Zellen entstanden sind", sich so sehr von diesen unterscheiden. Und warum diese „kranken" Zellen so lebenstüchtig und bösartig sind, daß sie zuerst gesunde Zellen und dann auch den Menschen als solchen töten. Seit Jahrzehnten vergleichen Wissenschaftler Tumorzellen und normale menschliche Zellen und versuchen, sich und andere von ihrer Ähnlichkeit zu überzeugen. Und nur wenige Autoren entdecken die Ähnlichkeit der Tumorzellen mit einzelligen Parasiten. Beispielsweise schreibt L. Sokolowskij in seiner Arbeit „Über das biologische Wesen eines bösartigen Tumors": „Eine bösartige Zelle verfügt über Fähigkeiten von einzelligen Wesen – nicht den heutigen, sondern denen der Evolutionsperiode, als die Bildung vielzelliger Organismen stattfand. Möglicherweise erklärt dies das aggressive Verhalten bösartiger Zellen, denn das Überleben einzelliger Organismen in der damaligen Zeit forderte eine solche Aggressivität. Süß, Kinzel, Skribner berufen sich auf den Erhalt von Tumorstämmen, die mittels Stichen blutsaugender Insekten übertragen werden und somit einzelne Zellen übertragen; sie schließen ebenfalls nicht aus, daß der bösarige Tumor die Gesamtheit einzelliger Parasiten darstellen könnte."

Einen ähnlichen Vergleich gibt D. Golubew in seiner „Anleitung zur Anwendung von Zellkulturen in der Virologie": „Linien verdaulicher Zellen entstehen aus primären Kulturen, deren einzelne Zellen die Fähigkeit besitzen, Kolonien zu bilden und ein Potential unbegrenzter Vermehrung außerhalb des Organismus sowie eine relative Autonomie besitzen, die sie mit den Bakterien und Einzellern gemeinsam haben." Woher kommen diese „einzelnen Zellen" – Einzeller, erklärte seinerzeit Professor V. Dogel in seinem Buch

„Allgemeine Parasitologie“: Einzellige Parasiten seien fähig, in jedem lebenden Organ und Gewebe zu existieren. Deshalb könne es bei der Entnahme primären Gewebes für ein Experiment immer passieren, daß sich dort auch ein Parasit befinde der, seiner natürlichen Autonomie folgend, sich verstärkt zu vermehren beginne.

Doch kein Wissenschaftler hat die Tumorzelle mit den Geißeltierchen verglichen, geschweige denn mit der Trichomonade. Jetzt bietet sich diese Gelegenheit. Um den Vergleich der Fähigkeiten von Tumorzellen und Geißeltierchen – zu denen die Trichomonade gehört – übersichtlicher zu machen, greifen wir zur Tabellenform.

| ***Eigenschaften von Tumorzellen, die sie von normalen Zellen unterscheiden, aber Ähnlichkeit mit Trichomonaden aufweisen:*** | ***Eigenschaften von Geißeltierchen (Trichomonaden), die sie von Gewebezellen unterscheiden, aber Ähnlichkeit mit Tumorzellen aufweisen:*** |
|---|---|
| 1. Bösartigkeit von Tumorzellen im menschlichen Organismus:<br>a) Fähigkeit zur unaufhaltsamen Vermehrung von Tumorzellen, die sich nicht mehr den regulierenden Mechanismen des Organismus unterordnen. | 1. Bösartigkeit von Geißeltierchen, die ihr Überleben sicherte:<br>a) Parasiten brauchen für die Arterhaltung eine verstärkte Vermehrung. Sie entgehen leicht den Abwehrkräften und ordnen sich nicht den regulierenden Mechanismen des Organismus unter, da sie eine von ihm unabhängige Herkunft haben. |
| b) Autonomes, unbegrenztes destruktives Wachstum von Tumorzellen, und als Ergebnis das Entstehen von Neubildungen. | b) Die koloniale Existenzmethode ist eine Besonderheit der seßhaften Geißeltierchen. Eine Kolonie ist das Ergebnis nichtabgeschlossener Zellteilung, sie ist lebenstüchtiger als einzelne Zellen. |

| | |
|---|---|
| c) Proliferation (asymmetrische Teilung) der meisten Tumorzellen, während für normale Zellen die Mitose charakteristisch ist, d. h. die Zellteilung beginnt beim Kern und endet mit der Bildung zweier gleichwertiger Zellen. | c) Die Fähigkeit zu Proliferation ist eine der ältesten Fähigkeiten des Zellniveaus biologischer Systeme. Spezifische Funktionen normaler Zellen (darunter Mitose), die im Verlauf der Differenzierung bei vielen Zellorganismen entstanden, gehören zu den späteren evolutionären Errungenschaften. |
| d) Polymorphismus (Vielgestaltigkeit) der Tumorzellen, die sich voneinander in äußerer Erscheinung und Größe unterscheiden, im Vorhandensein eines bzw. mehrerer Kerne oder im Fehlen eines solchen, verschiedenen Konstellationen von Chromosomen sogar innerhalb eines Tumors, während normale Zellen differenziert sind und 23 Chromosomenpaare haben. | d) Der Polymorphismus der Geißeltierchen erklärt sich durch die ungeschlechtliche Vermehrung, welche die Ursache für das Fehlen von Artkategorien ist: Jede Teilung gibt einen Organismus und eine Zelle, Einzelwesen und Art. Die unterschiedliche Menge Chromatin ist das Ergebnis der Proliferation und der Zellteilung, wenn von der Mutterzelle mehrere Tochterzellen getrennt werden: Sie enthalten eine willkürliche Anzahl Chromatin – Chromosomensubstrat. |
| e) Erhöhung der Differenzierung mit dem Tumorwachstum: Fehlen von dazwischenliegenden Substanzen zwischen den Zellen, Fehlen von Blut- und Lymphgefäßen und Nervenendungen. | e) Beim Prozeß der Vermehrung von Trichomonaden, die eine Kolonie gebildet haben, kommt es zur Phagozytose, Zerstörung und Ersetzung von Gewebe- und Nervenzellen, Durchbohrung von |

| | |
|---|---|
| | Blut- und Lymphbahnen, was zu deren Verschwinden führt. |
| f) Die Fähigkeit von Tumorzellen, sich von der primären Geschwulst zu lösen, mit dem Blut- oder Lymphfluß in andere Regionen des Körpers zu gelangen und dort Sekundärgeschwulste zu bilden erhielt in der Medizin die Bezeichnung Metastasierung. | f) Das Absondern einzelner Einzelwesen aus den Kolonien und die Bildung neuer Kolonien ist eine Fähigkeit freilebender Geißeltierchen, die die Trichomonaden nach ihrer Umstellung auf den Parasitismus beibehalten haben. |
| g) Rezidivität der Krebskrankheit: Nach chirurgischer Entfernung der entdeckten Geschwulst, Chemotherapie oder Bestrahlung rezidiviert die Krankheit nicht selten mit vielfachem Krebs in aggressiverer Form und endet tödlich. | g) Die beim Patienten entdeckte Geschwulst ist nicht die einzige – Trichomonaden und ihre Kolonien sind im gesamten Organismus disseminiert. Wenn also die Kräfte des Organismus nach einer Operation auf das Abheilen der Wunde konzentriert werden oder die Immunität noch mehr durch Bestrahlung und Chemotherapie unterdrückt wird, wird dadurch die Kontrolle über die restlichen Parasiten geschwächt und sie bilden neue Kolonien. |
| 2. Krebszellen bilden keine Gewebe mit für sie charakteristischen Eigenschaften: Komplexität, Polarität, Unbeweglichkeit, Vermehrung in der Basalschicht und nicht an der Peripherie, wie in Tumoren beobachtet wird. | 2. Trichomonaden bilden Kolonien auf Kosten proliferativer unabgeschlossener Vermehrung; von einer Geordnetheit und Polarität des Gewebes kann keine Rede sein, denn es besteht aus eigenständigen lebenden Orga- |

| | |
|---|---|
| | nismen. Die Parasiten sind beweglich, sie infiltrieren benachbartes normales Gewebe und vermehren sich an der Peripherie der Kolonien. |
| 3. Tumorzellen sekretieren in großer Menge Toxine, womit sie die Vergiftung des Körpers auslösen: Für onkologische Patienten ist charakteristisch: Blutarmut, Erschöpfung des Organismus, Sauerstoffmangel, allgemeine Störung des Stoffwechsels, Senkung der Immunität, Störung des Nervensystems, tödlicher Ausgang. | 3. Trichomonaden phagozytieren Gewebe- und Blutzellen, nehmen deren Nährstoffe in sich auf und sondern giftige Austauschprodukte und Enzyme aus: Milchsäure, Wasserstoffperoxid, Hyaluronidase, Katalase, Hydrolase, was zu Anämie, Kachexie, Hypoxie sowie Störung der Funktion aller Organe und Systeme im Organismus führt |
| 4. Eine große Vielfalt von Neubildungen, aus denen nur 200 Arten differenziert sind. Es gibt Aszitestumoren, wobei sich in einer gallertartigen Gesamtmasse Millionen von Zellen befinden, und verhornte. Beispielsweise ist ein Myom eine weißliche knorpelige Neubildung, die in den weichen Geweben der Gebärmutter entsteht. | 4. Die Verschiedenartigkeit der Trichomonadenkolonien erklärt sich durch deren Bildung durch unbegeißelte Mundhöhlen-, Darm- und Vaginaltrichomonaden, die als Ergebnis ungeschlechtlicher und unabgeschlossener Vermehrung Tausende von Übergangsstadien und Existenzformen haben, darunter solche, die von Sekundärfaktoren abhängig sind. Geißeltierchen können auf ihrer Oberfläche eine spezielle Schutzhülle aus Hornstoff oder durchsichtiger Gallertmasse bilden. |

| | |
|---|---|
| 5. Eine verstärkte anaerobe Glykolyse der Tumorzellen sogar bei vorhandenem Sauerstoff ist ihre Kernunterscheidung von normalen Geweben. | 5. Die anaerobe Glykolyse ist ein Sprung zurück, in solche Epochen, wo es keinen Sauerstoff gab und die Organismen dank der Glykolyse existierten. Die Trichomonade behielt diese Fähigkeit ihrer Urahnen – der primären Geißeltierchen. |
| 6. Das Vorhandensein embryonaler Eiweiße des Typs Alpha-Fetoprotein in Tumorzellen ist ihr wichtigstes Unterscheidungsmerkmal zu Zellen normaler Gewebe. | 6. Das Gewebe eines menschlichen Embryos enthält Eiweiße, die den Eiweißen von „Tumor"-zellen ähnlich sind, da sie einen gemeinsamen Urvater haben – das primäre Geißeltierchen. Wahrscheinlich haben diese Eiweiße eine starke Wachstumspotenz, die sowohl für Embryonen als auch für Trichomonaden typisch ist. Früher wurde von Parasitologen auch eine Antigen-Ähnlichkeit zwischen der vaginalen Trichomonade und den Spermien nachgewiesen. |
| 7. Alle gebildeten Tumoren, mit Ausnahme des Melanoms, sind weißlicher Farbe. Die dunkle Färbung des Melanoms hängt nicht von der Pigmentierung der Oberflächen von Tumorzellen ab, sondern vom Vorhandensein des von ihnen absorbierten, dunkel gefärbten Melanins. | 7. Trichomonaden haben, wie auch andere Parasiten, im Unterschied zu der „fleischfarbenen" Färbung normaler Gewebe keine Färbung – sie sind weißlich. Das Fehlen der Pigmentation beim Parasiten ist die Folge des Lebens im Dunkeln. Doch sobald die Trichomonade einen Erythro- |

| | |
|---|---|
| | zyten im Körper des Wirts phagozytiert, oder Tusche beim Experiment, wird sie entsprechend schwarz oder rötlich gefärbt. Genau so verhält es sich mit Melanin. |
| 8. In ihrem Aufbau unterscheiden sich Tumorzellen von normalen Zellen, bei denen die Relation des Kern- und Zytoplasmaumfangs eine relativ gleichbleibende Größe ist. Bei Tumorzellen aber findet man eine Vielfalt der Zell- und Kerngrößen, nicht selten periphere Anordnung des Kerns, Veränderung der Mikrofilamente und Bildung von Röhrchen. | 8. Der Kern der Trichomonaden kann rund oder aprikosenkernförmig sein; er ist oft aus dem Zentrum verschoben, das Chromatingerüst hat einen rohrartigen Bau, der Zellteilungsapparat besteht aus Mikrotubuli (Mikroröhrchen) und umgibt den Kern des Einzellers. Bei Trichomonaden im vegetativen Stadium haben die Geißeln einen rohrartigen Bau. |
| 9. Die Struktur und Funktion der Tumorzellen unterscheiden sich von der Struktur und Funktion normaler Zellen: Die Tumorzellen haben eine erhöhte Durchlässigkeit der Zellmembranen, die Zusammensetzung der Glykolipide und Glykoproteine ist verändert, sie besitzen Rezeptoren, die pflanzliche Agglutinine verbinden. | 9. Die Membrane der Trichomonaden ist porös, manchmal sind die Poren stark ausgeprägt; sie ist der Produzent biologisch aktiver Stoffe, darunter Glykopeptide und Glykoproteide; die Fähigkeit, pflanzliche und tierische Agglutinine zu binden, erklärt sich durch ihre hohe Widerstandsfähigkeit und Aggressivität, durch die sie es geschafft haben, ihren Genotyp unter den Bedingungen der Bildung und Existenz der Vielzelligkeit zu bewahren. |

Die Kultureigenschaften von Tumorzellen und Trichomonaden sind, wie die Experimente ergeben haben, identisch. Sie sind in der Lage, sich nicht nur in Form einer Monoschicht in Gefäßen, sondern auch in Form von Suspensionen im Reagenzglas mit einem Medium für Trichomonaden, mit Anwendung von Agar-Agar und hohen Zellkonzentrationen zu kultivieren. Es wird ein chaotisches, unorientiertes Wachstum und die Bildung von Kolonien beobachtet.

Die Geschwulst unterscheidet sich wesentlich von normalem Gewebe. Sie ist ein einfaches Konglomerat atypischer Zellen, die keine Struktur aufweisen und keinen gemeinsamen Abflußkanal besitzen. Die Fähigkeit zur Sezernierung der Absonderungsprodukte von Zellen haben sie verloren. Die Verbindung zwischen diesen Zellen ist entweder gestört, oder diese Zellen sind nicht voneinander getrennt, oder es werden Zellen mit mehreren Kernen beobachtet. Ein Absterben von Zellen wird in Krebsschichten nicht beobachtet. Krebszellen produzieren Hetero- und Hämolysine, die sich von Autolysinen normaler Zellen unterscheiden – was der prinzipiellste Faktor ihrer Unterscheidung ist.

Ich denke, daß genügend Material vorgestellt wurde, um die Leserinnen und Leser davon zu überzeugen, daß die Tumorzellen und der Flagellat Trichomonade identisch sind. Als zusätzliche Bestätigung dessen dient auch die Ähnlichkeit zwischen den onkologischen und den parasitären Krankheiten. Die Tatsache, daß diese Krankheit existiert, kann im ersten Falle nur durch die Existenz der Tumorzellen, im zweiten durch die der Trichomonaden bestimmt werden. Wissenschaftliche Experimente in den 60er Jahren haben ergeben: Bei der Pflanzung von krebsentarteten papillären Zystomen wurde ein üppiges Wachstum des Einzellers beobachtet. Bei Untersuchungen unter Patienten mit Erkrankungen der Mundhöhle, Tolsillitis und bösartigen Neubildungen in den Lungen wurde die Trichomonade bei einem erheblichen Teil der Untersuchten festgestellt, darunter auch in der Kontrollgruppe der Gesunden.

Schon vor einem halben Jahrhundert behauptete Professor M. Newjadomskij, daß die Onkologie nur ein Zweig der Parasitologie ist und Krebs nicht nur eine Geschwulst, sondern eine allgemeine Erkrankung des Organismus. Er bewies dies mit experimentellen Beispielen: Erhalt von Geschwulststämmen mittels Weitergabe einzelner Zellen bei Stichen von blutsaugenden Insekten, die bezeugen, daß die bösartige Geschwulst die Gesamtheit einzelliger Parasiten darstellt; sowie Entdeckung von Tumorzellen im Blut und in allen Organen von krebserkrankten Tieren, die bereits 12 Stunden nach der einmaligen Gabe der Emulsion des Krebstumors entstehen.

## *Kennen wir unsere Feinde?*

Den Feind muß man kennen, so sagt man. Dann kann er besiegt werden. Nun können wir nicht behaupten, den wichtigsten biologischen Gegner des Menschen – die Trichomonade – zu kennen, sie aber kann mimikrieren und sich in schwer erkennbare Formen verwandeln. Dies veranschaulicht auch die Abbildung 1, auf der die vaginale Trichomonade des Menschen und die Darmtrichomonade der Maus dargestellt sind. Bei fehlenden Kenntnissen über die Trichomonaden kommt niemand so schnell auf die Idee, daß die kleinen rundlichen, den Tumorzellen ähnlichen Zellen nur eines der Existenzstadien des parasitären Flagellaten sind.

Wir fragen uns jetzt: Wie entstehen diese? Die Entwicklung der vegetativen (begeißelten) Form der Trichomonade zur zystenförmigen (knospenden) geschieht auf folgende Weise:

- Die Verlangsamung der Bewegung des Parasiten, der sich normalerweise schubartig fortbewegt und dabei Drehbewegungen macht, so als würde er sich in seine Umgebung einschrauben;
- der Übergang zu amöboider Bewegung, Rundung des Körpers und das Einziehen des Axostyles nach innen;
- die Bewegung der wellenartigen Membrane bleibt erhalten, dabei verkleinert sich die undulierende Membrane nach und nach,

# Existenzstadien von parasitären Geißeltierchen (Flagellat)

## Trichomonas vaginalis
## Vegetatives Stadium

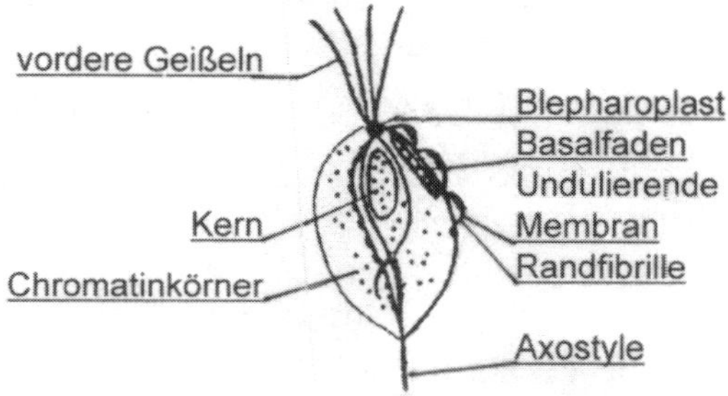


*Amöbenartiges Stadium*

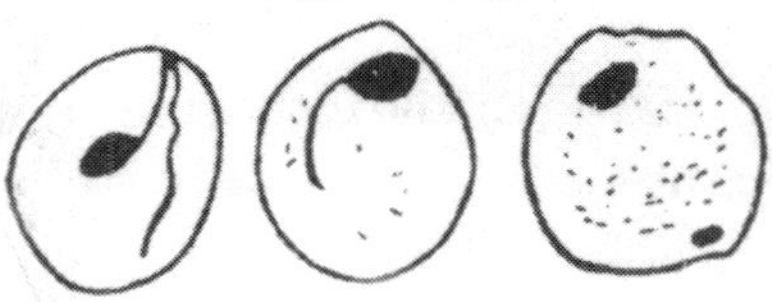

*Zystoides Stadium*

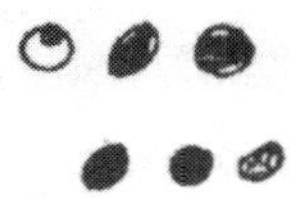

## Trichomonas muris
## Vegetatives Stadium

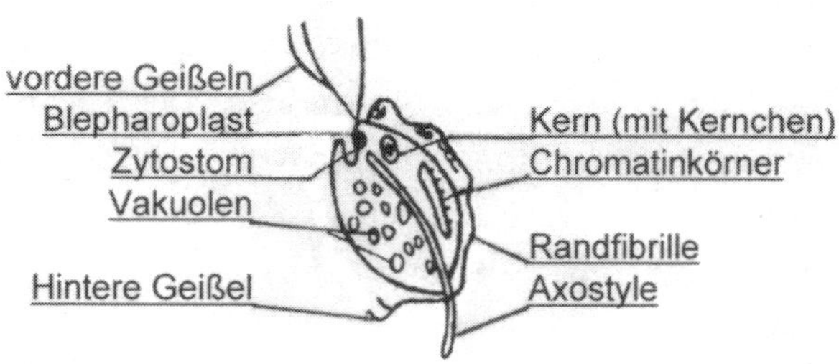


*Amöbenartiges Stadium*

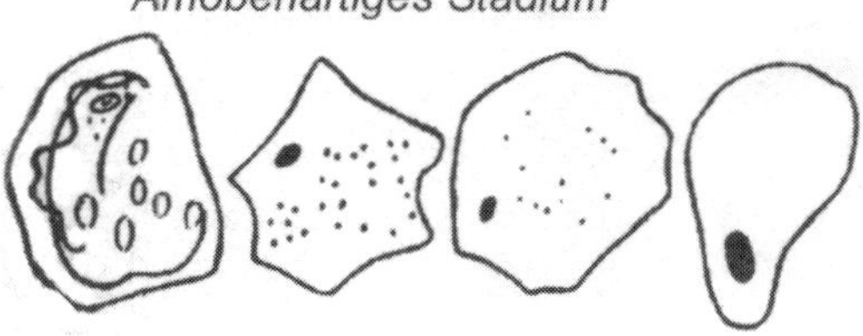

*Zystoides Stadium*

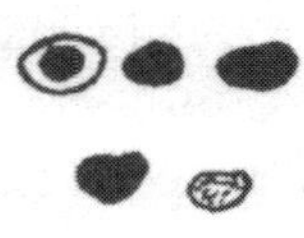

die Randfibrille ist nun im Zytoplasma des Einzellers, in seiner peripheren Schicht;

- bei amöboider Bewegung der Zelle verschwinden die Geißeln (werden eingezogen oder abgeworfen), Axostyle, Zytostom und Kern verlieren sichtbare Konturen, Vakuolen verschwinden, Nahrungsreste werden ausgeworfen;
- es geschieht eine Verdickung des Protoplasma, was zur Verkleinerung der Größe des Parasiten und zur Beendigung der amöbenartigen Bewegungen führt; die Zelle nimmt eine rundliche oder ovale Form an, wird unbeweglich.

In Abhängigkeit vom Entwicklungsstadium der Trichomonade ändert sich auch die Ernährungsweise des Parasiten: Phagozytose oder Pinozytose. Bei Phagozytose haben Geißeltierchen – die Darmtrichomonade des Menschen und der Maus – ein Zytostom, einen Zellmund, wohin sie Bakterien und Pilze entweder mit Hilfe der Geißeln hineinschieben oder Erythrozyten und Leukozyten in sich hineinziehen. Amöbenartige Trichomonaden sind aggressiver. Sie sondern viele toxische Stoffe ab, die das Gewebe des Organismus zerstören. Während sie sich auf den Epithelzellen ausbreiten, umgarnen sie diese, führen sie in ihren Organismus ein und verdauen sie. Die Pinozytose ist eher den zystenförmigen Zellen eigen, dabei geschieht das Einsaugen der Nährstoffe aus der Umgebung nach dem Muster der Wirtszellen. Trichomonaden sind auch deshalb sehr lebenstüchtig, weil sie drei Atemarten beherrschen. Ihre Atmung erfolgt auf Kosten des endogenen Zerfalls von Glykogen, der Glykolyse und der Zuckeroxydation. Die Trichomonaden sind fakultative Anaerobe.

Die Trichomonade hat sich evolutionär an die Existenz im immunen Körper angepaßt. Dieser Einzeller unterscheidet sich als tierischer Organismus von Bakterien und Viren durch hohe Organisation, Komplexität und die Vielfalt der Beziehungen zum Wirt. Interessant ist folgendes Beispiel: Für Mäuse ist die Koprophagie, also das Essen des eigenen Kots, charakteristisch. Die Trichomonaden haben dies nicht unbeachtet gelassen: Während sie sich im

Darmtrakt der Maus fortbewegen, verstärken die Darmparasiten allmählich ihre Außenmembran und bilden eine Zyste – eine feste Schutzhülle. Deshalb erhält die Maustrichomonade unter natürlichen Bedingungen, nachdem sie mit dem Kot nach außen auf die Erde gelangt, noch für eine längere Zeitperiode ihre Lebenstüchtigkeit, auch bei niedrigen Temperaturen. Beim nochmaligen Gelangen des Kots in die Maus oder andere Tiere geschieht eine wiederholte Ansteckung mit Zysten des Parasiten, der sich im Dünndarm wieder in die begeißelte Form wandelt. Auf diese Art geschieht die Verbreitung der Trichomonaden unter den Nagetieren.

Ein anderes Bild kann bei Trichomonaden, die den Mensch als Wirt haben, beobachtet werden. Bei Menschen ist die Koprophagie nicht charakteristisch. Im Prozeß der Evolution hat die Trichomonade dies „wahrgenommen" und verlor die Möglichkeit, Zysten zu bilden, sogar unter Todesgefahr. Dafür erwarb sie viele Eigenschaften, die ihr erlauben, unter den für sie schwierigen Bedingungen eines immunen Organismus zu überleben. Und vor allem ist sie fähig, die Aufmerksamkeit derjenigen die ihr Leben bedrohen könnten, von sich abzulenken: Parasitologen halten sie für harmlos, die Onkologen kennen sie praktisch nicht.

In der Tat, die Trichomonade ist den menschlichen Zellen schon deshalb ähnlich, weil sie einen gemeinsamen Ahnen haben – das primäre Geißeltierchen. Wissenschaftler haben wiederholt die Ähnlichkeit von amöbenartigen Trichomonaden und amöbenartigen Zellen, die zum menschlichen Organismus gehören – Lymphozyten und Leukozyten, Epithelzellen, mit denen die inneren Wände von Gefäßen ausgestattet sind – betont, nicht nur die äußere Ähnlichkeit, sondern auch die Art der Fortbewegung und die Phagozytose (das Aufnehmen und Auflösen von Fremdkörpern). Der Golgi-Apparat im Kern der Einzeller ähnelt dem der Vielzeller. Die ultradünne Struktur der Organellen, die unter dem Mikroskop entdeckt wurde, ist bei Einzellern und in den Zellen von Vielzellern identisch. Sogar der Aufbau des Geißelapparats bei Geißeltierchen entspricht dem Aufbau des Geißelapparats bei Vorstadien primitiver Vielzeller:

Schwamm, Darmhöhlenparasiten, Stachelhäuter. Interessant in diesem Zusammenhang ist, daß auch die menschlichen Spermien eine Geißel und eine Antigen-Gemeinsamkeit mit der Trichomonade haben.

Fünf Jahre lang habe ich gezögert, den Namen des Krebserregers zu nennen, weil ich befürchtete, die Menschen zu schockieren und in Aufruhr zu bringen. Deshalb möchte ich hier meine Gründe darlegen, die mich, einen von der Medizin weit entfernten Menschen, dazu gezwungen haben, mich mit diesem Problem zu befassen. Ich habe mehrere sehr persönliche Rechnungen mit dem Krebs: Bereits die dritte Generation meiner Familie wird von diesem Leiden heimgesucht. Und wenn die Älteren noch bis zu 70 Jahren und älter wurden, so haben ihre Kinder und Enkelkinder kaum länger als ein halbes Jahrhundert gelebt. Sie litten an Magen-, Lungen- oder Speiseröhrenkrebs und starben daran. Mein jüngster Bruder, der ein gesundes Herz hatte, lag im Sterben und litt entsetzlich. Ich empfand Scham und Schuld, weil ich, die ältere Schwester, am Leben blieb, während er starb. Ich wandte mich an die Ärzte mit der Bitte um Hilfe; diese schlugen vor: „Verschönern Sie seine letzten Tage mit leckeren Delikatessen." Dabei hatte Aljoscha Magenkrebs... Da habe ich verstanden, daß ich als nächste an der Reihe bin. Außerdem hatte ich große Befürchtungen wegen meines Sohnes. Bei einer Körpergröße von 190 cm war er stark unterernährt – das Gewichtsdefizit betrug mehr als 15 kg, dazu eine Nierenentzündung, vergrößerte Leber, Zahnparodontose. Bei der Untersuchung vor seinem Wehrdienst wurde Eiweiß im Urin festgestellt. Man wies ihn ins Krankenhaus ein. Die Behandlung bestand aus Penizillinspritzen und der Entfernung der Mandeln. Nach drei Monaten wurde er aus dem Krankenhaus entlassen mit Blut im Urin. Schon damals sah ich die Gefährlichkeit dieser Operation, denn die Mandeln sind ein lymphatisches Schutzorgan. Meine Versuche, den behandelnden Arzt zu überzeugen, schlugen fehl. Mein Sohn vertraute den Ärzten und bezahlt jetzt mit seinen Zähnen und all den Krankheiten, die ihn noch heimsuchten. Da ich am Beispiel unserer Verwandten sah, daß

Krebs in unserem Geschlecht immer „jünger" wird, habe ich mir das Ziel gesetzt: „Mein Sohn soll mich überleben!" Also begann ich, mich ernsthaft mit dem Problem Krebs zu befassen.

## *Was ist eine Tumorzelle?*

Wie auch den meisten von uns waren mir nur zwei „Krebspostulate" bekannt: 1. Geschwulstzellen sind in jedem von uns, und 2. Dem Krebs geht ein langandauerndes, für den Menschen unmerkliches Stadium der Präkanzerose voraus.

Was aber ist die Krebszelle? Die erste Einsichtnahme in die onkologische Literatur ergab Folgendes: Die Wissenschaftler der ganzen Welt glauben, daß die menschlichen Zellen in der Lage sind, unter der Einwirkung verschiedener Faktoren zu Tumorzellen zu transformieren und onkologische Erkrankungen hervorzurufen. Da ich keine medizinische Ausbildung hatte und nicht unter dem Einfluß onkologischer Dogmen stand, habe ich die Tatsache, daß meine Zellen zu Krebszellen mutieren können, nicht geglaubt. So stand erneut die sakramentale Frage vor mir: Was ist eine Tumorzelle?

Meine Überlegungen waren nicht fruchtlos. Ich nahm an, daß die Rolle der Tumorzelle von einem einzelligen Parasiten beansprucht werden kann, der eine weit verbreitete Krankheit mit langem, für Menschen schmerzlosen Verlauf hervorruft. Und die anschauliche Aufklärung in einer gynäkologischen Klinik „flüsterte" mir, daß ein solcher Parasit die Trichomonade sein könnte.

Diese Idee schien mir auf den ersten Blick absurd, weil mir, wie auch allen anderen, nur die Existenz der vaginalen Trichomonade bekannt war – dem Erreger der vaginalen Trichomoniasis. Was aber hat diese mit einer Geschwulst im Gehirn oder in der Lunge zu tun? Die Antwort auf diese und eine Vielzahl anderer Fragen gab ein ausführliches Studium der wissenschaftlichen Literatur in den führenden Bibliotheken von Moskau, Sankt Petersburg, Nowosibirsk und Krasnojarsk. Und die wissenschaftlichen Experimente, die ich in den

Laboratorien der führenden wissenschaftlichen Institute St. Petersburgs durchführte: Onkologisches Petrow-Forschungsinstitut, Ott-Forschungsinstitut für Geburtshilfe und Gynäkologie, Pasteur-Forschungsinstitut für Epidemiologie und Mikrobiologie und zentrales Forschungsinstitut für Röntgen- und Radiologie, bestätigten die Richtigkeit meiner Annahme, die zu einer Entdeckung wurde. Die Forschungsergebnisse zeigten, wie stark die Medizin sich irrt, wenn sie den Status der Trichomonade künstlich auf die Rolle des Erregers der Trichomoniasis beschränkt hat, die faktisch ein erstes Stadium der Präkanzerose ohne Symptome darstellt.

***Ein Blick von der Seite***

An dieser Stelle erhält der Journalist Michail Dmitruk das Wort. Er war einer der ersten, die über Tamara Lebedewa berichteten und ihre originelle Konzeption der Krebsentstehung unter ihren Schutz nahmen.

# Ein Terrorist, der keine Gnade kennt

„Ich verstehe, daß die Nachricht über die Trichomonaden einem Schlag unter die Gürtellinie für die in letzter Zeit verbreiteten Liebhaber von sexuellen Spielen gleicht. Doch ich muß ihnen noch einige Schläge verpassen – in den Kiefer und in den Leib: manche Trichomonaden leben... in der Mundhöhle. Andere tummeln sich im Darmtrakt. Genau diese Parasiten lösen Parodontose, Magengeschwüre und andere Unannehmlichkeiten aus, aber das Wesentliche ist – sie sind die Erreger der Krebskrankheit. Diese Parasiten bedrohen nicht nur die „moralisch Lockeren“, sondern einfach alle Menschen, weil sie leicht über ungewaschene Hände, gemeinsames Geschirr, Wäsche usw. weitergegeben werden. Mehr noch, bei vielen

Frauen leben die Trichomonaden in den Wänden der Gebärmutter, im Fruchtwasser und in der Vagina – Säuglinge werden noch vor oder während der Geburt infiziert. Es sieht so aus, als würden fast alle Menschen die Krebserreger in sich tragen."

„Sie sollten die Menschen nicht so erschrecken!" – könnte ein unterrichteter Leser sagen. „Es ist bekannt, daß im menschlichen Organismus jede Sekunde Tausende von Krebszellen erscheinen, doch sie werden durch die Immunkraft vernichtet."

Das stimmt. Krebs ist weit weniger gefährlich für einen Menschen, der ein gesundes Leben führt und seine Immunität auf hohem Niveau hält. Doch auch ein solcher Mensch sollte über die Entdeckung von Tamara Lebedewa Bescheid wissen. Diese Entdeckung aber besteht darin, daß die Krebszellen nicht menschliche Zellen sind, wie die offizielle Onkologie behauptet. Es sind im menschlichen Organismus lebende Trichomonaden, die unter für sie günstigen Bedingungen äußerst aggressiv werden. Genau aus diesen Trichomonaden werden in einem geschwächten Organismus Geschwulste gebildet, die zu bösartigen Tumoren werden.

„Wie seltsam es auch klingen mag", erklärt Tamara Lebedewa, „aber die allgemein anerkannte Konzeption der Mutation normaler Zellen in Tumorzellen verfügt über keine experimentell erbrachten Beweise. Keinem einzigen Wissenschaftler auf der ganzen Welt ist es je gelungen, in einem Labor eine solche Transformation zu verwirklichen. Für die wissenschaftliche Onkologie sind der Augenblick der Umwandlung der Zellen und der Auslösemechanismus dieser Erscheinung nach wie vor ein Geheimnis."

Die parasitäre Konzeption dagegen wurde gleich mit den ersten Experimenten bestätigt. Tamara Lebedewa nahm Tumorzellen von verschiedenen Tieren und vom Menschen, setzte sie in einen Nährboden für Trichomonaden – und nach einer bestimmten Zeit verwandelte sich ein Teil von ihnen, sie nahmen die Form von Amöben und Flagellaten an. Schauen Sie die farbig gekennzeichneten Präparate der Zellkulturen und dann die Fotos, die durch ein Mikroskop gemacht wurden, an – das sind die Beweise eines erfolgreichen Experiments.

Man sieht darauf, wie die Parasiten in für sie günstigen Bedingungen sich weiterentwickelten. Zuerst waren ihre Zellen rund und fest. Dann bildete sich um jede Verdichtung, die sich verringerte, flüssiges Zytoplasma. Darin erschienen Chromatinkörnchen und dann längliche Kerne. Und im nächsten Stadium wurde ihre Oberfläche seltsam verändert – sie wurde uneben, mit Vorsprüngen, die an Fühler erinnern. Genau wie bei Amöben, die uns in der Schule im Biologieunterricht gezeigt wurden. Schließlich gingen die Tumorzellen ins letzte Stadium über: ihre Körper wurden stark verlängert, sie erhielten Fühler. Da sind sie – die Trichomonaden.

Es wird einem angst und bange beim Gedanken daran, daß solche Entartungen im menschlichen Körper geschehen können. Dieser wird dann zur Brutstätte für kriechende und schwimmende Parasiten. Wir können sie in großer Menge beim Küssen, beim Bruderschaftstrunk übertragen bekommen, und erst recht beim Geschlechtsverkehr.

„Aber die Immunkräfte eines gesunden Körpers vernichten die Parasiten“, beruhigt Tamara Lebedewa. „Sie werden entweder vakuolisiert und sterben oder zerfallen in kleinste Teilchen.“ Doch nicht alle Parasiten werden vernichtet. Bei manchen von ihnen verfestigt sich das Protoplasma um den Kern herum, sie werden kleiner und runder – es beginnt die umgekehrte Wandlung in das zystenförmige Stadium, das heißt, ins Zellstadium. Durch Absonderung von Antigenen, die den menschlichen ähnlich sind, entgehen die Parasiten dem Angriff der Immunkräfte und so beginnen diese, den Feind wie die eigenen Zellen zu behandeln.

Den Einzellern ist es bisher gelungen, sogar die Wissenschaftler hinters Licht zu führen: Diese halten sie für menschliche Zellen – für bösartige menschliche Zellen. Zum Beispiel behaupten die Verfechter einer der allgemein anerkannten Theorien: In allen unseren Zellen existieren Onkogene, die unter dem Einfluß von

Viren und Karzinogenen die Entartung von Zellen hervorrufen. Demnach ist jeder Mensch auf Selbstmord auf der Zellebene programmiert.

Warum leben wir denn noch immer in dieser vergifteten Umwelt, die voller Viren und Karzinogene ist?

„Weil wir solchen Theorien keine Beachtung schenken", sagt Tamara Lebedewa lächelnd. „In Wirklichkeit haben Menschen und Einzeller sich im Laufe von Jahrmillionen aneinander angepaßt. Sie sind Feinde, die sich gegenseitig zu ständiger Verbesserung zwingen. Indem wir unsere Immunität stärken, verdammen wir die Trichomonaden zu einer erbärmlichen Existenz in Zellform. Doch sie betrügen die Immunkraft und beginnen, sich intensiv zu vermehren, wobei sie den Körper mit ihren Austauschrückständen belasten. Dann ist der Körper gezwungen, neue Methoden der Erkennung und Bekämpfung seiner Feinde zu entwickeln. So geht das unendlich weiter. In gewisser Hinsicht sollten wir den Trichomonaden für den mächtigen Auslöser zur Selbstvervollkommnung dankbar sein..."

Doch die Onkologen entschieden sich anders. Sie gingen nicht den Weg, die Immunkräfte ihrer Patienten zu stärken, sondern begannen damit, unsere Ur-Vorfahren und heutigen „Mitbewohner", die fälschlicherweise Geschwulstzellen benannt wurden, zu vernichten. Damit wurden sie zu einer verzweifelten Verteidigung gezwungen. Und es stellte sich heraus, daß die allgemein üblichen Methoden der Behandlung von onkologischen Krankheiten nur kurzfristig die Symptome beseitigen, die Ursache des Leidens aber verstärken. Chemotherapie, chirurgische Eingriffe und Bestrahlung traumatisieren den Körper und lenken die Abwehrkräfte vom Kampf gegen die Parasiten ab. Diese Einmischungen lösen zunächst die Verringerung der Geschwulst aus, doch danach beginnen die Parasiten, noch viel schneller zu wachsen. Nachdem sie viele ihrer „Geschwister" verloren haben, retten sich die am Leben gebliebenen Flagellaten durch Flucht – sie gelangen ins Blut und in die Lymphflüssigkeit und werden in den gesamten Körper getragen. Sie bilden an dafür geeigneten Stellen neue Kolonien, wo sie sich intensiv vermehren und ihre Verluste reichlich ersetzen. So entstehen Metastasen. Außerdem ist die entdeckte und entfernte Verdickung im Körper nie die einzige. Deshalb schwächt jede Unterdrückung der Immunkraft die Bewachung der übrigen Trichomonaden-Ansammlungen, was ihre Vermehrung und die Bildung von Tumoren in anderen Körperteilen aktiviert. Man kann inzwischen durchaus sagen, daß die allgemeinüblichen so genannten Heilmethoden das Sterben der Krebspatienten beschleunigen. Vielleicht ist das der Grund, warum es manchen Krebskranken gelang, die Krankheit zu überwinden, nachdem die Schulmedizin sie aufgegeben hatte.

Man müßte meinen, das Gesundheitsministerium sollte ein Auge auf solche Fälle haben, diese geheilten Patienten beobachten und daraus lernen. Doch leider ist es genau umgekehrt. Die Laboratorien der Forscher werden geschlossen, die Heilmethoden lächerlich gemacht und in den vom Gesundheitsministerium unterhaltenen Kliniken verboten.

In diese Kategorie, so scheint es, hat man auch Tamara Lebedewa eingereiht. Sie hatte die Unvorsichtigkeit begangen, gleich drei Patente anmelden zu wollen, und stellte damit die wissenschaftliche Reputation fast aller Onkologen der Welt in Frage. Doch es fanden sich auch anständige Menschen, die Tamara Lebedewa bei ihrer Forschungsarbeit halfen. So zum Beispiel die Leiterin des mikrobiologischen Labors des Forschungsinstituts für Geburtshilfe und Gynäkologie, Dr. med. Professor Margarita Baschmakowa. Genau in ihrem Labor wurden die sensationellen Experimente durchgeführt: Die rundlichen Tumorzellen von Mensch und Tieren nahmen die Form von Amöben und Flagellaten an, wurden so erkennbar. Margarita Baschmakowa – Gott gebe ihr Gesundheit – erkannte die Richtigkeit der Theorie von Lebedewa und gab eine positive Beurteilung ihrer Forschungen. Nur die große Bekanntheit und der gute Ruf bewahrten Frau Professor Baschmakowa vor Verfolgungen für das Einstehen für unbequeme Wahrheiten, die einer gewaltigen

Anzahl von Onkologen gefährlich werden können. Denn deren Arbeit gründet sich auf fehlerhafte Theorien. Manche von ihnen handeln etwas umsichtiger: zwar lehnen sie die Konzeption von Tamara Lebedewa öffentlich ab, arbeiten aber in ihren Labors heimlich an deren Ideen, auf deren Grundlage eine Menge hochspannender Entdeckungen gemacht werden kann.

Doch die Zeit bleibt nicht stehen. Als Ergebnis der ungeheuerlichen Umweltverschmutzung wird jeder von uns einer radioaktiven Bestrahlung und chemischen Vergiftung ausgesetzt. Gemäß der Konzeption von Tamara Lebedewa lösen genau diese Faktoren die Vermehrung der Parasiten, ihre Ansiedlung im gesamten Organismus, die Bildung von Metastasen usw. aus. Wie man dem tödlichen Krebs entgeht, wissen nur diejenigen Forscher, die neue Wege in der Onkologie gegangen sind. Solchen innovativen Wissenschaftlern werden wahre Erkenntnisse zuteil. Diejenigen aber, die sich fremde Ideen aneignen wollen, sind nur dazu imstande, die Wahrheit zu verzerren, nicht aber Wahrheiten zu entdecken. Deshalb werden heilsame Wahrheiten nie von solchen Personen entdeckt, die die wahren Wissenschaftler zu berauben versuchen. Gleichzeitig machen sie sich schuldig, weil sie durch das Blockieren rettender Ideen die Hoffnung der gesamten Menschheit auf Heilung vernichten.

Wie ich schon sagte werden laut wissenschaftlichen Berechnungen im Laufe der nächsten Jahrzehnte alle Menschen an Krebs erkranken, wenn das heutige Tempo der Umweltverschmutzung anhält. Dieses Tempo zu verringern sind die Atom-, Erdöl-, Automobilindustrie und andere nicht gewillt. Die Medizin indes ist nicht bereit, wahre Theorien und schonende Methoden der Diagnostik und Behandlung der schrecklichen Krankheit zu entwickeln.

Ohne es zu wissen, begeht die Menschheit ein ökologisches Harakiri. Wer zwingt sie zu dieser sinnlosen Tat? Sind das nicht dieselben biologischen Gegner, die einst die Dinosaurier vernichteten? Man weiß, daß Paläontologen eine Vielzahl von durch Krebsgeschwüre verformten Knochen dieser Giganten fanden – es sieht sehr danach aus, als wären sie von den Vorfahren unserer Trichomonaden vernichtet worden.

Zugegeben, der individuelle „Verstand“ der Einzeller ist vernichtend gering, doch der kollektive kann ungeheuer groß sein. Die Existenz eines kollektiven Verstands bei allen biologischen Arten aber wird von einigen Wissenschaftlern nachgewiesen. Wenn sie recht haben, dann werden wir Menschen von den Trichomonaden vernichtet.

Die Forscherin Tamara Lebedewa benötigt jetzt Mittel für die Beendigung ihrer Forschungen zur Erarbeitung von Methoden der vorgeschwulstlichen Diagnostik, der schonenden Behandlung und der Prophylaxe von Krebskrankheiten. Es ist bitter, aber sie kann den dafür nötigen Betrag nicht bekommen, der gerade so hoch wäre, wie die Behandlung eines Krebspatienten im Ausland kostet.

## Experimente. Experimente! Experimente...

Bei den Experimenten wurden folgende Tumorzellen und Trichomonaden benutzt: Im Petrow-Forschungsinstitut für Onkologie wurden direkt von eingeschläferten Tieren in Reagenzgläser mit Nährmedium übertragen:

- angepflanzte Aszitestumoren von weißen, nicht reinrassigen, Mäusen;

- ein experimentelles Melanom B-16 von einem schwarzen Mäusestamm $C_{57}Bl_{gg}$;

- ein maligner Tumor der Milchdrüse einer weißen Ratte, induziert durch y-Bestrahlung mit einer Dosis von 4 gr.

Im Institut für Zytologie des RAN wurden Monoschichten musealer Stämme erhalten:

- ein epitheloides Karzinom des Gebärmutterhalses HeLaS3;

- ein ovariales menschliches Teratokarzinom Pa-1;
- ein testikulares Teratokarzinom einer Maus F-9.

Aus dem Zentralen Forschungsinstitut des Hautvenerologischen Instituts Moskau im Wissenschaftlichen Ott-Forschungsinstitut für Geburtshilfe und Frauenheilkunde, wo die Untersuchungen durchgeführt wurden, stammen zwei Reagenzgläser mit Laborstämmen vaginaler Trichomonaden zweier Patientinnen.

Außerdem wurden bei den Experimenten benutzt:

- vaginale Trichomonade von Patientinnen aus der städtischen Hautvenerologischen Fürsorgestelle St. Petersburg;
- der Inhalt des Blinddarms von einer willkürlich gewählten weißen, nicht reinrassigen Maus ohne Tumor;
- Abstrich aus dem Darm einer weißen, nicht reinrassigen Maus;
- Kot von weißen, nicht reinrassigen Mäusen ohne Tumor.

Für die Tumorzellen und Trichomonaden wurden identische Bedingungen geschaffen: Gearbeitet wurde nicht mit einer Monoschicht, sondern mit einer Zellsuspension, die in konische Reagenzgläser und Büretten gesetzt wurde. Für die Inkubation der Zellen wurden Nährmedien für Trichomonaden mit Zugabe von Agar-Agar und Hefeextrakt benutzt.

## *Untersuchungen auf der Zellebene*

In der modernen Wissenschaft haben genetische Untersuchungen die größte Anerkennung erhalten. Doch für geschlechtslose Organismen erwies sich die effektivere und leistungsstärkere Methode genetischer Untersuchungen – die Methode der Hybridisierung – als unmöglich. Statt dessen wird die Analyse der Phänotypen angewandt. Bei den hier beschriebenen Experimenten wurden zwei Grundmethoden der phänotypischen Analyse angewandt:

1) die Methode der Induktion mit physischen und chemischen Einwirkungen als die am meisten wirksame Quelle erblicher Variationen der zu untersuchenden Zellen;

2) die Methode vergleichender morphophysiologischer Untersuchungen unter gleichen Bedingungen der Kultivierung von Tumorzellen und Trichomonaden mit unabhängiger Herkunft.

Trichomonaden sind geschlechtslose Einzeller, in ihnen vereinen sich Zelle und Organismus, Einzelwesen und Art. Da aber bei sich agam vermehrenden Einzellern die Art sich in erster Linie durch morphophysiologische Merkmale ausdrückt, wurde beim Experiment folgende Aufgabe gestellt: durch Einwirkung physischer und chemischer Faktoren (mit tödlicher Wirkung für normale Zellen) erbliche Variationen von Tumorzellen aufzudecken, zum Beispiel die Fähigkeit, in amöbenartige und begeißelte Formen zu wechseln.

Die vergleichende Analyse morphophysiologischer Charakteristiken von Tumorzellen und Trichomonaden zeigte:

a) Tumorzellen und Trichomonaden sterben nicht bei Minustemperaturen und Temperaturschwankungen von mehr als 30°C.

b) Bei einer Bearbeitung mit Trypsin wurden die Zellen nicht verdaut – das zeugt davon, daß es lebende Mikroorganismen sind (D. Nortrop behauptete: „Trypsin gelangt nicht in eine lebende Zelle, greift ihre Oberfläche nicht an, da eine Nicht-Eiweiß-Natur der Zelloberflächen vermutet wird“).

c) Im Verlauf der Kultivierung in Form von Suspensionen in einem Nährmedium für Trichomonaden und besonders nach der Bestrahlung von Zellkulturen wurde ihre morphologische Veränderung beobachtet: Die Ausgangs-Tumorzellen und die zystenförmigen Trichomonaden hatten die Größe von 3-6 Mikrometer, aber mit dem Wechsel in andere Formen hat sich ihr Protoplasma aufgelockert und sie erreichten die Größe von 25-35 Mikrometer bei amöbenartigen und 15-18 Mikrometer bei Geißeltierchen.

d) Die Art der Vermehrung bei Tumorzellen und Trichomonaden war identisch, unterschied sich aber von der Vermehrung normaler Zellen, für die die Mitose charakteristisch ist, die mit der Aufteilung der 23 Chromosomenpaare in zwei gleichwertige Teile und die Teilung des Kerns in zwei Hälften beginnt.

Es wurde beobachtet (Tabelle 1):

## Methoden der Vermehrung von Tumorzellen und parasitären Geißeltierchen

Tabelle I

| Tumorzellen | | Parasitäre Geißeltierchen | |
|---|---|---|---|
| Bezeichnung der Geschwulst | Vermehrungs-methoden | Laborstämme | Vermehrungs-methoden |
| Linie Pa-1 (Mensch) | 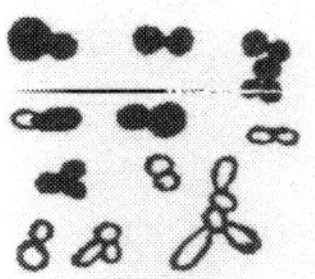 | Tv1, Moskau (Mensch) | 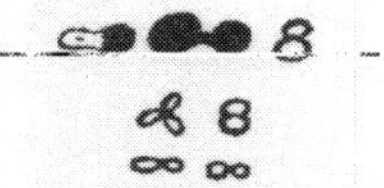 |
| Aszite angepflanzte Geschwulst (Maus) | 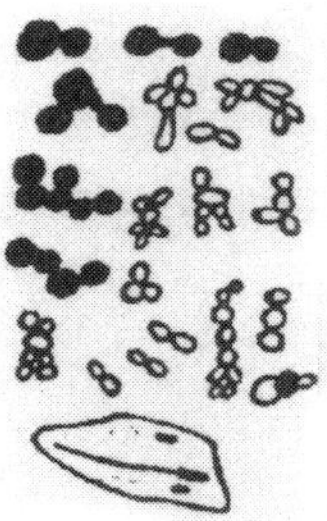 | Tv2, Moskau (Mensch) | 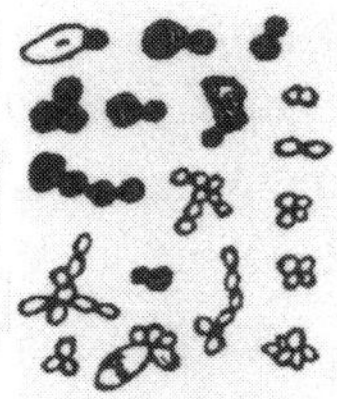 |
| Krebs der Milchdrüse, induziert durch y-Bestrahlung (Ratte) | 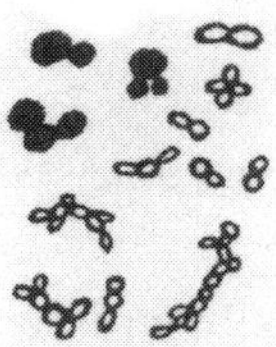 | Tv3, Moskau (Mensch) | 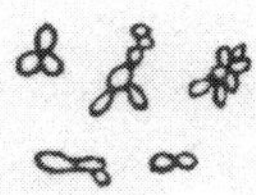 |
| Linie HeLa S3 (Mensch) | 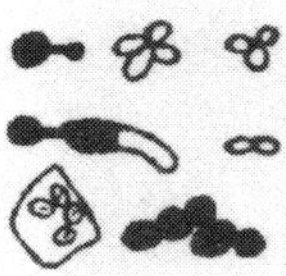 | Tv4, St. Petersburg (Mensch) | 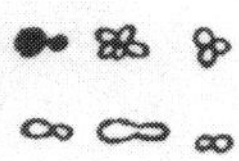 |

- die Längsteilung zystenförmiger Zellen in zwei Einzelwesen (einfache Abnabelung, ohne signifikanten Unterschied zwischen der Mutter- und Tochterzelle);

- Knospung: Abtrennung eines oder mehrerer Einzelwesen wesentlich kleinerer Größe von der Mutterzelle, nicht selten werden sie an dünnen „Nabelschnüren" gehalten.

Heute sagt es sich leicht: die Trichomonadentheorie der Krebsentstehung. Für mich war es wie ein Aufblitzen, eine plötzliche Einsicht. Dann mußte ich diese Theorie verteidigen, ihr Recht auf Existenz beweisen.

***

Meistens schaffen Onkologen beim Kultivieren von Tumorzellen Bedingungen wie für normale Zellen und erhalten Monoschichten rautenförmiger oder polygonaler Zellen, über denen häufig runde Zellen schwimmen – einzelne und in Form von Kolonien. Ein solches Medium enthält meist Mineralstoffe und Aminosäuren. Ich nenne sie „vegetarische" Nahrung.

Ausgehend davon, daß Tumorzellen einzellige Lebewesen, d. h. Trichomonaden sind, setzte ich sie in ein „fetthaltiges" Medium für Trichomonaden, das Leberextrakt, Peptin, Hefeextrakt, Mineralstoffe, das Steroidhormon FSH, Maltose und andere Wachstumsfaktoren für Trichomonaden enthält. Das förderte das Entdecken erblicher Variationen von Tumorzellen, die, wie sich herausgestellt hat, Trichomonaden im zystenförmigen Stadium sind. Im Prozeß der Kultivierung wechselten sie allmählich in erkennbare amöbenartige und begeißelte Formen. Wie man aus der Tabelle 2 ersieht, wurde dieser Übergang mit der Veränderung der Morphologie und Größe der Zellen in folgender Reihenfolge begleitet:

- im Anfangsstadium erfolgte die Auflockerung zystenförmiger rundlicher und ovaler kernloser Zellen, deren Größe 3-6 Mikrometer betrug. Dabei wurde die Fläche fester Bereiche verringert und die Größe der Zellen stieg aufgrund der Auflockerung des Protoplasma;

## Reihenfolge morphologischer Veränderungen der Tumorzellen und parasitären Geißeltierchen

Tabelle 2

| Tumorzellen | | | | | Parasitäre Geißeltierchen | |
|---|---|---|---|---|---|---|
| Asziter Tumor einer Maus | Malignes Tumor einer Ratte | Museumsstämme | | | von einem Menschen (Moskau) | von einem Menschen (St. Pet.) |
| | | HeLa S3 | Pa-1 | F9 | | |

Ausgangszellen, die in ein Nährmedium gesetzt wurden (Zystoides Stadium)

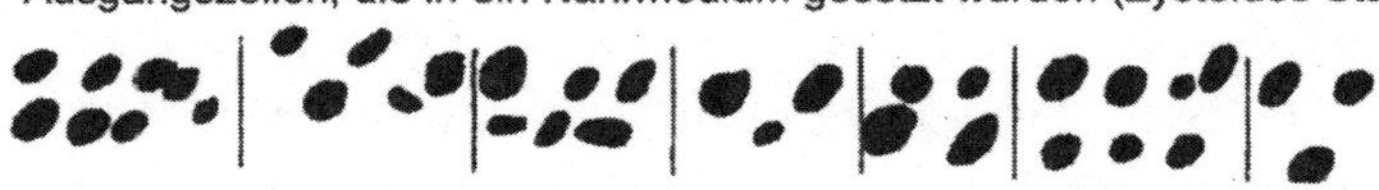

Auflockerung des Zellprotoplasma im Verlauf der Kultivierung

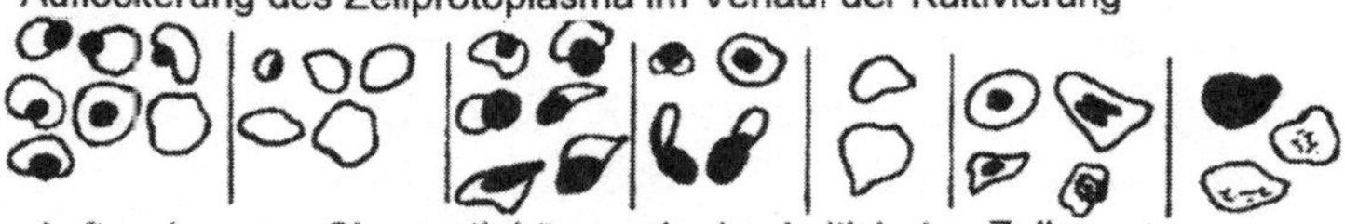

Auftauchen von Chromatinkörnern in den kultivierten Zellen

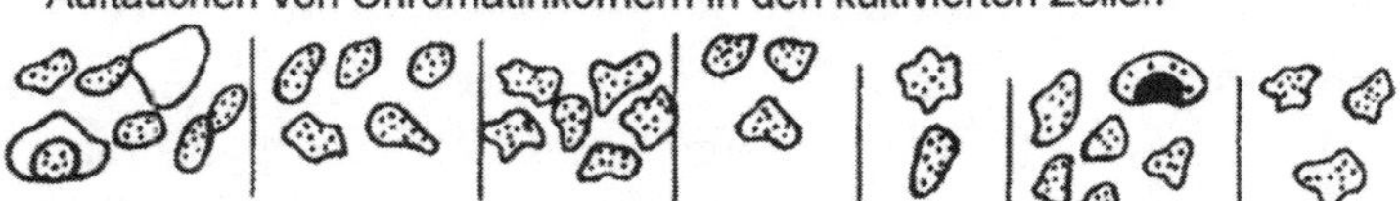

Entstehen von länglichen Kernen, die aus dem Zellzentrum verschoben sind

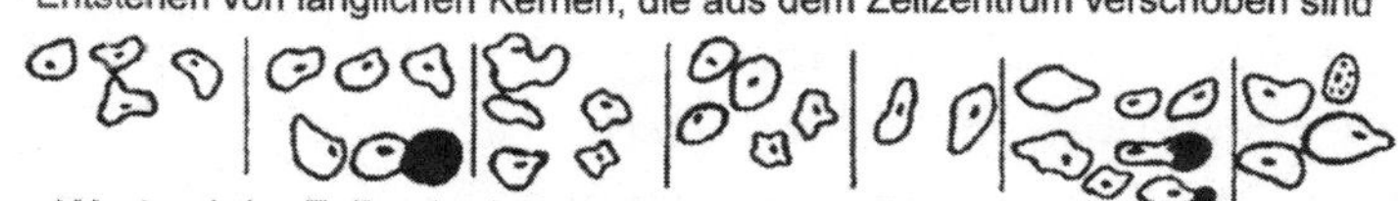

Wechsel der Zellen in das amöbenartige Stadium

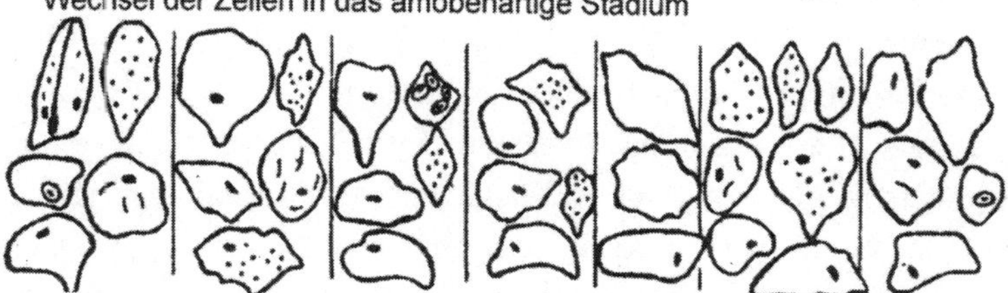

Wechsel der amöbenartigen Zellen in das begeißelte Stadium

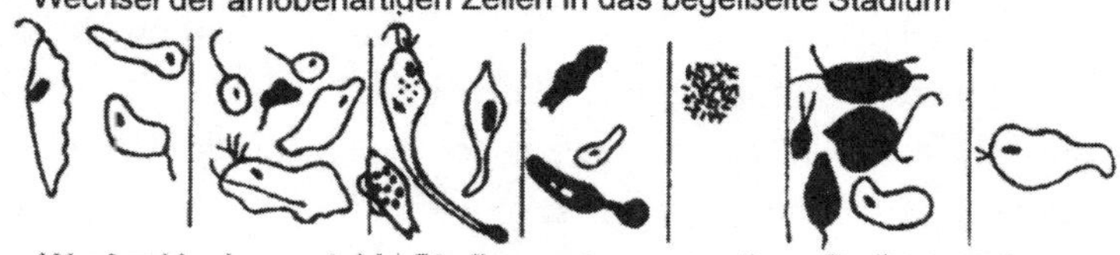

Wechsel in das zystoide Stadium unter ungünstigen Bedingungen

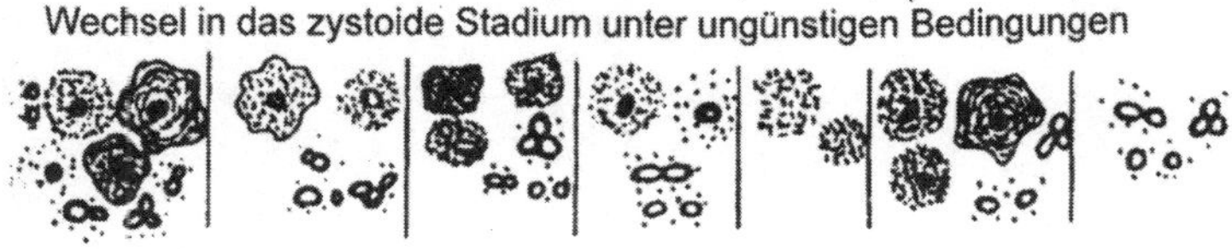

- danach erschienen in manchen Zellen Chromatinkörner;

- im Verlauf der weiteren Kultivierung mit Umsetzungen, bei welchen frische Nährlösung hinzugegeben wurde, bildeten sich kleine längliche Kerne, die häufig vom Zellzentrum versetzt waren;

- unter Einwirkung von Trypsin, der die Tumorzellen nicht zerstörte, aber die Eiweiß-Antigene verdaute, erschienen auf deren Rezeptoren, die seinerzeit die Trichomonaden zwangen, in die Zellform zu wechseln, und unter Einwirkung radioaktiver Strahlung große amöbenartige Zellen in der Größe von 2535 Mikrometer. Bei großem Polymorphismus ist auch eine gewisse Ähnlichkeit der Versuchszellen zu sehen. Tumorzellen und Trichomonaden waren: mit Kern, ohne Kern, mit Chromatinkernen bei Vorhandensein eines Kerns und ohne, mit Kern und Kernchen, mit zwei Kernen und sogar mit vier rundlichen Kernzellen, die sich zu einer amöbenartigen Zelle bildeten, die bereit war zur Schizogonie – dem Zerfall in vier Tochterzellen;

- Im Verlauf weiterer Kultivierung wurde der Übergang mancher Zellen in die begeißelte Form beobachtet, die Größe der Zellen verringerte sich aufgrund der Verdickung des Zytoplasma und Bildung von Organellen bis 15-18 Mikrometer. Die Zellen waren in verschiedenen Stadien der Entwicklung vegetativer Formen fixiert und unterschieden sich durch eine große Vielfalt der Formen;

- Bei längerem Halten mit Umsetzungen, als Folge dessen es im Medium zur Ansammlung toxischer Stoffe kam, wurde das Sterben amöbenartiger Formen der Zellen und Trichomonaden auf dem Wege der Granulation und des Zerfalls in kleine runde körnchenartige Teilchen beobachtet sowie ihr Wechsel in das zystenförmige Stadium, in der Größe kleiner als die Ursprungszellen, mit welchen das Experiment begonnen wurde (Foto 1-3).

Somit haben schon die ersten, auf der Zellebene durchgeführten Experimente die Identität von Tumorzellen und Trichomonaden gezeigt. Hier wurde nicht nur ihre morphologische Ähnlichkeit, sondern auch die Ähnlichkeit in der Vermehrung und im Sterben sichtbar.

All das ist ein direkter Beweis dafür, daß Trichomonaden und Tumorzellen ein und dieselbe Natur haben. Mit anderen Worten, die sogenannten Tumorzellen sind von den Onkologen nicht erkannte Trichomonaden, die unter der Einwirkung menschlicher Abwehrkräfte ins zystenförmige Stadium gewechselt haben.

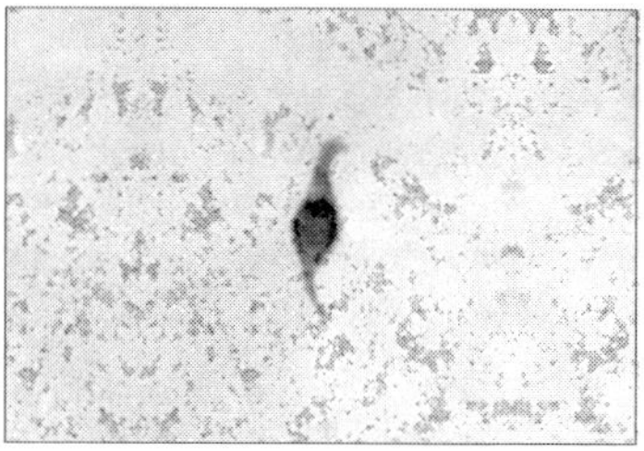

Foto Nr. 1

Karzinom des Gebährmutterhalses HeLa.
Eine Tumorzelle, die in das begeißelte Stadium gewechselt hat. Das Foto wurde nach der Kultivierung von Tumorzellen in einem Nährmedium für Trichomonaden mit Agar-Agar und einer Bestrahlung mit 1000 rad. gemacht.

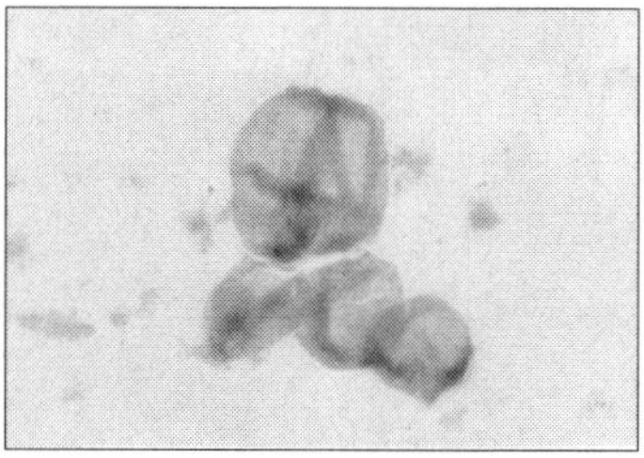

Foto Nr. 2

Aszitestumor eines Menschen PA-1.
Kolonie gigantischer „Tumor"zellen, identisch den amöbenartigen Trichomonaden. Das Foto wurde nach der Kultivierung von Tumorzellen in einem Nährmedium für Trichomonaden mit Agar-Agar und Bearbeitung mit einer tödlichen Antibiotika-Dosis, Trypsin innerhalb von 24 Stunden und Röntgenstrahlen in einer Dosis von 1000 rad. gemacht.

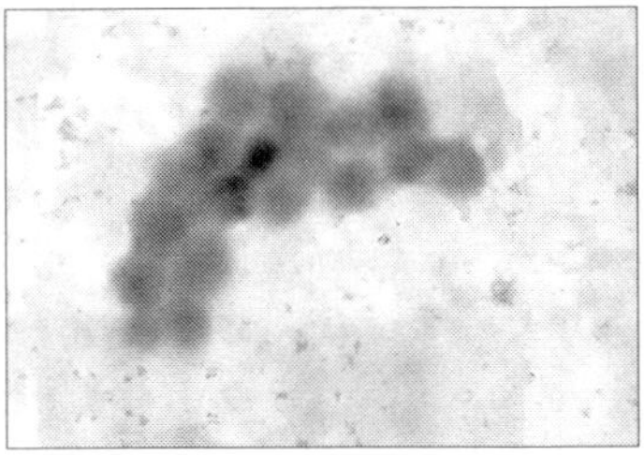

Foto Nr. 3

Aszitestumor einer Maus, induziert durch y-Bestrahlung in einer Dosis von 400 rad. Kolonie von „Tumor"zellen - zystenförmigen Trichomonaden. Das Foto wurde nach der Kultivierung von Tumorzellen in einem Nährmedium für Trichomonaden mit Agar-Agar und Bearbeitung mit einer tödlichen Antibiotika-Dosis, Trypsin innerhalb von 24 Stunden und Bestrahlung mit y-Strahlen in einer Dosis von 1000 rad. gemacht.

## *Untersuchungen auf genetischer Ebene*

Die ungeschlechtliche Vermehrung von Einzellern läßt nicht nur den Polymorphismus der Zellen vermuten, sondern auch eine Polygenität. Die Artenbildung von geschlechtslosen Organismen fußt hauptsächlich auf der genetischen Adaptation an die sich verändernden Bedingungen. Die Verfahren molekularer Hybridisierung verwandter Arten von Geißeltierchen ergaben große Unterschiede in den Reihenfolgen der Bildung von DNA. Was die Tumorzellen betrifft, so ist bekannt, daß sie sogar in ein und derselben Geschwulst verschiedene Chromosomensätze besitzen. Das führte zu der Idee über einen Polymorphismus von Genomen, die aus einem Chromosomensatz bestehen. Normale Zellen, die unbedingt 23 Chromosomenpaare besitzen, haben gemeinsame, das heißt charakterisierte Genome, an denen man die Art der Zellen bestimmen kann. Es scheint, auch die transformierten Zellen sollten das gleiche Bild haben, doch die Untersuchungen bewiesen das Gegenteil.

Zunächst lassen Sie uns in Erinnerung rufen, was sind ein Gen, eine DNA, ein Chromosom und ein Genom. Die gesamte Erbinformation eines Menschen steht im Genom. Das Gen ist eine Einheit struktureller und funktionaler Erblichkeit, die einen Abschnitt des Moleküls der Desoxyribonukleinsäure (DNA) darstellt. Ein Gen ist ein Teil des Chromosoms, jedes Gen hat einen ihm streng zugewiesenen Platz im entsprechenden Chromosom. Ein Gen ist kompliziert (es enthält 100-1500 Nukleotide, was 0,0003-0,0005 mm entspricht), doch als Einheit der Erbinformation bleibt es funktional unteilbar.

Chromosomen, deren materielles Substrat das Chromatin ist, sind die wichtigsten strukturell-funktionalen Elemente des Zellkerns, die in linearer Anordnung Gene enthalten und die Lagerung und Reproduktion der genetischen Information sowie die Anfangsetappen ihrer Realisation in Merkmale gewährleisten. In den Gewebezellen vielzelliger Organismen treten Chromosomen paarweise auf, da sie von zwei Elternchromosomen stammen. Das unterscheidet sie von Geschlechtszellen, die einen einfachen Chromosomensatz enthalten. In der Interphase, das heißt in der Periode zwischen der Teilung, sind die Chromosomenzellen maximal dekondensiert, individuell nicht unterscheidbar und beanspruchen den gesamten Umfang des Kerns.

Die Bildung von Zwillingspaaren bei Chromosomen erlaubt bei der Zellteilung mittels Mitose, zusammen mit einem von zwei Chromosomensätzen die gesamte Erbinformation von der Eltern- zur Tochterzelle weiterzugeben, das heißt, eine Zelle nach ihrem eigenem Bilde zu reproduzieren. Da aber dieser Chromosomensatz, das heißt Genom, in normalen Zellen beständig ist, haben folglich normale Zellen ein für sie charakteristisches Genom – ein charakterisiertes Genom. Anders sieht es bei Tumorzellen und Trichomonaden aus, die sich meist nicht mittels Mitose teilen; für sie sind verschiedene Vermehrungsmethoden charakteristisch: Promitose (vereinfachte Mitose), Knospung, Schizogonie, wenn aus einer Zelle mehrere Tochterzellen gebildet werden. Natürlich, wenn sich von der Mutterzelle einige verschiedengroße Zellen abnabeln, geht mit ihnen zusammen auch eine verschiedene Chromatinmenge hinaus, aus der später auch eine unterschiedliche Anzahl von Chromosomen gebildet werden kann. Diese Chromosomensätze, d. h. Genome, werden sich voneinander unterscheiden. Daraus kann der theoretische Schluß gezogen werden: Tumorzellen und Trichomonaden besitzen kein charakterisiertes Genom, was eine indirekte Bestätigung ihrer Ähnlichkeit und ihrer Unterscheidung von normalen Zellen ist.

Um diese theoretische Behauptung experimentell zu bestätigen, wurden Untersuchungen im Pasteur-Forschungsinstitut durchgeführt. Für den Erhalt charakterisierter Genome von Tumorzellen und Trichomonaden wurde das Verfahren der polymerasen Kettenreaktion verwendet. Die Analyse der Fotos amplifizierter Reihenfolgen in den Genomen untersuchter Zellen ergab einen erhöhten Polymorphismus, sowohl innerstämmig als auch zwischenstämmig. Mit anderen Worten, nicht nur die Trichomonaden und Tumorzellen waren untereinander unterschiedlich, sondern auch die Proben, die aus ein und denselben Reagenzgläsern mit Zellkulturen genommen wurden. Gleichzeitig wurde die Ähnlichkeit einzelner Bereiche von Genomen eines Karzinoms des Gebärmutterhalses HeLa und der vaginalen Trichomonade einer der Patientinnen festgestellt, sowie von Bereichen des Genoms der Milchdrüsentumors einer Ratte und der vaginalen Trichomonade einer anderen Patientin. Nur in einem Fall von drei Proben vaginaler Trichomonaden einer Frau wurde in zwei Proben eine identische Reihenfolge von Genen festgestellt. Die Schlußfolgerung: Im Unterschied zu normalen Zellen haben Trichomonaden und Tumorzellen kein charakterisiertes Genom – darin zeigt sich ihre Ähnlichkeit untereinander und ihre Unterschiedlichkeit von normalen Zellen. Mehr noch, dieses Experiment zeigte, daß genetische Methoden für Tumorzellen inakzeptabel sind. Da die Onkologie sich aber derzeit nur auf diese stützt, wurde das zu einem der Gründe, warum sie in den Tumorzellen nicht die Trichomonaden erkannt hat.

## *Untersuchungen auf der Molekularebene*

Für die Identifizierung von Tumorzellen und Trichomonaden ist der Vergleich der nukleotiden Zellzusammensetzung – der DNA-Typen – von einem gewissen Interesse. Es ist bekannt, daß freilebende Geißeltierchen, zum Beispiel die eingeißlige grüne Euglena (Phytoflagellata), als ältere Organismen eine DNA hauptsächlich des Typs GC hat, und die DNA normaler menschlicher Zellen – des Typs AT. Wenn Tumorzellen aus normalen menschlichen Zellen transformiert wurden, dann müßte ihre DNA den AT-Typ haben und das Geißeltierchen Trichomonade den GC-Typ. Beim Experiment wurden Tumorzellen eines ovarialen Teratorkarzinoms eines Mannes Ra-1, des Milchdrüsentumors einer Ratte und die vaginale Trichomonade einer Frau untersucht.

Die Bestimmung der nukleotiden Zusammensetzung der untersuchten Zellen erfolgte mit dem Spektralfluorimeter „Hitachi-850“.

Die vergleichende Analyse der Versuchsergebnisse ergab, daß der Gehalt an DNA des Typs GC bei Trichomonaden im Bereich zwischen 38-64% schwankt, in den Tumorzellen aber zwischen 28-52%. Der Koeffizient der Ähnlichkeit von Tumorzellen und Trichomonaden nach Gehalt der DNA des Typs GC betrug 74%. In den Proben von Zellkulturen aber, die eine gleiche Konzentration und eine ausreichende Menge von Zellen, die keine Kolonien bilden, das heißt eine bessere Durchlässigkeit für Reagentien haben, war der prozentuelle Gehalt der DNA des Typs GC praktisch gleich: bei Trichomonaden 38% und 43%, bei Tumorzellen 38%. Daher die Schlußfolgerung: Wenn auch der Vergleich der DNA-Typen ein indirekter Beweis ist, so zeigt er doch überzeugend genug, daß die Tumorzelle mit der Trichomonade mehr „verwandt" ist als mit der normalen menschlichen Zelle. Die Tatsache selbst, daß mehr DNA des AT-Typs als des GC-Typs vorhanden ist, erklärt sich bei Parasiten durch das Assimilieren menschlicher Aminosäuren und gleiche Lebensbedingungen wie bei normalen Zellen.

Einer zytologischen vergleichenden Analyse wurden fixierte und gefärbte Präparate unterzogen: Tumorzellen aus dem Milchdrüsentumor einer Ratte, Aszitestumoren einer Maus und die vaginale Trichomonade eines Menschen.

Die Analyse ergab, daß in den Kernen von Tumorzellen und Trichomonaden Chromosomen in ihrer vollen Bedeutung, wie sie in den Kernen normaler Zellen existieren, fehlten. Häufiger wurde Chromatin im Zytoplasma von Kern- und im Protoplasma von kernlosen Zellen in Form von Klumpen und kleinen Körnern, die bei einer 1000fachen Vergrößerung im Mikroskop zu sehen waren, entdeckt.

Dieses Experiment war ein weiterer indirekter Beweis für die Ähnlichkeit von Tumorzellen und Trichomonaden.

Also, die durchgeführten Experimente an Tumorzellen und Trichomonaden aus Menschen und Tieren haben direkt und indirekt die Richtigkeit der Trichomonadennatur der Krebskrankheit bewiesen, dessen Erreger das parasitäre Geißeltierchen Trichomonade ist.

# Kapitel 2

# Die neue Theorie

Das Wort hat noch einmal der Journalist Michail Dmitruk.

Der längste und blutigste Krieg in der Geschichte der Menschheit nähert sich offensichtlich seinem Ende: Das menschliche Geschlecht erleidet eine Niederlage unter dem Ansturm eines unbekannten Feindes. Davon zeugt das rapide Wachstum unheilbarer Krankheiten: Krebs, Infarkt, Aids und vieler anderen. Wer ist es denn, der uns so hartnäckig von der Erde vertreibt? Die Mediziner sind vom Unbeteiligtsein biologischer Erreger bei der Entstehung dieser Krankheiten überzeugt.

## Der größte Irrtum der Medizin

Als der größte Irrtum der Medizin könnte sich die allgemein anerkannte Konzeption der Entartung von menschlichen Zellen in bösartige, die dann die Krebsgeschwulst bilden, erweisen. Zu dieser überraschenden Schlußfolgerung kam die sibirische Forscherin Tamara Jakowlewna Lebedewa als Ergebnis einer Vielzahl von Experimenten in den führenden Instituten Moskaus und St. Petersburgs. Diese Versuche bestätigten eindrucksvoll ihre Konzeption, die früher unwahrscheinlich erschien: Krebstumoren bestehen nicht aus menschlichen Zellen, sondern aus... einzelligen Lebewesen, Parasiten mit der Bezeichnung Trichomonade.

Diese Neuigkeit hat zu einem großen Aufruhr unter den ehrwürdigen Wissenschaftlern geführt, die nach wie vor den traditionellen Theorien anhängen. Sie versuchten, Tamara Lebedewa der Inkompetenz zu überführen. Sie aber blieb ihnen nichts schuldig und erklärte aus ihrer Position der Trichomonadenkonzeption viele Geheimnisse der Krebskrankheit, die den Onkologen verschlossen blieben. Der Leser wird im folgenden mit diesen Erklärungen bekannt gemacht, die die Hoffnung auf einen Sieg über dieses drohende Leiden entfachen.

## *Chaos statt Ordnung*

Wie allseits bekannt, sind im normalen menschlichen Gewebe die Zellen wohlgeordnet, und wenn Gewebe oder Organe wachsen, wird nicht gegen diese Ordnung verstoßen: Alle Zellschichten vergrößern sich, die Blutgefäße und die Nervenendungen verzweigen sich, und so weiter. Sie können sich auch nur in einem bestimmten Rahmen vermehren, so daß sie anderes Gewebe und die anderen Organe nicht behindern. In Tumoren ist es umgekehrt: Die Zellen werden chaotisch aufeinander gehäuft, und bei ihrer Teilung wird das Chaos noch verstärkt. Sie vermehren sich unaufhaltsam, wobei sie Blutgefäße, Nerven und Organe vernichten. Die Organe werden riesig groß, sie zerreißen das Gewebe, deformieren den Körper und töten schließlich den menschlichen Organismus.

Wenn aber Tumoren aus menschlichen Zellen bestehen, warum führen sie sich so unnatürlich, wahrhaftig unmenschlich dem eigenen Körper gegenüber auf? Bisher konnten Onkologen keine überzeugende Antwort auf diese Frage geben. Und dann kam ihnen die Chemikerin Lebedewa zur Hilfe. In ihrer Verwandtschaft starben alle durch Krebs, und die Krankheit „verjüngte" sich mit jeder Generation. Wenn diese Tendenz sich fortgesetzt hätte, wäre Tamara Lebedewa wahrscheinlich heute schon im Jenseits. Und bald käme auch ihr Sohn an die Reihe. Doch um ihren Sohn und die anderen vom Krebs bedrohten Menschen zu retten, beschloß sie, ihr Leben der Suche nach der bisher unbekannten Hauptursache dieser Krankheit zu widmen. Denn hat man die Ursache gefunden, wird man – mit Gottes Hilfe – in der Lage sein, den Krebs zu besiegen.

Tamara Lebedewa ist überzeugt, diese Ursache gefunden zu haben und den Weg zu unserer Erlösung vom Krebs zu kennen. Die Richtigkeit ihrer Annahmen beweist nicht zuletzt die Tatsache, daß die Forscherin noch am Leben ist: sie überlebte bereits das Alter, in dem ihre Geschwister und Cousins starben. Beispielsweise den an Magenkrebs verstorbenen jüngeren Bruder überlebte sie um 17 Jahre. Mehr noch, die medizinische Untersuchung ergab, daß Tamara Lebedewa über die Gesundheit einer Zwanzigjährigen verfügt. Wahrscheinlich wird es die Leser interessieren, wie es ihr gelingt, die erbliche Veranlagung zum Krebs zu unterdrücken.

„Das Wichtigste", sagt Tamara Lebedewa, „ist, zu verstehen, daß menschliche Zellen nicht mutieren. Daß eine Krebsgeschwulst aus Einzellern besteht, die im menschlichen Organismus parasitieren, aus Trichomonaden. Um der Kolonisierung des eigenen Körpers durch die Trichomonaden zu widerstehen ist es notwendig, die einfachsten Verfahren zu ihrer Bekämpfung in das tägliche Leben zu integrieren." Doch darüber lesen Sie im Kapitel über Krebsprophylaxe.

Wenn man also die Trichomonaden bekämpfen will, muß man sie kennen, ihre Eigenschaften und ihr Verhalten erforschen.

Trichomonaden leben sowohl einzeln als auch in Kolonien, welche auf Kosten unvollendeter Vermehrung und der Verschmelzung kleinerer Gebilde zu großen Neubildungen entstehen. In wilder Vermehrung vergiften sie die menschlichen Zellen mit den giftigen Produkten ihrer Lebensfunktionen, verdrängen diese und verschlingen sie sogar. Sie können es anhand von Schulbüchern prüfen: Das Verhalten der Trichomonaden und der Krebszellen unterscheidet sich praktisch durch gar nichts, hat aber wenig Ähnlichkeit mit dem Verhalten normaler menschlicher Zellen. Aus diesem Grund kam der Gedanke, daß Krebsgeschwulste Kolonien von Trichomonaden sind.

Es ist bekannt, daß vom menschlichen Gewebe keine einzelnen Zellen abgetrennt werden können, um in anderen Organen ähnliches Gewebe zu bilden. Es wäre eine verrückte Vorstellung, daß einige Zellen flüchten, beispielsweise aus der Leber, und im Magen eine andere Leber bilden. Doch eine solche Idee ist aus irgendeinem Grund in der Medizin zur allgemeingültigen Auffassung geworden. Die Mediziner sagen, daß menschliche Zellen zu Geschwulstzellen mutieren und metastasieren, das heißt, in andere Organe überlaufen, um dort neue Tumoren zu bilden. Jedoch diagnostizieren dieselben Onkologen, wenn sie in der Leber hormonproduzierende Tumorzellen entdecken, eine Metastasierung, bei der die Neubildung in der Schilddrüse die primäre Geschwulst und die in der Leber die sekundäre Geschwulst ist. Doch mit dem Wachstum der Geschwulst in der Leber verliert sie die Eigenschaften, welche sie mit dem Krebs in der Schilddrüse identifizieren, da die Zellen den Leberzellen ähnlich werden, danach erfolgt die Entdifferenzierung der Neubildung, das heißt sie verliert jegliche Ähnlichkeit mit irgendetwas. Diese Entartungen „entarteter" Zellen und Tumoren können die Onkologen aus ihrer Position der Zellumwandlungstheorie nicht erklären.

Dabei könnten den Onkologen alle Schleier von den Augen fallen, und sie könnten alle Geheimnisse der Onkologie lüften, wenn sie über Kenntnisse in der Parasitologie verfügten. Denn es ist seit langem bekannt, daß einzellige Mikroorganismen, Flagellaten, für die das Existieren in Kolonien charakteristisch ist, sich leicht von ihren Kolonien trennen, durch die Blutgefäße in andere Organe schwimmen und an geeigneten Stellen neue Kolonien bilden können. Nach Meinung von Tamara Lebedewa verhalten sich so die einzelligen Trichomonaden: Sie siedeln im gesamten menschlichen Organismus und bilden eine Vielzahl von Kolonien – sekundäre Tumoren.

„Nach der Untersuchung eines sekundären Tumors im frühen Entwicklungsstadium", erzählt Tamara Lebedewa, „können die Onkologen genau sagen, in welchem Organ sich der primäre Tumor befindet: Nach Ankunft an einem neuen Ort erhalten die sogenannten entarteten Zellen für eine bestimmte Zeit ihre alten Eigenschaften. Beispielsweise produzieren sie in der Leber dieselben Hormone wie in der Schilddrüse – an diesen Produkten können diese Fremdlinge erkannt werden. Doch dann ändert sich ihr Verhalten, sie verlieren die Ähnlichkeit mit sich selbst und gleichen sich an die lokalen Zellen an. Das Geheimnis besteht darin, daß für die Parasiten der menschliche Organismus wie ein ganzer Planet ist: Wenn Trichomonaden aus einem „Land“ in ein anderes „emigrieren“, adaptieren sie sich nicht sofort an die neuen Existenzbedingungen, sondern erhalten eine Zeit lang ihre Eigenschaften, die sie an ihrem bisherigen Wohnort erwarben. Mit der Zeit aber passen sie sich an die neuen Bedingungen an und tun so, als wären sie Zellen des Organismus, in dem sie siedeln, um dem Immunsystem zu entgehen. Mit dem weiteren Wachstum der Geschwulst aber gewinnen sie Oberhand über den menschlichen Körper und müssen sich nicht mehr vor dem Immunsystem verstecken. In diesem Stadium kehren sie zu ihrer ursprünglichen Art zurück, die Tumoren differenzieren...

## *Sie brauchen keinen Sauerstoff*

Noch können die Onkologen den Grund der ungewöhnlichen Vermehrung von Tumorzellen nicht erklären. Normale Zellen teilen sich in zwei gleiche Teile und die „entarteten“ chaotisch: Ein Teil kann um ein mehrfaches größer sein als die anderen, eine Zelle besitzt einen Kern, eine andere hat keinen. Doch dann können aus den Chromatinkernen, die im Protoplasma schwimmen, gleich mehrere Zellkerne entstehen.

Solche Abnormitäten sind den menschlichen Zellen nicht eigen, doch für Trichomonaden ist dies gewöhnlich. Diese geschlechtslosen Wesen teilen sich auf verschiedenste Art und Weise; aus jeder Mutterzelle kann ein neues Individuum entstehen. Sehr selten und ganz zufällig können zwei identische Organismen entstehen – Zwillingszellen. Doch in den meisten Fällen verläuft die Teilung der Zellen asymmetrisch.

Eine andere für Trichomonaden charakteristische Eigenschaft ist Polymorphie, das heißt, eine große Vielfalt der Formen. Parasiten, die Kolonien in einem Organ, z. B. der Leber gebildet haben, können sich äußerlich sehr voneinander unterscheiden, aber ihren

Verwandten beispielsweise aus dem Magen sehr ähnlich sein. Das hat folgenden Grund: Trichomonaden gehören zu den Flagellaten, einem der ältesten Bewohner unserer Erde. Evolutionswissenschaftler sind der Meinung, daß diese Einzeller die Stammväter von vielzelligen Organismen waren. Die Zellen der letzteren differenzierten: In einem Organ wurden sie einander in Form und Eigenschaften ähnlich, aber sie unterschieden sich sehr von den Zellen aus anderen Organen. Die Flagellaten jedoch blieben polymorph, darunter auch diejenigen, die im menschlichen Körper leben, deshalb wurden sie Krebszellen genannt – das ist der Grund ihrer Unähnlichkeit sogar in ein und derselben Geschwulst.

Noch ein Parodoxon: Bei erwachsenen Menschen teilen sich die Zellen der meisten Organe sehr selten, einmal in einigen Jahren, und in denselben Organen sollen die „entarteten" menschlichen Zellen sich angeblich sehr schnell teilen, einmal in nur wenigen Stunden. Wenn der Mensch im vorgerückten Alter ist, hören seine normalen Zellen praktisch auf, sich zu vermehren, und die „entarteten" werden scheinbar zu „sexuell Wahnsinnigen". Sie würden sich bis ins Unendliche vermehren, wenn die ungeheuerlich gewachsenen Tumoren den Organismus nicht töten würden. Warum aber begehen diese Zellen Selbstmord?

Die Antwort finden wir, wenn wir gemeinsam mit Frau Lebedewa annehmen, daß die Tumorzellen keine menschlichen Zellen sind, sondern Parasiten. Um zu überleben, müssen die Trichomonaden sich wild vermehren. Und der menschliche Tod bedeutet nicht ihren eigenen Tod. Mit der Leiche gelangen sie in die Erde und können mit dem Grundwasser auf Reisen gehen, bis sie wieder in einem anderen Menschen siedeln können – über ungewaschene Hände oder Lebensmittel, während eines Bades, usw.

Die menschlichen Zellen aber müssen, um zu überleben, ihre Vermehrung regulieren und sie mit dem Entwicklungsprogramm des gesamten Organismus abstimmen. Im menschlichen Körper sind es nur Tumorzellen, die diese Eigenschaft nicht besitzen. In 3,5

Stunden können aus diesen Zellen zwei entstehen, dann 4..., 8... 16... 32 und so weiter – in geometrischer Progression.

Onkologen können die Fähigkeit der Tumorzellen, die Zuckerspaltung ohne Sauerstoff vorzunehmen – die sogenannte anaerobe Glykolyse – nicht erklären, denn alle normalen menschlichen Zellen können dies nur mit Hilfe des Sauerstoffes. Doch Tamara Lebedewa erklärt dieses Parodoxon. Trichomonaden, aus denen die Tumoren bestehen, haben die Fähigkeit ihrer fernen Urahnen – der Flagellaten, die vor Jahrmilliarden die Erde bewohnten – beibehalten. Sie spalteten die Kohlenhydrate deshalb ohne Sauerstoff, weil es ihn damals einfach nicht gab, weder in der Atmosphäre noch im Wasser. Im menschlichen Körper können sich Trichomonaden sogar bei minimaler Blutversorgung und großem Sauerstoffmangel, bei dem die normalen Zellen absterben, wild vermehren. Denn die letzteren formierten sich in einer sauerstoffhaltigen Atmosphäre, spalteten die Kohlenhydrate mit seiner Hilfe und verloren die Fähigkeit ihrer Vorfahren zur anaeroben Glykolyse. Dafür müssen sie jetzt teuer bezahlen: Trichomonaden, die diese althergebrachte Fähigkeit behielten, besiegen die menschlichen Zellen unter extremen Bedingungen mit Leichtigkeit.

Noch eine „unnatürliche“ Eigenschaft besitzen die „entarteten“ Zellen: Sie sondern eine Horn- bzw. gallertähnliche Substanz ab, die eine Schutzhülle um sie herum bildet. Die Geschwulst gleicht dann einem Knorpel (Fibrom, Myom) oder dickem Brei, der mit rundlichen Zellen gefüllt ist (Aszitestumor). Dieses Hindernis können die Immunkörperchen nicht überwinden. Menschliche Zellen besitzen diese Eigenschaft nicht, ganz im Gegensatz zu den Trichomonaden, die Schutzstoffe absondern, um für Leukozyten unerreichbar zu sein. Wenn man also annimmt, daß Tumorzellen in Wirklichkeit Trichomonaden sind, so wird deren Verhalten ganz natürlich und erklärbar.

## Säuglinge der Evolution

Kürzlich fanden russische Wissenschaftler zu ihrem Erstaunen embryonale Eiweiße, z. B. Alpha-Fetoprotein, in den Tumorzellen erwachsener Menschen. Sie sind in menschlichen Embryonen im Mutterleib bekannt, fehlen aber in normalen Zellen.

„Aber sie existieren in Trichomonaden, die im Zellstadium, also im zystenförmigen Entwicklungsstadium sind", erklärt Tamara Lebedewa, „aus ihnen bestehen ja gerade Tumoren. Ich erinnere daran, daß Trichomonaden im menschlichen Körper in drei Stadien existieren können: im Zellstadium, im amöbenartigen Stadium und im Stadium der Flagellaten. Dabei ist das erste Stadium das früheste, es gleicht der „embryonalen" Periode des Parasitenlebens. Nach der Teilung vom Mutterkörper ähnelt dieser sehr einer menschlichen Zelle. Erst danach können ihm unter günstigen Bedingungen Fühler, wie bei einer Amöbe, oder Geißeln, wie bei klassischen Flagellaten, wachsen. Noch aber durchläuft er die älteste Evolutionsetappe seiner Art: Die Stammväter der Flagellaten hatten weder Geißeln noch Fühler, sondern stellten Protoplasmastückchen mit Kernen oder Chromatinkernen dar. Nach Milliarden von Jahren behielten die Parasiten die embryonalen Eiweiße ihrer fernen Vorfahren, wie auch viele andere Eigenschaften, die sie in freilebendem Zustand erwarben und die ihr Überleben sicherten. Und es ist nicht verwunderlich, daß diese Eiweiße in den Tumorzellen vorhanden sind, die fehlerhaft zu den menschlichen gezählt werden. In Wirklichkeit sind es 'Embryonen' von Trichomonaden – Parasiten im Zellstadium."

Mediziner können die große Vielfalt der Tumoren nicht erklären. Es wurden bereits über zweihundert davon erforscht, doch es gibt noch Tausende unerforschter Tumorarten, von denen keine der anderen gleicht. Vom Standpunkt der Parasitenkonzeption ist alles leicht zu erklären.

Trichomonaden sind sehr vielfältig. Denn diese geschlechtslosen Wesen vereinen in sich die Merkmale der Zellen und des Organismus, des Individuums und der Art. Jede davon unterscheidet sich von der anderen in Größe, Form, Anzahl der Kerne, der Palette von Chromosomen. Und sie verändern sich bei der Teilung: Die Tochterzelle kann so unterschiedlich von ihrer Mutterzelle sein wie ein Wolfsjunges vom Krokodil. Aus einer solchen Vielfalt von Ziegelsteinen kann man sehr unterschiedliche „Gebäude" – Geschwulste – bilden. Eine gewisse Verwandtschaft erhalten die Parasiten nur durch gemeinsamen Aufenthalt in irgendeinem Organ: Im Anpassungsprozeß an diese Organe bilden Trichomonaden ähnliche Methoden zum Schutz gegen die lokalen Feinde.

Nach offiziellen Theorien mutieren menschliche Zellen unter der Einwirkung von Viren oder Karzinogenen zu Tumorzellen. Doch diese Theorien können nicht erklären, warum kranke Kinder von gesunden Eltern geboren werden, in deren Organismen angeblich keine Krebserreger existieren. Tamara Lebedewa aber meint, daß praktisch in allen „gesunden" Menschen Trichomonaden leben. Sie werden in der Regel bei der Empfängnis oder in der Gebärmutter an die Nachkommen weitergegeben. Wenn dann die Immunität im mütterlichen Körper geschwächt ist, fangen die Trichomonaden an, sich kräftig zu vermehren – der Säugling kommt schon krank auf die Welt: mit einem Tumor oder einem Herzfehler.

Das anschaulichste Argument zugunsten der neuen Konzeption ist die weißliche Farbe der Geschwulstzellen. Wenn dies tatsächlich Trichomonaden sind, ähneln sie mit ihrer Blässe den vielzelligen Parasiten, die im Dunkel von Innenorganen leben – Würmern, Askariden, Bandwürmern usw. Menschliche Zellen, die „fleischfarbig" sind, unterscheiden sich sehr von diesen. Trichomonaden können eine leicht rötliche Farbe annehmen, nachdem sie einige Erythrozyten verschlucken, doch wenn diese verdaut sind, kehrt die Blässe der Trichomonaden zurück.

Es gibt noch viele andere für Onkologen unerklärliche Erscheinungen, die durch die Trichomonaden-Konzeption der Krebskrankheit erklärt werden. Bei Interesse können Fachleute diese Geheimnisse bei der Autorin der Konzeption erfragen. Die einfachen Leser aber sind der theoretischen Streitigkeiten wahrscheinlich längst überdrüssig; sie möchten wissen, ob die Ideen von Tamara Lebedewa sich in der Praxis bestätigen. Das ist es ja gerade: Sie bestätigen sich. Obwohl Tamara Lebedewa Chemikerin ist und keine Berechtigung zur Behandlung von Menschen hat, gibt sie doch manchmal rettende Ratschläge: wenn die Ärzte dem Patienten nicht mehr helfen können und er nur zwei Möglichkeiten hat: zu sterben oder am eigenen Körper die von der etablierten Medizin nicht anerkannten Heilmethoden zu testen. Und dann geschieht das Wunder: Ein „unheilbar" Kranker erfährt Besserung. Hier nur ein Beispiel von vielen.

## *Krebsbehandlung mit Trichopol?*

Im Winter erhielt Tamara Lebedewa einen verzweifelten Brief aus der kleinen Stadt Nachabino in der Nähe von Moskau. Eine unglückliche Mutter bat um Hilfe für ihren sterbenden Sohn. Er war Offizier, 33 Jahre alt, verheiratet, zwei Kinder, und hatte Lungenkrebs. Zur Zeit lag er im Spital in einem, wie die Ärzte glaubten, hoffnungslosen Zustand. Sie glaubten, daß ein chirurgischer Eingriff und die Laserbestrahlung zu spät kämen: Die Krebskrankheit hatte inzwischen unzählige Metastasen gebildet. Die Chemotherapie aber ertrug der Patient sehr schlecht.

Nachdem sie von Tamara Lebedewa und ihren Forschungen erfahren hatte, faßte die Mutter Hoffnung und schrieb ihr sofort. Nun, diese ist selbst Mutter und fürchtet ebenfalls um das Leben ihres Sohnes. Deshalb konnte sie die Bitte der unglücklichen Mutter nicht abschlagen. Sie schlug der Mutter vor, sich mit der in der Zeitung beschriebenen Behandlung eines Krebspatienten vertraut zu machen, dem innerhalb von fünf Tagen intravenös eine 0,5%ige Metronidasol-Lösung eingeführt wurde. Die Mutter erwarb die

Zeitung und fuhr zu den behandelnden Ärzten ihres Sohnes. Es gelang ihr, sie zu überzeugen, dieselbe Behandlung durchzuführen. Innerhalb von fünf Tagen wurden dem Patienten je 100 Milliliter dieses Arzneimittels gegen Trichomonaden eingeführt; gleichzeitig erhielt er Nystatin und Trichopol. Als Ergebnis bekam er Fieber – einige Tage zeigte das Thermometer über 38° C.

Die erschrockene Mutter rief Tamara Lebedewa an. Sie las ihr zunächst, nachdem sie vom Übereifer der Verwandten erfuhr, die dem Kranken die doppelte Dosis des Medikaments verabreichten, die Leviten, beruhigte sie dann aber: Wenn der Körper diese Belastung überlebt, dann wird danach eine Besserung eintreten. Sie erklärte, daß die hohe Temperatur ein Zeichen dafür sei, daß die Immunkräfte aktiv wurden: die Leukozyten hätten die Trichomonaden erkannt und mit ihrer Vernichtung begonnen.

Deshalb darf man das Fieber auf keinen Fall mit fiebersenkenden Mitteln bekämpfen. Die Enthusiasten haben es übertrieben: Tamara Lebedewa empfahl, das Medikament nur intravenös einzuführen, doch sie gaben dem Patienten zusätzlich noch Medikamente in Tablettenform. Deshalb starben in seinem Körper sehr viele Trichomonaden, wodurch eine große Menge toxischer Stoffe entstand. Diese mußten dringend aus dem Körper geschwemmt werden.

Lebedewa empfahl dem Kranken, anstatt von fiebersenkenden Mitteln möglichst viel Moosbeerensaft zu trinken. Denn die Untersuchungen von Parasitologen zeigen, daß Trichomonaden im Moosbeerensaft sofort sterben – also kann er in bestimmtem Maße Trichopol ersetzen. Außerdem besitzen Moosbeeren hervorragende antiseptische Eigenschaften. Deshalb hilft eine große Menge Fruchtsaftgetränk, die toxischen Stoffe aus dem Körper auszuschwemmen.

Mutter und Sohn verließen sich erneut auf die Ratschläge. Und tatsächlich ging es dem jungen Mann besser! Die Ärzte konnten ihren eigenen Augen nicht trauen: Das Fieber des „unheilbar“

Kranken sank, die scheinbar gänzlich vom Tumor und den Metastasen zerstörte Lunge begann zu atmen.

Die Verwandten faßten wieder Hoffnung auf die Gesundung des jungen Mannes, wie die glückliche Mutter Tamara Lebedewa berichtete. Doch wie das manchmal so ist, vergaßen sie nach den ersten großen Erfolgen jegliche Vorsicht. Tamara Lebedewa wies sie vorsorglich darauf hin, daß er eine nachfolgende Behandlung durchlaufen müsse, die den Erfolg der ersten festigen würde. Andernfalls könnten die überlebenden Trichomonaden eine Resistenz dem Medikament gegenüber bilden.

Doch leider hat der junge Mann hier nicht auf sie gehört. Er wurde ohne eine Folgebehandlung gegen die Trichomonaden aus dem Krankenhaus entlassen und nahm die intimen Beziehungen mit seiner Frau wieder auf, bei der – entgegen dem Ratschlag von Tamara Lebedewa – keine Antitrichomonadenbehandlung durchgeführt wurde. Eineinhalb Monate nach der abgebrochenen Behandlung klagte der Patient über Schmerzen in der Wirbelsäule. Nun, dies hat noch einmal die Konzeption von Tamara Lebedewa bestätigt: Die überlebenden Trichomonaden gehen aus dem Zellstadium in das wesentlich aggressivere Stadium von Amöben über, ihnen wachsen „Füße", sie werden größer und flüchten aus der Krebsgeschwulst über die Blutgefäße in andere Organe, wo weniger Medikamente hingelangen. Sie fanden vermutlich in der Wirbelsäule neuen Unterschlupf, oder es kamen neue Trichomonaden von seiner Sexualpartnerin hinzu. Außerdem wurde der Patient vor der Behandlung nicht von Toxinen gereinigt und mit Makro- und Spurenelementen gestärkt.

## *Kriterium der Wahrheit*

Die Parasitologie erklärt konsequent die Rätsel der Krebskrankheit. Alle ihre Geheimnisse können wie mit einem Schlüssel mit der neuen, oder besser gesagt, mit einer vergessenen alten

Konzeption der parasitären Natur der Krebsentstehung erklärt werden, die von Tamara Lebedewa erneuert und präzisiert wurde.

Die „Leuchten" der Onkologie in Rußland halten diese Konzeption für primitiv. Und ihre eigenen ausgeklügelten Theorien erklären sie zur Wahrheit in letzter Instanz. Wer hat denn nun recht?

Die Antwort wird uns die Zeit und die Erfahrung geben. Noch sind die Onkologen weit vom Erfolg entfernt. Die „einfältigen" Gesinnungsgenossen von Tamara Lebedewa aber besiegen die bedrohliche Krankheit. Unter ihnen die Gynäkologin Melnikowa aus Woronesh, eine Ärztin mit höchstem Renommee. In langjähriger Arbeitspraxis hat Valentina Melnikowa ständig ihre Behandlungsmethoden und die Diagnostik der Frauenleiden verbessert und ein eigenes Behandlungssystem für gynäkologisch Erkrankte patentiert.

Die Erfolge in der Behandlung ihrer Patientinnen brachten überraschende Resultate: Sie behandelte Frauen mit gynäkologischen Krankheiten, bei einigen von ihnen wurde dabei aber eine Resorption von Myomen in der Brust und Gebärmutterfibromen festgestellt. Das wichtigste von ihr verwendete Medikament war Trichopol. Wie kann ein Medikament gegen Trichomonaden die Menschen vom Krebs heilen? Die Antwort auf diese Frage bekam V. Melnikowa, nachdem sie von der Entdeckung Tamara Lebedewas erfuhr. So wurde deutlich, warum es ihr, während sie die Patientinnen von ihren Frauenleiden heilte, gleichzeitig gelang, sie von anderen, scheinbar mit der Gynäkologie nicht im Zusammenhang stehenden Krankheiten zu heilen: Zusammen mit der Erosion des Gebärmutterhalses verschwand ein Magengeschwür oder eine Herzinsuffizienz. Valentina Melnikowa erkannte, im Gegensatz zu vielen anderen Ärzten, sofort die Richtigkeit der Theorie von Tamara Lebedewa und bot ihr die Zusammenarbeit an. Valentina Melnikowa ist in der Lage, die Trichomoniasis und ihre Folgen im Stadium der gynäkologischen Erkrankungen zu heilen. Dieser Prozeß ist kompliziert und langwierig. Deshalb versteht sie wie kein anderer, daß die chronische Trichomoniasis im Stadium des Krebses oder Infarktes noch schwerer zu behandeln ist. Daher der Schluß: Warum soll man bis zum Krebs oder Infarkt warten? Man muß die Krankheit in ihren frühen Stadien stoppen. Dabei soll eine Frühdiagnostik helfen – die Erkennung von Trichomonaden im menschlichen Körper nach den Methoden von Lebedewa und Melnikowa.

Wenn die offizielle Medizin die Forschungen von Lebedewa und Melnikowa prüfen und bestätigen würde, könnten ihre Methoden der Frühdiagnostik und schonenden Behandlung der „Zivilisationskrankheiten“ eingeführt werden. Doch diese mutigen, energischen Frauen können nicht einmal ein Millionstel aller Interessenten heilen, wenn eine von ihnen ihre Untersuchungen in Untergrundarbeit durchführt, und die andere unter ständiger Kontrolle höhergestellter Mittelmäßigkeit steht, für die Paragraphen veralteter Behandlungsmethoden wichtiger sind als die Gesundheit von Menschen.

## *Die strengen Sitten der Vorfahren*

Wir können heute kaum nachvollziehen, warum unsere Vorfahren solch strenge Sitten pflegten: Noch im 19. Jahrhundert galt es in russischen Dörfern als furchtbare Sünde, die Unschuld vor der Heirat zu verlieren. Man jagte die Sünderin aus dem Haus, strafte sie mit Verachtung und Schande, so daß sie nach diesem Fehltritt nur noch im Kloster Zuflucht finden konnte.

Im IV. Jahrhundert beschrieb Ioann Slatoustyj, wie früher Ehebrecher bestraft wurden: Ärzte schnitten diese Sünder entzwei, um die physiologischen Prozesse an den noch lebenden Körpern zu studieren. Diese Qual war nach Meinung des Autors nützlich für die Gesellschaft: Die Leiden der Verurteilten halfen den Medizinern, Wissen zu erwerben, das dann bei den ehrwürdigen Menschen eingesetzt werden konnte. Die Ehebrecher wurden von Ioann Slatoustyj den Räubern und Zauberern gleichgesetzt, die auf gleiche

Weise getötet wurden. Dem modernen Wollüstigen wird es wahrscheinlich als wüste Ungerechtigkeit vorkommen, daß ein Mensch nur dafür auf grausame Weise getötet wird, weil er einem Sexualpartner Vergnügen geschenkt hat. Unsere Vorfahren jedoch hielten diese Strafe für durchaus gerechtfertigt. Ihrer Meinung nach verurteilte der Untreue oder Ehebrecher sein Geschlecht zum Aussterben: Wenn dieses räudige Schaf sich vermehrte, würde die ganze Herde krank. Es sei besser, einen Sünder zu töten, als das ganze Volk durch die Vermehrung der Todsünde zu gefährden.

Diese Überzeugung unserer Vorfahren fußte auf empirischer Erfahrung: Einzelne Menschen und ganze Völker, die die Gebote Gottes achteten, blühten von einer Generation zur anderen. Die „räudigen Schafe und Herden" aber fegte Gott vom Erdboden hinweg. So wurden einige Zweige des Volkes Israels vom Laster beherrscht und bis auf die letzte Person vernichtet. Noch schlimmer wurden die wollüstigen Römer erwischt, die den Zerfall ihrer Imperien erlebten und danach ein elendes Dasein unter dem Joch ihrer Eroberer fristen mußten.

Man könnte meinen, die Gottheiten hätten nichts damit zu tun: Die einen Völker besiegten die anderen durch eigene Taten. Doch warum wurden die in Lastern Versunkenen in der Regel besiegt, und die Ehrenhaften, die sich an die Gebote hielten, siegten? Es scheint, als hätte hier ein Naturgesetz seine Wirkung entfaltet, welches unsere fernen Vorfahren empirisch entdeckt hatten und Generation für Generation in Form von Geboten weitergaben. Nicht umsonst nannten sie die Übertretung dieses Gesetzes „Todsünde" – eine Sünde, für die einzelne Menschen und gesamte Völker mit dem Tode bestraft wurden.

Wie aber soll man diesen Tod aus wissenschaftlicher Perspektive erklären? Eine der möglichen Antworten auf diese Frage geben uns die Forschungsergebnisse der sibirischen Chemikerin Tamara Jakowlewna Lebedewa.

## *Dämonen der Mikrowelt*

Herz-Kreislauf-Erkrankungen, Krebs, AIDS, Diabetes, Sklerose, Insult und andere Zivilisationskrankheiten werden alle durch ein und dieselbe Infektion ausgelöst. Zu diesem sensationellen Schluß kam Tamara Lebedewa als Ergebnis einer Vielzahl von Untersuchungen und Experimenten in den führenden Instituten des Landes: Pasteur-Forschungsinstitut für Epidemiologie und Mikrobiologie, Zentrales Forschungsinstitut für Röntgenologie, Ott-Forschungsinstitut für Geburtshilfe und Frauenheilkunde, Petrow-Forschungsinstitut für Onkologie. Als universeller Erreger wurde nicht irgendein Virus entdeckt, den man sogar im elektronischen Mikroskop schwer zu sehen bekommt, sondern ein richtiger Gigant der Mikrowelt – ein parasitärer Einzeller. Diesen „Elefanten“ haben die Wissenschaftler aus irgendeinem Grund übersehen, während sie seit Jahrzehnten ihre Geräte verbesserten, um den Hauptfeind des menschlichen Geschlechts zu entdecken. Der aber war ein bekannter Parasit, der unter anderem Geschlechtskrankheiten auslöst. Um es abzukürzen – es geht um die Trichomonade.

Tamara Lebedewa widerspricht den Medizinern, die die Rolle dieses Parasiten auf die des Erregers der Trichomoniasis beschränken. Ihrer Meinung nach ist das die harmloseste Krankheit, die von der Trichomonade ausgelöst wird, denn auch mit ihr kann man ein hohes Alter erreichen. Viel furchterregender sind andere Krankheiten, die der Parasit auslöst: Herzinfarkt, Krebs und Aids töten einen Menschen oft in wenigen Monaten.

Doch das Unangenehmste für die Eros-Verehrer: diese Zivilisationskrankheiten werden beim Geschlechtsakt weitergegeben. Ich verstehe, daß diese Behauptung von Tamara Lebedewa einen Sturm der Empörung in der zivilisierten Welt auslösen kann, wo Erotik auf wissenschaftliche Basis gestellt wurde und zu einem lukrativen Geschäft geworden ist. Aber warten Sie bitte, meine besorgten Herrschaften, noch etwas mit Ihrer Schelte, es könnte sein, daß Sie die Autorin dieser Entdeckung irgendwann um Hilfe bitten müssen.

Lassen Sie uns einmal die Argumente von Tamara Lebedewa anhören.

Wir wissen, daß menschliche Zellen, die vom Körper getrennt sind, schnell sterben. Natürlich, diese Leichen können in einem künstlichen Milieu weder wachsen noch sich vermehren. Doch es stellt sich heraus, daß in unserem Organismus eine große Anzahl Zellen existieren, die diese Fähigkeit besitzen. Dies sind keine menschlichen Zellen, sondern die Parasiten Trichomonaden. Es gibt eine einfache Methode, sie von unseren eigenen Zellen zu unterscheiden: Man setzt diese Versuchszellen in ein Medium. Diejenigen, die beginnen, sich zu vermehren, sind die gesuchten Parasiten; die menschlichen Zellen werden keinerlei Lebenszeichen von sich geben. Diese einfache Idee wurde zur Grundlage aller Forschungen von Tamara Lebedewa. Zum Beispiel nahm sie Zellen aus einer bösartigen Geschwulst und setzte sie in ein Medium für Trichomonaden. Diese Zellen starben nicht, sondern begannen sich zu teilen. Mehr noch, unter günstigen Bedingungen veränderten diese Versuchszellen sich bis zur Unkenntlichkeit. Zuerst bekamen sie Auswüchse, ähnlich den Fühlern bei Amöben, dann wuchsen ihnen Geißeln an beiden Polen. Mit ihrer Hilfe begannen die Zellen sich in der Nährflüssigkeit fortzubewegen – die Geschwulst lief buchstäblich in verschiedene Richtungen auseinander. Unsere eigenen Zellen können nichts dergleichen, zu solchen Metamorphosen sind höchstens Trichomonaden fähig. Weitere Untersuchungen bestätigten diese Vermutung: Die Geschwulst besteht nicht aus mutierten menschlichen Zellen, sondern aus Trichomonaden, die stillhalten, ihre Geißeln und Fühler wegwerfen und in den Ruhezustand wechseln.

Ähnliche Versuche führte Tamara Lebedewa auch mit den sogenannten lymphoiden Zellen durch, in denen Immunodefizit-Viren siedeln. Wissenschaftler hielten diese für geschwächte Lymphozyten, die ihre Fähigkeit Viren unschädlich zu machen verloren und selbst deren Opfer geworden sind. Doch es stellte sich heraus, daß diese Zellen in einer Nährlösung nicht sterben, sondern Fühler und

Geißeln bekommen, ähnlich den Tumorzellen. So stellte sich plötzlich die Frage: Kann es sein, daß Immunodefizit-Viren in Trichomonaden siedeln?

Genau so ist es: In den Körpern dieser Parasiten finden die Viren einen sicheren Schutz vor den Immunkräften des menschlichen Organismus. Wie die Versuche von Tamara Lebedewa zeigten, sterben Trichomonaden nicht einmal in den Verdauungsenzymen, die die richtigen Blutzellen zersetzen. Und die für die letzteren tödlichen radioaktiven Dosen wirken auf die Parasiten stimulierend: Sie bekommen Fühler und Geißeln und vermehren sich stürmisch. Diese und andere Experimente von Tamara Lebedewa zeigten überzeugend, daß Immunodefizit-Viren nicht in menschlichen Zellen, sondern in Trichomonaden leben, die von Wissenschaftlern fälschlicherweise für Lymphozyten gehalten wurden. Nachdem sie sich in den Körpern der Flagellaten vermehrt haben, zwingen die Viren ihre Wirte, sich sehr unnatürlich zu benehmen. Früher taten sie so, als seien sie menschliche Zellen, und nun beginnen sie einen offenen Kampf gegen sie. Beispielsweise sondern Trichomonaden Giftstoffe ab, die die richtigen Blutzellen vergiften. Damit erklärt Tamara Lebedewa das Paradoxon, welches Wissenschaftlern bisher unerklärlich blieb: Immunodefizit-Viren siedeln nur in wenigen Zellen, doch mit ihnen sterben eine riesige Menge gesunder Erythrozyten und Leukozyten.

Man meinte, die von Viren befallenen Lymphozyten spielen verrückt und beginnen die Erythrozyten zu fressen, anstatt sie vor der Infektion zu schützen. In Wirklichkeit aber sind es Trichomonaden, die die roten Blutkörperchen verspeisen, die sie vorher mit Giften bearbeitet haben. Schon vor langer Zeit haben Parasitologen beobachtet und beschrieben, wie solche Parasiten zwei bis drei Erythrozyten schlucken – die schwachen, „halbtoten“ werden verdaut, und die lebhaften „ausgespuckt“. Mit ihren Kernen schwächen die Trichomonaden die Verdauungsfähigkeit der Leukozyten. Daraufhin verlieren diese Wächter der Gesundheit die natürliche Widerstandsfähigkeit Krankheiten gegenüber. So zerstören Parasiten das Immunsystem und verdammen den Menschen zum Tode durch jede Infektion, die er früher leicht überstanden hätte. Oft mündet Aids aber auch im Krebs, was die gemeinsame Ursache dieser beiden Leiden bestätigt.

Schließlich untersuchte Tamara Lebedewa das Blut von Patienten mit Herz-Kreislauf-Erkrankungen. Diese Versuchspersonen vermuteten nicht einmal, daß in ihren Körpern Trichomonaden lebten. Doch in der Nährlösung schienen manche Lymphozyten ihre Masken fallenzulassen und sich wie eingefleischte Parasiten zu benehmen. Diese mit Schwanz und Hörnern bestückten Dämonen der Mikrowelt konnten sogar im Blut praktisch gesunder Menschen gefunden werden. Nach Meinung der Forscherin sind es Trichomonaden, die in die Blutgefäße gelangen und dort Plaque bilden. Die Parasiten vergiften alles um sich herum, die Zellen der Gefäßwände sterben, und an ihre Stelle treten Trichomonaden. Es geschieht ein ungleicher Tausch. Das „Gewebe" aus Parasiten ist grob, ihm fehlt die dem menschlichen Gewebe eigene Elastizität. Wenn dann unter Einwirkung von Streß oder körperlichen Belastungen der Druck in den Gefäßen abrupt steigt, dehnen sie sich nicht, sondern reißen – es kommt zu einem Infarkt oder Schlaganfall. Auch andere Varianten sind möglich: die stark vermehrten Trichomonaden bilden einen Thrombus, der die Gefäße verstopft. Wenn dies im Herz geschieht, stirbt der Mensch.

## *Vergeltungsmechanismus*

Den Bericht über die Forschungen von Tamara Lebedewa könnte man noch sehr lange fortsetzen. Doch ich hoffe, die Leserinnen und Leser haben schon verstanden: Trichomonaden, die beim Geschlechtsverkehr übertragen werden, sind die Auslöser der schlimmsten Krankheiten unserer Zeit. Hier stellt sich natürlich die Frage: wie werden aber Menschen, die nicht fremdgehen, mit Krebs oder Herzfehlern infiziert? Denn diese Krankheiten sind heute sogar im unschuldigen Kindesalter möglich. Tatsächlich befallen die Zivilisationskrankheiten in unserer Zeit sogar Enthaltsame und Säuglinge. So müssen diese für die Sünden ihrer Vorfahren bezahlen. Das ist es, wovor die alten Propheten gewarnt haben: Das Geschlecht der Sünder ist zum Aussterben verdammt. Und so funktioniert dieser Vergeltungsmechanismus.

Im menschlichen Körper gibt es drei Arten von Trichomonaden, die in den verschiedenen Teilen des Organismus leben: in der Mundhöhle, im Magen-Darm-Trakt und im Urogenitalbereich. Die erstgenannten Parasiten sind die harmlosesten, sie können sich im Verlauf des gesamten Lebens in den „Taschen" zwischen Zähnen und Zahnfleisch aufhalten und dabei nur Parodontose auslösen. Die zweite Art ist vier mal so aggressiv: Diese Trichomonaden provozieren viele Krankheiten des Magen-Darm-Traktes, zum Beispiel Magengeschwüre. Doch am gefährlichsten sind die urogenitalen Trichomonaden: Sie sind um das 25fache aggressiver als die in den Mundhöhle lebenden und sie sind die Erreger der bedrohlichsten Leiden unserer Zivilisation. Die ersten beiden Arten der Parasiten werden über gemeinsames Geschirr, Wäsche, über ungewaschene Hände und Küsse übertragen. Die aggressivsten aber werden über die Geschlechtsorgane übertragen. Deshalb geht ein Mensch beim Sex das größte Risiko ein, sich mit schweren Krankheiten zu infizieren: Herz-Kreislauf-Erkrankungen, Krebs und Aids. Dies geschieht in unserer Zeit sehr häufig: Fast alle Erwachsenen haben Zivilisationskrankheiten und können sie auf ihre Sexualpartner übertragen.

Doch das Entsetzlichste ist, daß Menschen häufig mit diesen Krankheiten infiziert werden, noch lange bevor ihr Geschlechtsleben beginnt. Denn vaginale Trichomonaden leben auch im Fruchtwasser von schwangeren Frauen – ein Säugling schluckt sie also, noch bevor er das Licht der Welt erblickt. Sogar wenn er durch ein Wunder im Mutterleib nicht infiziert worden sein sollte, kann die Infektion während der Geburt in seinen Organismus gelangen. Das ist der Grund, warum in unserer Zeit Neugeborene an Herzfehlern, Herz-

Kreislauf-Erkrankungen, Krebs und sogar Aids leiden: Sie haben sich bei ihren Müttern infiziert. Glücklicherweise ist das Immunsystem bei den meisten stark genug, um viele Jahre das Ausbrechen dieser Krankheiten zu blockieren. Diese können im Jugendalter oder sogar im Erwachsenenalter beginnen. Unter Zehntausenden Neugeborenen wird nur eines ohne Trichomonaden im Körper geboren. Aber wo soll dieses einen ebensolchen „reinen" sexuellen Partner finden? Diese seltene Gesundheit zu bewahren wäre höchstens bei einer klosterähnlichen Lebensweise möglich.

Alle Religionen der Welt erklären die Jungfräulichkeit zur höchsten Tugend. Und die Wissenschaft kann dies inzwischen erklären: Ein Mensch, der von einer nichtinfizierten Mutter geboren wurde und kein Sexualleben führt, wird nicht mit der aggressivsten Art der Trichomonaden infiziert. Diese Parasiten vergiften seinen Körper nicht, sie saugen keine Energie aus ihm. Dadurch sammelt sich die Energie und weckt die Reserven der Psyche.

Die Nachkommen von Sündern aber geben die Geschlechtstrichomonaden, die die Verursacher dieser Krankheiten sind, von einer Generation zur anderen weiter. Aus diesen Parasiten bilden sich Geschwulste, Thromben, Plaque, deformierte Gelenke und so weiter. Sie zerstören die Abwehrkräfte ihres Wirts und machen sie so für diverse Krankheiten angreifbar.

Außer der sexuellen Enthaltsamkeit wird in den meisten Religionen das Fasten als Möglichkeit gesehen, die Sünden der Vorfahren zu büßen. Forschungen haben gezeigt: Während einer Fastenzeit werden Trichomonaden und andere Parasiten vom menschlichen Organismus verschlungen. So befreit sich der Körper von Feinden, die die Hauptursache von Krankheiten sind. Einen ähnlichen Effekt kann die Umstellung auf eine Fastendiät bewirken, die hauptsächlich aus frischem Gemüse und Obst besteht. Denn darin sind viele Spurenelemente, Vitamine und andere Stoffe enthalten, die die Immunkraft stärken – was die Gewähr unseres Sieges über die Leiden der Zivilisation bedeutet.

Ich könnte noch lange über die wissenschaftlichen Erklärungen der religiösen Methoden für das Überleben reden. Ich denke aber, die Leserinnen und Leser können diesen Gedanken selber weiter verfolgen und kommen dann zu dem erstaunlichen Schluß: Als Wissenschaft des Überlebens sind die althergebrachten Religionen unübertroffen.

### *Ein Blick von der Seite*

Der Erfinder Sagajdacnyj nimmt sich die Fragen der Onkologie sehr zu Herzen. Er setzt sich dafür ein, daß Wissenschaftler, die zwar von der offiziellen Medizin nicht anerkannt wurden aber ihren Beitrag zum Kampf gegen den Krebs leisteten, nicht in Vergessenheit geraten.

Also, wir hören die Meinung eines weiteren Andersdenkenden zum Problem der Onkologie.

## *Andersdenkende in der Politik sind erlaubt, in der Onkologie nicht*

Es ist nicht schwer, optimistische Illusionen zu erzeugen, doch die harten Fakten und Prognosen des Wissenschaftlichen Zentrums für Onkologie N. Blochin widerlegen diese: Bis zum Jahr 2000 werden alle 66 Sekunden neue Krebsfälle auftreten, und alle 91 Sekunden wird ein Krebstod gemeldet werden. Das heißt, im letzten Jahr des 20. Jahrhunderts werden nahezu eine halbe Million Menschen in Rußland erkranken und 300 000 den Krebstod sterben.

Krebs ist eine allgemeine Immunschwächekrankheit. Die Schwäche des Schutz- und Kompensationssystems verhindert den Kampf gegen die Krankheit. Die Geschwulst aber ist nur eine Konsequenz, eine späte Erscheinung dieser Erkrankung. Die Grundlage des offiziell anerkannten Behandlungssystems ist die direkte Einwirkung auf die Geschwulst ohne irgendeine Berücksichtigung der Ursachen und Mechanismen der Entstehung und Entwicklung der eigentlichen Krankheit. Diese „Strategie“ hat die Onkologie in die Sackgasse geführt, wie Statistiken belegen.

In einer solchen Situation müssen alle Kräfte der medizinischen Wissenschaft zur Krebsvorbeugung und Entwicklung von Methoden der Frühdiagnostik sowie einer schonenden Behandlung mobilisiert werden.

Doch zum größten Bedauern fußt die Strategie der etablierten Krebsbekämpfung in verschiedenartigen Behandlungen eben dieser Geschwulst – einer späten Folge dieser Krankheit.

Eine Initiativgruppe russischer Wissenschaftler und Fachleute untersuchte kürzlich die Ursachen steigender Verbreitung von Krebserkrankungen und der Ineffektivität ihrer Behandlungen. Es wurde festgestellt, daß Zytostatika (die Grundmittel zur Chemotherapie bei Tumoren) und jegliche ionisierende Strahlung die Krebszellen nicht töten, sondern den Zerfall der Tumoren fördern – mit nachfolgender Bildung besonders lebensfähiger Mikroformen, die durch die Blut- und Lymphflüssigkeit im gesamten Körper verbreitet werden und Metastasen bilden. Dieselben Einwirkungen schwächen die Immunkraft und untergraben die Abwehrkräfte des Organismus endgültig. In den ersten Stadien der Behandlung entsteht das trügerische Bild der Verringerung von Tumoren, doch nach einer gewissen Zeit (zwischen einigen Monaten und zwei bis drei Jahren) entsteht in der Regel eine Vielzahl von Metastasen, oder es gibt einen Rückfall der „behandelten“ Geschwulst und der Mensch stirbt. Es wurde außerdem festgestellt, daß auf operativem Wege nur die Geschwulst entfernt wird, der Krebsprozeß aber mit seinen vielfältigen negativen Erscheinungen im Körper nicht liquidiert werden kann. Folglich haben die operativen Methoden keine Perspektive in der Gewährleistung einer radikalen Heilung von Krebskrankheiten.

Es stellt sich die Frage: was ist das für eine „Strategie“ und warum wird sie von unseren ehrwürdigen Führungskräften der onkologischen Wissenschaft und des Gesundheitsministeriums der Russischen Föderation so eifrig verteidigt? Zum Beispiel erklärten die beiden führenden Onkologen des Landes, N. Trapesnikow und L. Durnow, in ihrem Artikel „Optimistische Onkologie“ (Trud, 05.05.94) kategorisch: „Eine alternative Medizin gibt es nicht – es gibt nur eine Medizin, der unser Lehrmeister Nikolai Blochin sein Leben gewidmet hat.“ Tatsächlich wurde zu Blochins Zeit von den Leuchten der Wissenschaft faktisch die Suche anderer, hauptsächlich biologischer Mittel zur Behandlung und Vorbeugung von Krebs und anderen Krankheiten unseres Jahrhunderts verboten. Alle Forschungsarbeiten von Wissenschaftlern, Ärzten, Erfindern und Volksheilern, die der offiziellen Konzeption widersprachen, wurden streng unterbunden. Diese Menschen wurden verfolgt, der Scharlatanerie und Bestechung beschuldigt, und sogar in Gefängnisse eingesperrt. Ihre Arbeiten wurden nicht publiziert, ihre Erfolge verschwiegen. Ungeteilt herrschte in der Onkologie die „Blochin-Schule“.

## *Alternative Onkologie unter Verbot*

Indessen wurden in unserem Land seit den zwanziger Jahren sehr effektive Methoden der Frühdiagnostik, Vorbeugung und Behandlung der Präkanzerose und onkologischer Erkrankungen entdeckt – aber nicht von der offiziellen Medizin anerkannt und nicht in der Praxis eingeführt. Die Autoren: der Militärarzt Juri Prodan, Professor W. Gowallo, Chirurg Anatoli Katschugin, Dozentin der Mikrobiologie Alexandra Troizkaja, korrespondierendes Mitglied, Professor der Virologie Marina Woroschilowa und der Volksheiler aus dem Fernen Osten, Michail Goljuk. Fast alle sind sie aus dem Leben gegangen, ohne die Einführung ihrer Erfindungen in der Praxis zu erleben. Die Neuerungen wurden vom damaligen Chef-Onkologen Blochin als ineffektiv bezeichnet und daher abgelehnt.

Viele dieser Andersdenkenden kannte bzw. kenne ich und möchte über sie berichten. Der Arzt Juri Prodan machte seine Entdeckung noch zu Beginn des 20. Jahrhunderts. Der Zufall half nach. Sie entnahmen einem Patienten mit Sarkom, dem von den Ärzten nur noch wenige Tage Leben prophezeit wurden, ein Stück Tumorgewebe und setzten es in eine Flüssigkeit. Diese Flüssigkeit wurde aus Pflanzen gewonnen, die einer langandauernden Mikrobenfermentation unterzogen worden waren; sie löste das Stückchen Tumor völlig auf. Daraufhin spritzte Prodan eine kleine Menge Flüssigkeit in den Muskel, und das Geschwür bildete sich zurück. Der Patient konnte gerettet werden. Das war der erste Fall der „Immunotherapie" in der Praxis des Erfinders. Anfang der 60er Jahre beantragte er einige Patente im Staatskomitee für Erfindungen für Verfahren zum Erhalt des Präparats Blastophag und die Behandlung von Präkanzerose und Krebs. Seine besondere Aufmerksamkeit galt der Prophylaxe bei Personen mit ungünstiger Erblichkeit (Eltern oder nahe Verwandte starben an Krebs) und der Frühdiagnostik. Die Gesundheitsministerien der Ukranischen SSR und der UdSSR erließen einige Verfügungen „zur endgültigen Klärung der Frage...". Bis zum Tode von Prodan im November 1970 wurden experimentelle und klinische Untersuchungen des Präparats durchgeführt. Nach seinem Tod wurden alle Arbeiten abgebrochen, ungeachtet der überzeugenden Ergebnisse dieser Forschungen.

Juri Prodan war der erste in unserem Land – und vielleicht auch in der ganzen Welt –, der den Gedanken äußerte, daß die Ursache der Krankheit in der Schwäche der Abwehr- und Kompensationsfunktion des Körpers liegt und daß sie erblich übertragen werden kann. Folglich müssen die Abwehrkräfte des Organismus auf jede Weise aktiviert werden. Diese Ideen erzeugten geharnischte Gegenreaktionen. Dem professionellen Mediziner wurde ungesetzliche Behandlung unterstellt, er wurde ins Gefängnis gesteckt, nur weil er entdeckte, wie man bei der Behandlung von Krebs ohne Skalpell, Chemie und Bestrahlung des Organismus auskommt. Wahrhaftig ein mittelalterlicher Obskurantismus.

Es gibt eine Vielzahl belegbarer Zeugnisse von Patienten, die mit Blastophag behandelt wurden und immer noch behandelt werden. Eine Patientin aus Sankt Petersburg mit der Diagnose: Melanom der Oberschenkelhaut mit Metastasen in den Lendenwirbeln hielt sich für geheilt. Dem Wehrdienstleistenden P. aus Kiew wurde 1962 wegen einer schnell wachsenden Geschwulst im Mastdarm ein operativer Eingriff vorgeschlagen. Er lehnte den Eingriff ab und begann die Behandlung mit Blastophag. Im Jahre 1970 war er völlig gesund. Im Jahre 1989 versuchte eine Gruppe von Einwohnern aus der ukrainischen Stadt Lisitschansk, die seinerzeit von Prodan behandelt wurde, an Blastophag zu erinnern, dessen stimulierende Wirkung auf das Immunsystem sie am eigenen Leibe erfahren hatten. Sie wandten sich an alle möglichen Stellen, und jedesmal wurden ihre Briefe an das Gesundheitsministerium weitergeleitet. Von dort erhielten sie Absagen. Heute ist Prodan ganz in Vergessenheit geraten.

Der Chirurg Anatoli Katschugin, der als Biologe tätig war, studierte Biochemie und Biophysik. Der Umfang seiner erfinderischen Tätigkeit ist beeindruckend: Er beantragte ca. 1000 Patente und erhielt über 150 Urheberzeugnisse für Erfindungen. Doch die herausragendste seine Erfindungen ist wohl die Methode der Semicarbazid-Kadmium-Therapie zur Vorbeugung und Behandlung von präkanzerosen und bösartigen Erkrankungen. Er schlug vor, dem vom „biologischen Feuer" betroffenen Körper Kadmiumverbindungen in einer für Menschen ungefährlichen Dosis zu verabreichen.

Seine Frau und Co-Autorin, die Ärztin Bella Katschugina, wandte diese Methode bei der Behandlung von Patienten zwischen 1953 und 1963 in der Poliklinik Nr. 3 der Akademie der Wissenschaften der UdSSR erfolgreich an. Sie konnte viele für hoffnungslos erklärte Patienten heilen. Es liegt eine ausführliche Dokumentation über Patienten mit verschleppten Tumoren vor, die sich heute dank der Behandlung nach der Katschugin-Methode bester Gesundheit erfreuen. Doch ungeachtet dessen ist die Methode nach wie vor nicht anerkannt und nicht in die medizinische Praxis eingeführt worden. Die Verfechter der Blochin-Schule stehen immer noch wie eine Eins. Erst letztes Jahr gelang es der Frau und dem Sohn von Anatoli Katschugin, ein Patent auf die „Behandlungsmethode onkologischer Patienten“ anzumelden. Der Autor selbst war leider schon verstorben.

Ein schweres Schicksal hatte die Mikrobiologin, Doktor der medizinischen Wissenschaften Alexandra Troizkaja. Sie war in Astrachan in einer Klinik für Leprakranke tätig. Später war sie Dozentin der medizinischen Hochschule Rostow. Nach ihrer Pensionierung gründete sie ein Labor in Kaluga. Ihre Forschungen im Bereich der Krebskrankheit begann sie 1966. Die Zeitung „Medizinskaja Gaseta“ berichtete erstmals darüber. Im Jahre 1977, nach einer von vielen „Kontrollkommissionen“ erlitt Troizkaja einen Schlaganfall und war danach gelähmt. Ein Jahr später starb sie. Es gibt einen Brief, in dem sie am 1. Dezember 1975 schreibt: „...ich bin kein nützlicher Kampfgefährte, da ich bei Minister Petrowskij und seinem Gesinnungsgenossen Blochin in Ungnade gefallen bin, Shdanow und andere Akademiker-Virologen gar nicht erst gerechnet. Bei jeder Erwähnung von Troizkaja und ihrem Eigenimpfstoff geraten diese Akademiker und Ministerialbeamten in grimmige Entrüstung und Empörung...“ .

Die Erforschung der Krebskrankheit begann Troizkaja zu einer Zeit, da in der Medizin die Virustheorie der Krebsentstehung vorherrschte. Ihren Eigenimpfstoff schaffte sie nach Art des Pockenimpfstoffes. Dem Krebspatienten wird Blut entnommen und in ein Medium gesetzt. Nach gewisser Zeit entstehen Stämme von Mikroorganismen, die die Wissenschaftlerin „Globoidkörperchen“ nannte. Troizkaja beginnt, den Patienten den Impfstoff zu injizieren. Es geschehen Wunder. Patienten im 3.-4. Stadium der Erkrankung bekommen Hoffnung auf Heilung. Sie beginnen aus dem Bett aufzustehen und sich zu bewegen. Die Blutwerte verbessern sich, in manchen Fällen läuft eine Rückbildung des Haupttumorherdes, bis zum völligen Verschwinden; die für das letzte Stadium der

Krankheit charakteristischen starken Schmerzen verschwinden, Betäubungsmittel werden überflüssig!

Erst 20 Jahre später wurde festgestellt, daß ihr Impfstoff ein mächtiges stimulierendes Mittel der Immunität gegen Tumoren darstellt. Es wurde die Möglichkeit der Nutzung dieses Stoffes als immunotherapeutisches Mittel zur Behandlung und Vorbeugung von onkologischen Krankheiten erwiesen. Somit hat es über zwei Jahrzehnte gedauert, bis die Beschuldigungen gegen die erfahrene Mikrobiologin, Dr. med. Alexandra Troizkaja, fachlich inkompetent zu sein, entkräftet wurden.

Nicht weniger tragisch ist das Schicksal von Marina Woroschilowa, einer weltweit bekannten Wissenschaftlerin. Kurz vor ihrem Tod Ende 1986 meldete sie beim Staatskomitee für Erfindungen eine Erfindung an, in der die Möglichkeit der Anwendung sogenannter Enterovirus-Vakzinen zur Vorbeugung von Grippeepidemien, Behandlung von Herpes, Hepatitis sowie der Vorbeugung und Behandlung von onkologischen Erkrankungen bewiesen wurde. Es hat vier Jahre gedauert, bis eine positive Entscheidung der AMN (Akademie der medizinischen Wissenschaften) gefällt wurde! Erst im April 1991 entschied sich das Kollegium des Staatskomitees für Erfindungen, Marina Woroschilowa ein Diplom für die Entdeckung der „Eigenschaft nichtpathogener Enteroviren, eine nichtspezifische Schutzfunktion bei Krankheiten auszuüben“, auszustellen. Dieses Diplom ist erst nach ihrem Tode ausgestellt worden...

Und hier die Geschichte des Heilkundigen und Naturheilers Michail Goljuk. „Das ist ein Verbrecher – er heilt Krebs!“ – diese „Bewertung“ wurde in der medizinischen Hochschule Wladiwostok vorgenommen, als die Heilmethode von Goljuk besprochen wurde. Aus seiner Feder stammt die Ausarbeitung einer äußerst effektiven Behandlungsmethode der Schuppenflechte, einer Krankheit, die bis heute als unheilbar gilt. Er heilte viele Menschen, die bis dahin ohne Erfolg von Dermatologen behandelt worden waren. Indes benötigte das Komitee für Erfindungen neun Jahre (!) um ihm ein Ursprungszeugnis für die Erfindung „Methode der Heilung von Schuppenflechte“ auszustellen. Doch bis heute hat keine medizinische Einrichtung unseres Landes diese Methode eingeführt. Statt dessen wurde er strafrechtlich verfolgt. Er wurde einer Hetze ausgesetzt und beschuldigt, ungesetzliche Behandlung zum Zwecke der Bereicherung auszuüben. Wir wollen den Ehrlichen unter den Menschen Gerechtigkeit widerfahren lassen: dem Staatsanwalt der Stadt Lessosawodsk I. Sinegubow und dem Untersuchungsrichter A. Trindezkij. Sie haben eine riesige, mühselige Arbeit auf sich genommen, um die Wahrheit herauszufinden, und überzeugten sich von der Falschheit der Beschuldigungen. Im Jahre 1976 hat Goljuk (mit einem Arzt als Co-Autor) ein Patent auf seine Heilmethode bösartiger Tumoren beantragt. Das Gesundheitsministerium schaltete das Unionszentrum für Onkologie für die Expertise ein. Zwei Experten gaben ein Gutachten ab, wonach sie nicht wüßten, wie die pflanzlichen Heilmittel bei onkologischen Erkrankungen wirken(?!!) Dabei hat Michail Goljuk die Wirksamkeit seiner Arzneimittel bereits vor 20 Jahren nachgewiesen. Patientin K. aus Wladiwostok, Diagnose: Bauchspeicheldrüsenkrebs, geheilt Ende 1975. Patientin aus Chabarowsk, Diagnose: Gebärmutterkrebs, geheilt Mitte 1974. Patient H. aus Tscheljabinsk, Diagnose: Kleinhirnkrebs, geheilt Ende 1973. Diese Auflistung könnte noch lange fortgesetzt werden, da Goljuk auf Bitten der Erkrankten weiterhin Menschen mit verschiedenen bösartigen Prozessen behandelte.

Das sind die Lebensgeschichten mutiger und engagierter Personen in unserem eigenen Land, die seit Beginn der 20er Jahre sehr effektive Mittel und Methoden zur Bekämpfung der Krankheiten unseres Jahrhunderts entwickelten und dem Staat anboten. Diese intelligenten, fähigen Menschen kannte ich persönlich, ich berichtete über sie in der Presse, verteidigte sie im Gesundheitsministerium und in den damals allmächtigen Parteigremien. Tiefe Verbeugung vor diesen Persönlichkeiten und Ehre ihrem Andenken. Andererseits ist es schwierig, die Position der heutigen Führungskräfte in den Gesundheitsorganen nachzuvollziehen. Wie lange noch werden sie die alternativen Mittel und Methoden ablehnen? Denn die Gespräche über angeblich durchgeführte Überprüfungen der Hunderten von Methoden, die von verschiedenen Erfindern vorgeschlagen wurden, sind nur Phantasie. Diese Überprüfungen haben nie stattgefunden, und es gibt viele Dokumente, die das beweisen. Sie wurden mitnichten geprüft, sondern unter dem Deckmantel hoher gesellschaftlicher Stellung und vorhandener Titel an der Türschwelle abgelehnt.

## *Hoffnung am Horizont*

Doch, Gott sei Dank, haben wir erneut Hoffnung auf einen Ausweg aus der Sackgasse. Ich meine die Entdeckung des parasitären Krebserregers durch Tamara Lebedewa im Jahre 1989. Die erste medizinische Einrichtung, an die sie sich wandte, um Testversuche durchzuführen, war das Onkologische wissenschaftliche Zentrum (ONZ). Ihre Bitte wurde abgelehnt. Mehr noch, der Generaldirektor des ONZ, Akademiker N. Trapesnikow, dem diese Entdeckung bekannt war, erklärte ein Jahr später: „Wir erwarten keine bedeutenden Entdeckungen, die die Diagnostik und Behandlung von bösartigen Tumoren umwälzen werden" (Zeitung „Argumente und Fakten", Nr. 44, 1990).

Währenddessen begann Tamara Lebedewa mit ihren wissenschaftlichen Experimenten, die sie in einer Reihe von Forschungsinstituten in St. Petersburg organisiert hatte. Erst nachdem sie positive Ergebnisse erhielt, fühlte sie sich berechtigt, die Entdeckung zu veröffentlichen.

Der Kern der Entdeckung von Lebedewa besteht darin, daß eine Tumorzelle nicht eine aus unbekannten Gründen mutierte menschliche Zelle ist, sondern ein altbekannter einzelliger Parasit, die Trichomonade. Gemäß der parasitären Theorie ist die Hauptquelle der Infektion der Mensch selber – der Patient oder Träger von Parasiten. Die Schlußfolgerung daraus: Krebs ist ansteckend. Er hat einen bisher unbekannten Erreger, mit dem andere Menschen infiziert werden können, besonders Menschen mit geschwächter Abwehrlage.

Die Forschungen von Tamara Lebedewa erklären überzeugend die Bösartigkeit der sogenannten Tumorzellen, ihre Fähigkeit zur unaufhaltsamen Vermehrung und zur anaeroben Glykolyse, die Fähigkeit, eine Geschwulst zu bilden, sich von der Kerngeschwulst abzusondern und durch die Blut- oder Lymphbahnen in andere Organe und Gewebe zu gelangen, um dort sekundäre Tumoren – Metastasen – zu bilden. Diese Theorie erklärt die Gründe für die Geburt von Kindern mit Tumoren von gesunden Eltern sehr einleuchtend. Sie bietet neue Methoden der Frühdiagnostik und Behandlung von Krebspatienten mit einfachen Mitteln in frühen Stadien der Erkrankung an. Lebedewa schließt die bisher verbreitete Auffassung über mehr als 150 Krebsvarianten aus. Laut ihrer Theorie ist Krebs eine einzige Krankheit, denn er hat eine einzige Entstehungsursache – die Trichomonade. Was die chemischen Karzinogene, Viren, radioaktive Strahlung und andere Faktoren betrifft, die sogenannten Immunodepressiva, so sind dies zwar wichtige aber doch sekundäre Faktoren, die die Immunkräfte des Organismus schwächen und die unaufhaltsame Vermehrung der Parasiten und das Wachstum von Tumoren fördern.

Eine offizielle gewissenhafte Bestätigung der Konzeption von Tamara Lebedewa wird eine Umwälzung gigantischen Ausmaßes in der Onkologie verursachen: An erste Stelle werden Methoden früher Diagnose der Parasitenerkennung treten, vorbeugende Maßnahmen bei Personen der Risikogruppe, und dann die Behandlung ohne Chirurgie, Radio- und Chemotherapie, unter Berücksichtigung des bisher über diese Methoden Gesagten. In unserem Land gab es immer und gibt es heute noch Fachleute, deren Entdeckungen im Bereich der Diagnostik, Prophylaxe und Behandlung der Leiden des 20. Jahrhunderts bis heute nicht genutzt werden.

Wenn man den Monopolismus beenden will, muß in unserem Land ein unabhängiges alternatives System zur Bekämpfung von Krankheiten unseres Jahrhunderts aufgebaut werden. Derzeit gibt es

Wissenschaftler, Ärzte und Naturheiler, deren Entdeckungen im Bereich der Prophylaxe, Diagnostik und Behandlung von Immunodefizit-Umständen, den Krankheiten des 20. Jahrhunderts, hoffnungslos auf die Anwendung in der medizinischen Praxis in unserem Land und in der ganzen Welt warten.

Leider wird die Situation von sogenannten wissenschaftlichen Schulen und Familienclans beherrscht. Deshalb werden alle Neuerungen ungestraft ignoriert oder einfach von Fremden unter verschiedenen bürokratischen Vorwänden willkürlich angeeignet. Die einzige Möglichkeit aus dieser bürokratischen Sackgasse herauszukommen ist die Gründung eines speziellen Zentrums, das keinen offiziellen Instanzen untergeordnet ist. In diesem Zentrum sollten verschiedene Fachleute arbeiten – darunter auch Physiker und Mathematiker, Naturheiler, die einen konkreten theoretischen oder praktischen Beitrag zur Wissenschaft geleistet haben. Man darf nicht mehr zulassen, daß talentierte Wissenschaftler vorzeitig aus dem Leben gehen und vergessen werden und deren Arbeiten wegen der Engstirnigkeit von Beamten und Ambitionen von Opponenten ungenutzt blieben. Es muß eine strenge Kontrolle und Haftung der Schuldigen vor der Gesellschaft eingeführt werden.

# Die Rache der Trichomonade

## *Bösartige Geschwulst der Medizin*

Wir wissen jetzt, daß Krebs eine uralte Krankheit ist. Sein Erreger ist ein Mikroorganismus aus der grauen Vorzeit – ein einzelliger Parasit, der Flagellat Trichomonade. Flagellaten sind die Urahnen der Vielzeller, darunter auch des Menschen, der von der Natur mit einem Intellekt ausgestattet wurde. Doch entgegen der Absicht der Natur, die Generation für Generation die Pflanzen- und Tierwelt weiterentwickelte und verbesserte und so unseren Planeten schmückte, stellte sich ein Teil der Flagellaten schon damals quer: Sie wollten sich nicht weiterentwickeln und wachsen, sondern stagnierten in ihrer Entwicklung und blieben Einzeller.

Biologen ist es gelungen, zu verfolgen, wie aus freilebenden, von ihrer Art nicht vielfältigen Trichomonadidae eine äußerst große Vielfalt von parasitären Trichomonaden entwickelt wurde. Die für die meisten freilebenden Einzeller charakteristische Fähigkeit, im Ruhestadium zu verweilen, erleichtert ihnen beim Übergang zum Parasitentum die Möglichkeit der Weitergabe von Infektionen an andere. Bei im Menschen lebenden Trichomonaden ist es das zystenförmige Stadium, während dessen die Zellen eine rundliche Form annehmen und einigen Zellen des menschlichen Gewebes sowie Blutes ähnlich (aber nicht identisch) werden. In ihrem aktiven Stadium aber (wenn die Einzeller erkennbar werden) benötigen sie eine flüssige oder feuchte Umwelt. Sie finden die notwendigen Bedingungen auf dem Festland nur, wenn sie im Darmtrakt, im Blut und sogar im Gewebe verschiedener Tiere und auch der Menschen siedeln.

Unsere Natur demonstrierte ihre unbegrenzten Möglichkeiten, als sie aus kleinsten Mikroorganismen die gigantischen Dinosaurier und Brontosaurier schuf. Diese riesigen Wesen hatten zu ihrer Zeit keine ebenbürtigen Gegner und verbreiteten sich auf der ganzen Erde. Nach 40 Millionen Jahren ihrer Existenz verschwanden sie spurlos. Vermutungen, daß diese Giganten von einem im Mexiko gefallenen Meteoriten getötet wurden oder in der Eiszeit ausstarben, sind nicht überzeugend genug wegen der räumlichen Ausbreitung der Dinosaurier. Gleichzeitig wurden in ihren ausgegrabenen Überresten tumorbedingte Knochenveränderungen festgestellt, was ein Zeichen dafür sein könnte, daß die Dinosaurier dem Krebs erlagen.

Glücklicherweise kann die Natur ihre Fehler korrigieren. Nach der Feststellung, daß die von ihr geschaffenen Giganten sich gegen die zahlreichen einzelligen Parasiten nicht behaupten können, wechselte sie von der Quantität zur Qualität – sie schuf vernünftige Wesen.

Die Krönung der Schöpfung war der Mensch, der einen Intellekt besaß, welcher im Lauf der Zeit ständig verbessert wurde. Die Natur urteilte richtigerweise: Nicht die physische Überlegenheit, sondern der Intellekt soll die Welt beherrschen. Sie sollte Recht behalten. Während Wissenschaftler die Knochenüberreste von Urmenschen untersuchten, die vor 100-150 tausend Jahren auf der Erde lebten, stellten sie fest, daß von zehn Neandertalern fünf starben, bevor sie 25 Jahre alt wurden. In den Knochen, Gelenken und Kiefern der Urmenschen sahen Paläontologen tumorbedingte Veränderungen, was wiederum bestätigt: Die Menschen starben an Krebs. Aber in der nachfolgenden Zeitperiode gelang es den Menschen, nicht ohne Hilfe des Intellekts, günstigere Bedingungen für ihre Existenz zu schaffen und ihre Lebensdauer um das drei- bis vierfache zu erhöhen.

Doch viele vermuten nicht einmal, daß der Mensch im Kampf gegen die Krebserreger Unterstützung von Viren und Bakterien erhielt. Zwar war dies eine eigenartige Hilfe: Die Koexistenz von Bakterien, Viren, Pilzen und Einzellern im menschlichen Körper bremst deren gegenseitige Vermehrung. Wenn aber Pestbazillen bei für sie günstigen Bedingungen in den menschlichen Organismus gelangen und sich intensiv vermehren, unterdrücken sie damit alle anderen Infektionen, töten den Menschen und retten ihn auf diese Weise vor dem Krebs.

Während ihres Wechsels zum Parasitentum konnten die Geißeltierchen die jahrhundertealten Erfahrungen und die wichtigsten Eigenschaften ihrer freilebenden „Geschwister" behalten, die ihnen das Überleben ermöglichten. Im immunen Körper ihres Wirts eigneten sie sich dann noch zusätzliche Fähigkeiten an, die ihnen einerseits erlauben, lange Zeit unerkannt zu bleiben, andererseits – auf dem Wege der Bildung vielzähliger Kolonien (Geschwulste und Thromben) und deren Umsiedlung in Form von Metastasen – den gesamten Organismus zu kolonisieren. Warum aber hat die Medizin, als sie sich vor 76 Jahren als eigenständige Disziplin von der Biologie löste, die besten Errungenschaften der Biologen nicht genutzt, ihre Hypothesen der Krebsentstehung nicht mit der biologischen Vorstellung über den Menschen und seine wechselseitigen Beziehungen mit der Umwelt und den in ihm lebenden Wesen verglichen, die seine Krankheiten auslösen?

Wie sind also diese Wechselbeziehungen? Alle fremdartigen Mikroben, Zellen, Stoffe, die in den menschlichen Körper gelangen, werden als Antigene bezeichnet. Nachdem Antigene in den menschlichen Körper eindringen, reagiert dieser dank seines Immunsystems, das als Wächter der menschlichen Gesundheit fungiert, durchaus kämpferisch. Die Immunität wird hauptsächlich durch das Lymphsystem dargestellt, dessen wichtigste Zelle ein Lymphozyt ist – eine Variante der Leukozyten bzw. der weißen Blutkörperchen. Ein Milliliter Blut eines gesunden Menschen enthält über 5 000 Leukozyten. Lymphozyten bilden 1/3 der Gesamtmenge der weißen Blutkörperchen. Im Unterschied zu Leukozyten befinden sich Lymphozyten nicht nur im Blut, sondern sind die wichtigsten Zellen der Gewebeflüssigkeit – Lymphe. Sie sind in den Lymphknoten, in der Thymusdrüse, in der Milz, in den Mandeln und anderen Organen enthalten. Insgesamt bilden Lymphozyten 1% der Masse eines menschlichen Körpers. Im Gegensatz zu Leukozyten, die anhand der Eigenartigkeit ihrer Kerne im großen Umfang des Zytoplasma, leicht zu erkennen sind, haben Lymphozyten einen großen, runden Kern, um den herum ein schmaler Reif aus Zytoplasma, d. h. Zellflüssigkeit, angeordnet ist. Diesen Schutzzellen sehen die zystenförmigen Trichomonaden zum Verwechseln ähnlich. Sie stellen Protoplasma-Klumpen dar, die von einem aufgelockerten Protoplasma umgeben sind – Zytoplasmabereichen verschiedener Größen.

Warum werden die Lymphozyten für die wichtigsten Zellen des Immunsystems gehalten? Weil sich auf ihrer Oberfläche besondere Rezeptor-Molekule befinden, die Antikörper, d. h. Eiweiße produzieren, welche auf fremdartige Antigene reagieren oder die in den Organismus gelangten pathogenen Mikroben vernichten. Dabei werden für jedes Antigen spezifische Antikörper produziert.

Bei der Wechselwirkung von Antikörpern und Antigenen – fremdartigen Mikroben – können verschiedene Bilder beobachtet werden: Aktiv bewegliche Mikroorganismen hören auf sich zu bewegen und wechseln in eine konstante, unbewegliche Form, als würden sie sich tot stellen; Mikroben kleben aneinander (agglutinieren); Zellen lösen sich auf. Der Krebserreger Trichomonade hat eine reichere Auswahl an Schutzreaktionen. Dieser Parasit ist in der Lage Antigene abzusondern, die den Antigenen der menschlichen Gewebe ähnlich sind. Solche Beobachtungen, die seinerzeit von Parasitologen gemacht wurden, konnten später von Onkologen bestätigt werden: Es sind Fälle festgehalten worden, wo Antikörper die Tumorzellen vor ihren eigenen Leukozyten schützten. Trichomonaden wechseln genauso leicht in die konstante, unbewegliche Zystenform. Dabei sondern sie die klebrige Substanz Fibronektin ab, die gleichzeitig als ihre Schutzhülle und als Sorbent dient, auf welches sie die begleitende Mikroflora kleben: Streptokokken, Staphyllokokken, Chlamydien und andere Mikroben. Das ermöglicht den Parasiten unerkannt zu bleiben, denn das Immunsystem reagiert auf die Mikroben, mit welchen sich die Trichomonaden „eingewickelt" haben.

Der Parasit Trichomonade hat sich in Jahrmillionen der Existenz in immunen Organismen von Vielzellern so gut darauf spezialisiert, unerkannt zu bleiben, daß er es auch heute noch bleibt, ungeachtet des technischen Fortschritts, dessen zeitliche Ausdehnung bisher nur wenige Jahrzehnte zählt.

Die Mediziner aber begannen, nachdem sie den fremdartigen Parasiten nicht erkannt hatten, die Ursachen der Krebskrankheit im Menschen selbst zu suchen. Als sich die Medizin aus der Biologie verabschiedete, hat sie ein wichtiges Gesetz mißachtet: wenn es eine Krankheit gibt, dann muß es auch einen Krankheitserreger geben. Mediziner sind auch Menschen, Söhne und Töchter der sie erschaffenen Natur. Doch sie mißachteten das Gesetz des Respekts vor Mutter Natur, indem sie diese der Schluderarbeit beschuldigten – der Ausstattung des menschlichen Organismus mit unbeständigen

Zellen, die sich angeblich in Krebszellen verwandeln und den Menschen töten können. Für die verhängnisvollen Fehler der Medizin müssen unschuldige Menschen mit schrecklichen unheilbaren Krankheiten bezahlen, deren Erreger die Medizin bis heute nicht finden konnte.

Was hat eigentlich die Medizin daran gehindert – und hindert sie heute noch –, nachdem in der Presse, im Rundfunk und im Fernsehen zahlreiche Meldungen über die parasitäre Ätiologie der Krebskrankheit, des Infarkts, des Aids gemacht wurden, wenigstens die Möglichkeit der Existenz eines biologischen Erregers dieser Krankheiten zuzulassen? Es ist der Konservatismus!

Konservatismus ist die bösartige Geschwulst der Medizin. Urteilen Sie selbst. Noch an der Schwelle zur Geburt der Medizin warnte der weise Hippokrates die damaligen Heiler: „Schade nicht!“ Seitdem sind Jahrtausende vergangen; die Medizin hat ein hohes wissenschaftliches Niveau erklommen, ist mit moderner Technik und mit neuen Technologien der Diagnostik und Behandlung ausgestattet. Doch wie früher bleibt sie dem veralteten Schwur damaliger Anfänger im Heilberuf treu: „Schade nicht!“ Sie ist einfach nicht bereit, ihn gegen einen den Menschen eher nützlichen Schwur auszutauschen: „Heile!“ Mehr noch, sie schadet dem Patienten durch ihre traumatisierende Behandlung. Den Beweis dafür spüren die Menschen am eigenen Leibe: das unbeirrte zahlenmäßige Wachstum unheilbarer Krankheiten, die Erfolglosigkeit medizinischen Eingreifens, die Hilflosigkeit vor den Zivilisationskrankheiten.

Es ist schwer vorstellbar, aber die Medizin zählt derzeit knapp 30 000 Krankheiten und nur 5 000 davon sind heilbar. Warum gibt es so viele Krankheiten? – Weil viele davon verschiedene Stadien ein- und derselben Erkrankung des ganzen Organismus sind, die von einem bestimmten biologischen Erreger ausgelöst werden. Warum sind diese Krankheiten unheilbar? Weil die Erreger nicht gefunden wurden. Infolgedessen kämpfen die Mediziner nicht gegen die Krankheit, sondern gegen ihre Symptome und Folgen: sie unterdrücken die Krankheitssymptome – Schmerz und hohes Fieber, entfernen zerstörte Organe, ersetzen Gelenke und Zähne durch Prothesen.

Die moderne Medizin ist, wie auch vor Jahrhunderten, nicht in der Lage vor den Krankheiten herzugehen, um sie rechtzeitig abzuwenden. Ihr Konservatismus ist eine Erscheinung aus dem fernen Altertum. Der in Rußland seinerzeit berühmte Arzt Benediktus schrieb: „In keinem anderen Zweig des menschlichen Wissens werden Tatsachen so lange verneint und ignoriert wie in der Medizin. Jede Seite der Geschichte sagt uns, daß die sinnlosesten Grundsätze dann manifestiert werden, wenn sie den herrschenden Ansichten entsprechen, dagegen die offensichtlichsten Wahrheiten mittels Diffamierung der Autoren ignoriert und liquidiert wurden, wann immer sie im Widerspruch zur herrschenden Lehrmeinung standen."

Seit der damaligen Zeit hat sich nichts Wesentliches verändert. Hier ein Beispiel für moderne Methoden der Leugnung von Tatsachen – in diesem Falle der Entdeckung des Krebserregers sowie der Verleumdung der Autorin – ein Schreiben des Verwaltungsleiters der wissenschaftlichen Einrichtungen des Minsdrawmedprom[3], Nifantjew, an die Adresse des Vorsitzenden des Komitees für Gesundheitsschutz, Gerasimenko, vom 01.07.1996:

„Der Verwaltung der wissenschaftlichen Einrichtungen des Minsdrawmedprom ist T. Lebedewa sehr gut bekannt. Sie ist Chemikerin von Beruf, hat keine Anstellung, beschäftigt sich ausschließlich damit, Briefe an alle möglichen Instanzen und Zeitungen zu schreiben. Ihre Vorschläge sind absolut absurd. Wir haben uns wiederholt mit ihr getroffen. Auf Anordnung leitender Organe wurden ihre Vorschläge zur Expertise in das Petrow-Forschungsinstitut für Onkologie und das Görzen-Forschungsinstitut gesandt. Unsere Experten und unsere Verwaltung sind sich einig: Ein weiterer Schriftverkehr mit Frau Lebedewa ist nicht sinnvoll."

---

[3] Verwaltung der wissenschaftlichen Einrichtungen des Gesundheitsministeriums und der medizinischen Industrie.

Doch nicht alle Fachleute leugnen die Tatsache der Entdeckung der Krebserreger und deren gesellschaftliche Bedeutung. Beispielsweise der Präsident des Föderalen Zentrums für Zertifikation, Autor von über 100 wissenschaftlichen Artikeln und Büchern in einer ganzen Reihe von Fachrichtungen, darunter auch der Medizin, Boris Minin, hat eine Bewertung der gesellschaftlichen Bedeutung meiner Entdeckung zum Thema Krebs vorgenommen.

***Ein Blick von der Seite***

## Wir brauchen wahre Panazeen[4]!

In einem Interview mit dem Redakteur der Zeitschrift „Wunder und Abenteuer“ sagte Boris Minin Folgendes.

*„Kann man den Effekt der Arbeiten von Tamara Lebedewa in Zahlen erklären, die für Laien verständlich sind?“*

„Sicher. Der jährliche (potentielle!) ökonomische Effekt dieser Neuerung wurde von uns ungefähr mit eineinhalb Trillionen Rubel beziffert. Selbstverständlich muß auch der soziale Effekt berücksichtigt werden. Ich kann nicht verschweigen, daß mich nicht nur die ersten – sehr beeindruckenden – Publikationen über die Arbeit von Tamara Lebedewa zu diesen Berechnungen gezwungen haben, sondern auch das wissenschaftliche Material, das mir die Autorin freundlicherweise zur Verfügung gestellt hat. Man kann wohl sagen, was ich da vorgefunden habe, ist das, was im Volksmund als Panazee (Allheilmittel) und von der Novistik (Wissenschaft über Erneuerung) als Invariant bezeichnet wird, das heißt, eine Neuerung großen Ausmaßes mit überaus nützlichen Effekten. Also, meine feste Überzeugung ist: Genau solche Invarianten brauchen wir. Diese sollten eine besondere Aufmerksamkeit der Gesellschaft haben, vom ersten Tage ihrer Erscheinung an.“

---

[4] Allheilmittel, Wundermittel

*„Wie soll man die großartigen Entdeckungen im Fluß der mittelmäßigen, grauen erkennen, wie soll man sie von der riesigen Anzahl der unbedeutenden unterscheiden? Wie kann man sie nach ihrer Nützlichkeit für die Allgemeinheit bewerten, unter Berücksichtigung aller Vor- und Nachteile, und, vor allem, wie können wir lernen, die besonders effektiven davon besser zu realisieren?“*

„Meistens versuchen wir, für die Bewertung sehr bedeutender Entdeckungen solche Superlative wie riesig, groß, ausgezeichnet, talentiert, großartig zu verwenden. Doch wieviel drücken sie aus, ohne Zahlen, ohne Maßeinheit? Offensichtlich gibt es tief humanitäre Bereiche, sagen wir mal die Philosophie, wo die verbale Beschreibung genau die richtige ist. Mir persönlich scheinen die Bemühungen von Werbefachleuten lächerlich und bemitleidenswert, wenn sie versuchen eine genaue Beschreibung des beworbenen Gegenstands durch eine blumige verbale Ausschmückung oder, sagen wir mal, durch einen mehr oder weniger geglückten Werbeclip zu ersetzen. Dabei kommt es zum Austausch des Wettbewerbs der Waren durch den Wettbewerb der Werbefachleute.

Ähnlich unbeholfen beurteilen wir Neuerungen, wissenschaftliche Entdeckungen, Erfindungen... Angenommen, die eine oder andere Firma hat Mittel frei und hat beschlossen, diese für eine gemeinnützige Sache zur Verfügung zu stellen. Was und wie kann sie wählen? Es ist keine leichte Aufgabe. Übrigens, Berechnungen, die wir vor einigen Jahren im Staatskomitee für Erfindungen über gesellschaftliche Bedeutung (Hunderte verschiedener wissenschaftlich-technischer Errungenschaften: Erfindungen, Verbesserungsvorschläge und offiziell angemeldete Patente) gemacht haben, zeigten, daß deren Unterschiede nach Nützlichkeit für die Gesellschaft um eine Größenordnung von milliardenfach verschieden sind!

Die von uns erarbeitete Methode ist genau für solche Berechnungen geeignet.

Doch vorher noch einige Worte über das abfällig in Richtung von Forschern gebrauchte Wort ‘Panazee’. Gleich zu Beginn möchte ich anmerken, daß laut enzyklopädischer Wortbestimmung Panazee ein nichtexistierendes Arzneimittel ist, dessen Suche die vergeblichen Bemühungen mittelalterlicher Alchimisten galten. Doch gleichzeitig ist 'pagas' die lateinische Bezeichnung von Ginseng – Wurzel des Lebens. Folglich brauchen wir Panazeen, und die Arbeit von Tamara Lebedewa ist eine davon.

In der Mitte des 19. Jahrhunderts hatte der junge Arzt Ignaz Semmelweis aus Österreich/Ungarn eine unglaublich einfache Idee: Die in ganz Europa übliche 20-prozentige Sterblichkeit von Gebärenden ist keine Strafe Gottes. Die Ursache liegt vielmehr darin, daß die Geburtshelfer ihre Hände nicht vor, sondern nach der Geburt waschen. Semmelweis fand die Ursache (machte eine Entdeckung) und fand dank einer intuitiven Eingebung das bisher beste Antiseptikum – Chlorkalk (Erfindung). Man beachte, die Menschheit wußte damals noch nichts über Mikroben, und es ist nicht verwunderlich, daß in der wissenschaftlichen Öffentlichkeit diese Entdeckung nicht nur Unverständnis hervorrief, sie sah darin einen Grund für Empörung und Entrüstung. Diese Entdeckung wurde kategorisch abgelehnt und fast ein halbes Jahrhundert lang verschwiegen. In dieser Zeit hat man den übermäßig beharrlichen Autor in einer psychiatrischen Klinik umkommen lassen. Wissen Sie, was die Ablehnung dieser Panazee allein in Europa gekostet hat? Hunderte von Millionen Leben von Frauen im besten Alter. Das ist der Preis des menschlichen Konservatismus.

Die Entdeckung von Tamara Lebedewa braucht die Unterstützung der Gesellschaft, sie benötigt Sponsoren, die deren Nutzen für die Allgemeinheit verstehen. Denn sie schlägt vor, die verdeckten Quellen vieler Massenkrankheiten zu bekämpfen. Der Nutzen ist hier offensichtlich, und man kann auf internationale Zusammenarbeit hoffen. Benötigt wird in erster Linie eine zentrale Klinik für ganz Rußland, ähnlich wie die Augenklinik von S. Fedorow, natürlich mit einer Anschubfinanzierung durch staatliche Mittel."

*„Das heißt aber, der Markt hilft also den Erfindern?"*

„Ja und nein. Der Markt, den wir nach dem Ebenbild des westlichen schufen, ist weit vom Ideal entfernt. In ihm sind üble Kräfte am Werk. Der Verbraucher in diesem Markt ist blind und taub, der Fortschritt darin gleicht eher einer Zickzack- denn einer geraden Linie. Außerdem ist dieser Markt für den Menschen nicht ungefährlich. Wir haben schon alles besudelt und verschmutzt, was möglich war – in der Natur, in uns selbst, haben das Konsumdenken, den Konservatismus und harten Egoismus in uns eindringen lassen.

Unsere beharrlichen Vorschläge an alle denkbaren Instanzen zur Bewertung und unbedingten Kompensation aller gesellschaftlich relevanten Schäden, z. B. in der Ökologie, oder durch Ausbremsen der Anerkennung und Einführung potentiell effektiver Entdeckungen oder der Einführung von schlecht durchdachten Gesetzen usw. kommen nicht durch die administrativen Hürden, und das Schicksal einer grandiosen Entdeckung, die in ihrer Bedeutung einigen Millionen Menschen-Jahren entspricht, wird von den zuständigen Personen überhaupt nicht beachtet, aber niemand wird dafür zur Verantwortung gezogen."

*„Mit welchen Methoden haben Sie die Bedeutung der gesellschaftlichen und ökonomischen Größe der Entdeckung von Tamara Lebedewa bewertet?"*

„Kurz gesagt schließt die Methode die Bestimmung des potentiellen wissenschaftlichen, sozialen und ökonomischen Effekts ein. Den Berechnungen liegen komplizierte mathematische Verfahren zugrunde, die ich hier nicht erläutern möchte. Interessierte wenden sich bitte direkt an unsere Zertifizierungsstelle."

*„Was sind Ihre allgemeinen Schlußfolgerungen?"*

„Die Entdeckung von Tamara Lebedewa gehört wegen des hohen Maßstabs der potentiellen Wirkung im ökonomischen, sozialen und wissenschaftlichen Bereich sicherlich zu den nützlichsten und effektivsten überhaupt. Die Forschungsarbeit muß in diesem Stadium auf höchstem Niveau fortgesetzt werden. Ich schlage vor, die Mittel für die Aktivierung der Forschungsarbeit unter gesellschaftliche Kontrolle zu stellen, wobei der Schaden, der der Gesellschaft zugefügt wird (nichtrealisierter Effekt der Entdeckung) in direkter

Abhängigkeit zur Zeit der Verzögerung endgültiger Lösungen und ihrer Einführung steht.

Natürlich ist hier eine breite Unterstützung der Massenmedien nötig. Dabei muß ernsthaft darauf geachtet werden, die medizinische wissenschaftliche Öffentlichkeit zu informieren.

## *Kommentar der Autorin*

Also, liebe Leserinnen und Leser, sie haben zwei alternative Meinungen über meine Entdeckung der Krebserreger gehört, die Gutachten zweier Wissenschaftler mit Doktortitel. Nifantjew, der die Verantwortung für die Verschlechterung der Gesundheit unserer russischen Bevölkerung trägt, nennt meine Entdeckung „absolut absurd". Minin aber, ein unabhängiger Experte, dessen Stellung in nicht geringem Maße von der politischen Wetterlage in der Medizin abhängig ist, bewertet meine Entdeckung als Allheilmittel. Wer von den beiden recht hat, sollten Sie selbst urteilen, nachdem Sie das Buch zu Ende gelesen haben.

Ich aber möchte auf das verleumderische Schreiben von Nifantjew zurückkommen. Es gab keine „wiederholten Treffen" mit ihm. Und ich bin sicher, im Gegensatz zu Minin hat er meine „Berichte über Experimente", die die parasitäre Natur der Krebskrankheit bestätigen, nicht gelesen. Wenn er sie aber doch gelesen und nicht verstanden hat, so ist er für das Amt des Leiters der wissenschaftlichen Verwaltung ungeeignet. Dies kann auch aus seinen Gegenargumenten geschlossen werden, die er nicht gegen den Kern der Entdeckung richtet, sondern gegen deren Autorin: „Sie ist Chemikerin von Beruf, hat keine Anstellung" beschäftigt sich damit, „Briefe an alle möglichen Instanzen und Zeitungen zu schreiben".

Zum Unterschied zwischen Chemikern und Medizinern habe ich den Onkologen meine Meinung schon gesagt. Hier bin ich bereit, es zu wiederholen: Wenn man einem Mediziner einen Haufen Knochen vorlegt, kann er sie fehlerfrei benennen: Schienbein,

Stirnbein, Schulterblatt... der Chemiker aber kann, auch wenn er deren Bezeichnung nicht kennt, sagen, was diese Knochen an Gemeinsamkeiten haben und worin sie sich unterscheiden. Und zwar deshalb, weil das Studium der Medizin auf dem Prozeß des Auswendiglernen und die Arbeit auf fertigen Methoden und auf Vorrat hergestellten Medikamenten aufbaut. Für einen Mediziner ist eine durchsichtige Lösung einfach durchsichtig, und für einen Chemiker ist sie ein Gegenstand zur Untersuchung. Doch nach der Untersuchung wird der Chemiker die Zusammensetzung beschreiben und eine Empfehlung geben, wofür die Lösung verwendet werden kann. Mediziner aber analysieren nicht gern die wahren Ursachen einer Krankheit und forschen nicht nach deren biologischer Natur, sie bestimmen sie nach deren Symptomen: Kopfschmerzen – Hochdruck, Fieber und Husten – Erkältung, Schwäche – Übermüdung, Übelkeit – Vergiftung. Sie verschreiben Pillen und Mixturen – und schicken den Patienten nach Hause. Die Symptome des Patienten werden indes durch neue erweitert, die ebenfalls durch Medikamente unterdrückt werden. So wird man nach einigen Jahren vielleicht beobachten können: Wer Kopfschmerzen hatte, hat einen Schlaganfall, der Hustenpatient Halskrebs, der schwächelnde einen Herzinfarkt, der Patient mit der Übelkeit – Diabetes oder Magenkrebs. Ein Chemiker hätte es nicht so weit kommen lassen!

In bezug auf meine Arbeit macht Nifantjew ebenfalls Winkelzüge. Obwohl ich tatsächlich seit fast acht Jahren kein Gehalt vom Staat bekomme und nicht rentenversichert bin, arbeite ich regelmäßig 10-14 Stunden täglich, einschließlich Feiertage und Wochenenden. Zuerst arbeitete ich monatelang in Bibliotheken, wobei ich 50 Blöcke kleingeschriebener Konzepte mitnahm, danach organisierte ich wissenschaftliche Experimente an Tieren mit Tumorzellen und Trichomonaden, führte Untersuchungen bei Menschen auf der Suche nach Trichomonaden durch, erforschte und fotografierte Blutpräparate, Mundhöhlen- und vaginale Trichomonaden, arbeitete an einer Methodik vorgeschwulstlicher Diagnostik, Prophylaxe und Behandlung von Krebs. Und das alles ist, verehrter Herr Nifantjew, keine Arbeit? Als er mir einmal am Telefon vorwarf, daß ich Artikel in Zeitungen veröffentliche, das heißt, über meine Entdeckung berichte und die Menschen vor der Infizierbarkeit der Krebskrankheit warne, mußte ich ihm antworten: „Die Zeit wird uns richten..."

Der einzige Punkt in dem Nifantjew recht hat ist der, daß ich mich an verschiedene Instanzen wandte, darunter auch an ihn, doch ... ohne Erfolg. Es sind 50 Artikel zu meiner Entdeckung erschienen, es gab fünf Auftritte im zentralen Rundfunk und genau so viele im Fernsehen, doch Reaktionen kommen nur von einfachen Menschen, hauptsächlich Geiseln der offiziellen Onkologie.

An die staatlichen Instanzen schreibe nicht nur ich. Es gibt Briefe über mich, es gibt auch welche an mich. Zwei davon möchte ich Ihnen vorstellen. Hier der erste Brief.

*An den Vorsitzenden des Komitees der Staatsduma*
*für den Schutz der Gesundheit, N. F. Gerasimenko*
*Sehr geehrter Nikolai Fedorowitsch!*

*Anbei sende ich Ihnen die Forschungsberichte der Forscherin Tamara Lebedewa und hoffe auf Ihre objektive professionelle Bewertung ihrer vom Pioniergeist getragenen Ansichten in Bezug auf die Natur von Krebserkrankungen.*

*Ich will Ihnen keine Ratschläge geben, doch diese Krankheit ist zu grausam, um auch die kleinste Chance ihrer Zähmung zu ignorieren. Um so mehr, als es schon eine traurige Praxis des Verschweigens sogar realer Siege auf dieser Front in Rußland gibt – man muß nur an die Ärztin Troizkaja denken, die in den 70er Jahren mit dem von ihr hergestellten Mittel nicht nur erfolgreich ganze Familien von Mitgliedern des ZK von manchen Krebsarten heilte, sondern auch die Prophylaxe dieser Krankheit beherrschte.*

*Anlage: 9 Seiten*
*Vorsitzender des Komitees, S. Goworuchin*

Wie soll man dem von der Medizin fernen Stanislaw Goworuchin nicht dankbar sein, der um die Gesundheit des russischen Volkes und den Zustand der Wissenschaft in Rußland besorgt ist.
Und hier der zweite Brief.

*An Tamara Jakowlewna Lebedewa.*
*Sehr geehrte Tamara Jakowlewna!*
*Ihre Materialien sind noch einmal aufmerksam von den führenden Experten der Russischen Akademie der medizinischen Wissenschaften (RAMN) durchgesehen worden. Es sind negative Rezensionen eingegangen. In diesem Zusammenhang teilen wir Ihnen erneut mit, daß Ihre Unterlagen im Büro der Abteilung für klinische Medizin RAMN erst nach Erhalt neuer zusätzlicher wissenschaftlicher Daten, die Ihre Theorie bestätigen, gehört werden können.*
*Akademischer Sekretär des OKM RAMN, Akademiker E. Gusew.*

Spüren Sie auch den Unterschied zwischen diesen beiden Briefen? Stellen Sie sich vor, die mächtige Akademie der medizinischen Wissenschaften einer Weltmacht schlägt der Arbeitslosen Lebedewa vor, auf ihre eigenen Kosten die Forschungsarbeit fortzusetzen um neue zusätzliche Beweise zu bekommen! Hat denn der Umfang an Forschungen, die ich auf der Zell-, Molekular- und genetischen Ebene durchgeführt habe wie auch die zahlreichen Fotos begeißelter, amöbenartiger und zystenförmiger Trichomonaden im Blut nicht genügt, um sie als Ausgangsbasis für weitere Forschungen auf offiziellem Niveau zu nutzen? Und außerdem, in welcher anderen Wissenschaft zählt die spekulative Schlußfolgerung „führender Experten", die keine Kenntnisse über die Parasitologie haben, höher als die Ergebnisse wissenschaftlicher Experimente, durchgeführt an führenden Instituten des Landes? Schließlich, ein Großteil unseres wissenschaftlichen Potentials ist in den letzten Jahren ins Ausland ausgewandert, die Forschungsinstitute sind halb leer, und Lebedewa, deren Entdeckung allein im Bereich Krebs einen ökonomischen Effekt von 1600 Milliarden Rubel hat, kann keine

Arbeitsstelle angeboten werden, um ihre Forschungen fortzusetzen. Ich bitte noch nicht einmal um Geld, denn das könnte ich für einen derartigen Zweck – Zusammenarbeit mit der offiziellen Medizin! – von Sponsoren erhalten. Ich verstehe einfach nicht, welche zusätzlichen wissenschaftlichen Daten Akademiker Gusew braucht.

Also, jeder wird verstanden haben, daß die letzte Ablehnung aus dem RAMN der letzte Schlußakkord des Verstoßes meiner Person und meiner Entdeckungen von der offiziellen Medizin war.

Was also ist jetzt zu tun?!

# Kapitel 3

# Ein Zeichen des Schicksals

# Zu Krebs „verurteilt“

## *Der Funke Gottes ist in jedem!*

Man sagt, es gibt keine ausweglosen Situationen. Was wäre denn, wenn auch ich für eine Zeit die offizielle Medizin verstoßen würde? Denn es gibt ja auch außerhalb der Medizin Menschen, die meine Entdeckung und die Empfehlungen, die ich zur Vorbeugung und Behandlung von Krebs geben kann, brauchen. Es gibt Fachleute aus verschiedenen Bereichen, die fähig sind an die Richtigkeit meiner Entdeckung zu glauben und mir bei der Realisierung zu helfen. In erster Linie sind das bekannte Moderatoren von Rundfunk- und Fernsehsendungen, Journalisten und Redakteure aus Zeitschriften und Zeitungen, die über mich berichtet haben. Besonders dankbar bin ich dem Chefredakteur der Zeitschrift „Natur und Mensch“ („Swet“), Wladimir Sacharenko, der die Entscheidung traf, mein Buch zu veröffentlichen.

Es zu schreiben war nicht leicht, ich arbeitete 14 Stunden am Tag.

Die eigentliche Entdeckung des Krebserregers war für mich keine komplizierte Sache. Die Schwierigkeiten begannen später, als ich mir vornahm, die Richtigkeit meiner Entdeckung experimentell zu beweisen. An dieser Stelle fing ich an, mir selbst die Frage zu stellen: „Warum ich?“ Welche Kräfte zwangen mich, eine von der Medizin weit entfernte sibirische studierte Chemikerin und Erfinderin von Technologien von Beruf, meine gesamte Energie auf das schreckliche und geheimnisvolle Problem der Krebskrankheit zu richten, und später auch des Infarkts und Aids, an denen seit Jahrhunderten speziell dafür ausgebildete Wissenschaftler und Ärzte auf der ganzen Welt arbeiten?

Möglicherweise haben höhere Mächte ihre Wahl so getroffen. Man sagt, jeder Mensch, der auf Erden lebt, ist für eine bestimmte Mission vorgesehen. Vielleicht waren mit der Enttarnung der heimtückischen Trichomonade auch andere beauftragt, und nur ich habe die Sache bis zum logischen Ende verfolgt? Es gibt viele Fragen – Antworten habe ich noch keine.

In jedem von uns ist ein Funke Gottes – mit ihm kommen wir zur Welt. Und kein Mensch ist in der Lage, den Funken fremder Leben zu löschen, insbesondere wenn das Geheimnis ihres inneren Feuers enthüllt ist. Es war nicht mein eigener Wille, der mich dazu brachte, mich mit der Medizin zu befassen und den Krebserreger zu finden, und so ist es unfair, mich zu kränken und zu beleidigen. Kluge Menschen sollten aus allem einen Nutzen ziehen: Auf der Basis jeder Entdeckung können Tausende neuer Entdeckungen und Erfindungen gemacht werden.

## *Erste Bekanntschaft mit der Onkologie*

Und trotzdem, warum begann ich, mich mit dem Krebsproblem zu beschäftigen? Die Antwort auf diese Frage gab das Leben selbst.

Die eindrucksvollste Erinnerung meiner frühen Kindheit war die Beerdigung meiner Großmutter, die von allen in unserer zahlreichen Familie sehr geliebt wurde. Meine Mutter warf sich buchstäblich in das Grab, als der Sarg heruntergelassen wurde. Und ich, selbst laut schluchzend, versuchte mit den anderen, sie aufzuhalten. Damals habe ich noch nicht verstehen können, daß Großmutter an Magenkrebs gestorben war.

Später, als Schülerin, sah ich einmal den Film „Der Glöckner von Notre-Dame". Darin hat der unglückliche buckelige Quasimodo oben, weit von allen Menschen entfernt, immer wieder das Wort „rok"[5] geschrieben. In Gedanken, ganz maschinell, begann ich ebenfalls dieses Wort aufs Papier zu schreiben. Doch einmal habe ich den Buchstaben „o" durch „a" ersetzt und erhielt das Wort „rak"[6], das ich für harmloser hielt. Wahrscheinlich meinte ich damals den Krebs, der für viele eine angenehme Delikatesse ist. Doch das weitere Leben zeigte, daß genau die Krebskrankheit zum Verhängnis für

[5] *Russisch für:* Schicksal, Verhängnis
[6] *Russisch für:* Krebs

meine Familie wurde und das Krebsproblem zu meinem Schicksal. Nachdem ich aus meiner Heimatstadt Krasnojarsk am Jenissej fortgegangen war, verlor ich nicht den Kontakt zu meinen Verwandten, aber die qualvollsten Reisen dorthin waren die Reisen zu Beerdigungen. Bis zum Tode meiner jüngeren Brüder, solange es noch die älteren Verwandten waren, die an Krebs starben, hatte ich das Gewicht meines Schicksals noch nicht im vollen Maße gespürt. Die Zwillinge Aljoscha und Mischa waren neun Jahre jünger als ich. Man nannte sie scherzhaft „15-Minuten-Babies". Der ältere von ihnen, Aljoscha, war der gesündere von beiden und hatte ein glücklicheres Schicksal; er hatte eine Familie, einen wohlerzogenen Sohn. Der jüngste aber, Mischa, war von Kindheit auf sehr kränklich; jede Infektion blieb an ihm hängen. Seine Ehe war gescheitert, er und die Frau, die er kennengelernt hatte, wurden nicht glücklich zusammen. Im Alter von 25 Jahren hatte er eine Gastritis, mit 30 Jahren Impotenz. Wer konnte ihm damals helfen? Aus heutiger Sicht bin ich fest überzeugt, daß an den Leiden meines jüngsten Bruders die Trichomonaden schuld waren. Die erste Infizierung mit der vaginalen Trichomonade geschah vermutlich noch im Mutterleib. Die zweite beim „Wiederkäuen" – man ernährte die Säuglinge nach dem Krieg, indem man Brot mit Zucker in Mull legte und gut durchkaute. Und weiter in seinem Leben gab es sicherlich Infizierungen durch Trichomonaden, über die sich damals niemand Gedanken machte. Diese Parasiten siedelten sich in seinem Magen an und störten mit ihren Austauschprozessen seine Arbeit. Mischa, der ständig ein Brennen im Magen fühlte, nahm eine Backsodalösung, um es zu neutralisieren und so den Schmerz für eine Zeit auszuschalten. Andere Kolonien von Parasiten ließen sich im Geschlechtsorgan nieder und blockierten die Blutbahnen, womit sie die frühe Impotenz verursachten.

Die offizielle Medizin hält Impotenz noch nicht einmal für eine richtige Krankheit. Die Mediziner vermuten nicht einmal, daß es einen Erreger dieser Krankheit geben könnte, deshalb wissen sie auch nicht, wie man sie heilen soll. Unterdessen ist die frühe Impotenz nicht nur eine Tragödie der männlichen Hälfte der Bevölkerung unseres Landes, die ihr Sexualleben ärmer macht, sondern auch eine Tragödie für unseren gesamten Staat: denn dieser verzichtet auf die unzähligen ungeborenen Bürger, die aufgrund dieser Impotenz nicht gezeugt werden konnten. Die betroffenen Männer, voller Scham über ihre geheimgehaltene Krankheit, suchen jeder auf seine eigene Art einen Ausweg aus dieser Situation: Die einen leiden still innerhalb der Familie, die anderen hoffen auf das Erwachen der Potenz in außerehelichen Abenteuern, die dritten ... nehmen sich das Leben. Zu diesen gehörte mein Bruder. Er war ein ausgezeichneter Schwimmer, da er am Ufer des großen Jenissej aufgewachsen war; und doch ertrank er, während Vater und seine Arbeitskollegen am Ufer zusehen mußten, in einem See, wo sie sich zur Erholung aufhielten. Wie verzweifelt mußte man sein, um sich zu einem solchen Schritt zu entschließen! Denn er war ja erst 30 Jahre alt. Aber er wußte, daß er die sehnsüchtig gewünschten Kinder nicht bekommen kann, und vor ihm lag – Magenkrebs.

Zehn Jahre später bekam der am Leben gebliebene zweite Bruder Aljoscha Rückenschmerzen. Man vermutete eine Blinddarmentzündung. Der Blinddarm wurde operativ entfernt. Doch die Schmerzen verschwanden nicht, mein Bruder hatte das Gefühl, als hätte man während des Eingriffs versehentlich eine Schere in seinem Magen vergessen. Bald wurde er erneut ins Krankenhaus eingewiesen. Man operierte noch mal, sah sich seinen Magen an und... nähte die Wunde wieder zu: Eine bösartige Geschwulst mit zahlreichen Metastasen ließ keine Hoffnung auf Überleben.

Als ich meinen Bruder besuchen kam, stellte ich Fragen um Fragen an die behandelnden Ärzte. Es gab keine befriedigenden Antworten. Als ich aber den behandelnden Onkologen um Rat bat, wie man meinen Bruder retten könnte, empfahl er mir: „Verschönern Sie seine letzten Tage mit leckeren Delikatessen." Wohl damit es ihm schwerer fällt, sich vom Leben zu verabschieden? Am ersten Sommertag 1988 verlor ich meinen zweiten Bruder. Danach gab es noch weitere

Krebstote, und mit ihnen spitzte sich das Ohnmachtsgefühl und die Bitterkeit über die Verluste noch weiter zu.

## *Krebs wird zum Verhängnis*

Wenn ich mich heute an die vergangenen Jahre erinnere, bin ich überzeugt, daß mein gesamtes Leben voller Entbehrungen und Verluste sowie des Abschieds von mir teuren Menschen und die erfinderische Tätigkeit, die ich in der damaligen Zeit begann, eine Vorbereitung darauf war, daß ich mich mit dem Krebsproblem befassen sollte. Mein Eindringen in das Allerheiligste der Medizin – die Onkologie – wurde von den Onkologen äußerst negativ gesehen. Und ich muß sagen, ich konnte sie gut verstehen. An der Lösung des Krebsproblems arbeiteten seit Jahrzehnten anerkannte Wissenschaftler. Und dann kommt eine Unbekannte ohne Rang und Namen, aus der tiefsten Provinz in Sibirien, dazu noch ohne medizinische Ausbildung, und behauptet nicht nur: „Ich glaube nicht, daß meine Zellen die Fähigkeit besitzen, zu Krebszellen zu mutieren“, sondern benennt auch den Krebserreger, was viele regelrecht schockiert. Nicht umsonst sagte einer der Führungskräfte aus dem Forschungsinstitut in St. Petersburg: „Warum denn ausgerechnet die Trichomonade? Konnten Sie nicht irgend etwas anderes nennen?“ – Was soll ich dazu sagen? Es ist nicht meine Schuld, daß ausgerechnet die Trichomonade unser Feind Nr. 1 ist.

Ich weiß, daß bei manchen ganze Dynastien an Krebs oder Herzinfarkt sterben. Gegen diese Krankheiten kämpfen eigenständig viele Menschen, die den Glauben an die Medizin verloren haben und verzweifelt versuchen, ihr eigenes Leben oder das Leben ihrer Nächsten zu retten. Aber aus irgendeinem Grund ist es nur mir gelungen, tiefer in den Kern dieser Frage vorzudringen, etwas zu entdecken und diese Entdeckung durch Experimente zu bestätigen.

Und was nicht unerheblich ist: Die Betroffenen haben daran geglaubt. Daß heißt, sie haben die Wahrheit darin gesehen. All das zwang mich, wiederholt die Frage zu stellen: „Warum ich?"

Die Antwort erhielt ich kürzlich, ganz überraschend. Ich hörte, das Schicksal würde manche Menschen zeichnen. Zum Beispiel haben Historiker festgestellt, daß die russischen Zaren ein Zeichen auf dem Rücken hatten – einen Fleck in Form eines Kreuzes, einer Sonne oder eines Mondes. Damit konnte man sie auch von Usurpatoren, von selbsternannten Zaren unterscheiden. Im Bewußtsein dessen fragten die Kampfgenossen von Jemeljan Pugatschew nach einem Zeichen ihres Anführers. Da Pugatschew kein solches auf dem Rücken hatte, zeigte er ihnen Narben auf der Brust und ein Mal am Hals.

Ich hörte eine Sendung zu diesem Thema im Radio und erinnerte mich, daß ich als Kind ein eigenartig geformtes Muttermal auf meinem Rücken festgestellt hatte. Ich sah in den Spiegel und war erstaunt – es sah aus wie ein doppeltes Zeichen: ein Kreuz und ein Halbmond. Insgesamt aber sieht dieser Pigmentfleck einem freilebenden Geißeltierchen ähnlich, das vorne einen „Kopf" mit drei Geißeln hat, und weiter in einen starken Körper übergeht – die hintere Lenkgeißel. Interessant, daß ein solches Geißeltierchen von mir beim mikroskopischen Untersuchen von Präparaten des Karzenoms des Gebärmutterhalses HeLa entdeckt wurde. Seine Eigenartigkeit und die Unterschiedlichkeit von Trichomonaden brachte die Mitarbeiterinnen des mikrobiologischen Labors des Forschungsinstituts für Geburtshilfe und Frauenheilkunde zum Erstaunen, als ich dort 1990-1991 forschte. Abbildung 2 stellt ein Geißeltierchen dar, entdeckt im musealen Tumorstamm während des Untersuchungsprozesses und das doppelte Mal auf dem Rücken der Entdeckerin der Trichomonaden-Ätiologie der Krebskrankheit.

Bemerkenswert ist auch noch etwas anderes: Die Untersuchung der sich morphologisch von Trichomonaden unterscheidenden „langgeißligen" Zellen des Karzinoms des Gebärmutterhalses HeLa brachte mich auf die Idee, daß diese Geschwulst aus freilebenden

Geißeltierchen besteht. Am ehesten wurde die Krebspatientin HeLa, deren Namen dieser Tumorstamm trägt, während des Badens mit Geißeltierchen infiziert (z. B. schrieben U. Schmidt und U. Frank 1937-38: „Eine häufige Quelle der Infizierung ist das dreckige stehende Wasser von Baden, einem See im Staat Wisconsin, USA“), die nach dem Gelangen in ihre Vagina günstige Bedingungen vorfanden und zum Parasitentum wechselten. Sie vermehrten sich und bildeten eine Kolonie. Das Immunsystem zwang sie in die unbegeißelte Form. Bekannt ist die Tatsache, daß es den Wissenschaftlern nicht gelungen ist, aus diesem Stamm einen bösartigen Tumor zu bekommen. Auch das ist verständlich: Freilebende Geißeltierchen, ohne Erfahrung im Parasitieren innerhalb des menschlichen Körpers, haben nicht die Vielfalt der Mittel entwickelt, den Abwehrkräften des Körpers zu entkommen. Deshalb werden die fremdartigen Eindringlinge vom Immunsystem erkannt, das ihre Bösartigkeit verhindert. Morphologische und physiologische Unterscheidungsmerkmale der Zellen HeLa geben uns nicht die Möglichkeit endgültige Schlüsse über ihre Natur zu ziehen. Doch diese neue Hypothese ist einer weiteren Untersuchung wert: Vermutlich sind nicht nur die inneren Parasiten, sondern auch freilebende Einzeller eine Bedrohung für die Menschen. Dies sollte erforscht werden.

Vielleicht war es mein Schicksal, das mich zu dieser Entdeckung drängte und mir gleichzeitig die Kraft gab, innerhalb vieler Jahre zahlreiche Strapazen auszuhalten: das „Zigeunerleben“, permanenten Geldmangel, Verleumdungen und Verrat? Die führenden Köpfe des Landes und die Wissenschaftler, die sich seit Jahrzehnten mit der Krebsforschung befassen, mögen es mir bitte nicht übelnehmen: Es war nicht meine Absicht, ihre edlen Bestrebungen oder ihr Ehrgefühl zu verletzen. Und es ist nicht meine Schuld, sondern eher mein Pech, daß die wichtigsten Entdeckungen des Erregers von Krebs, Infarkt und AIDS von einer Spezialistin „von der Seite“ gemacht wurden. Mögen Sie es mir nicht vorwerfen, daß ich keine medizinische Ausbildung habe. Denn eines müßte allen klar sein: Hätte ich eine medizinische Hochschule absolviert, würde ich niemals das Dogma bezweifeln, daß menschliche Zellen zu Tumorzellen mutieren können.

Deshalb lassen Sie uns die gegenseitige Unzufriedenheit beiseite schieben, und uns darüber freuen, daß die Entdeckung von Weltbedeutung in unserem eigenen Land gemacht wurde. Lassen Sie uns

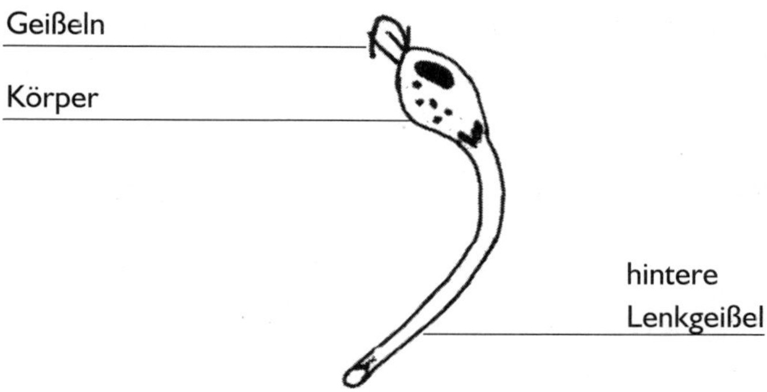


Freilebendes Geißeltierchen, entdeckt unter dem Mikroskop im musealen Tumorstamm HeLa nach der Kultivierung im Nährmedium für Trichomonaden und Bestrahlung mit einer tödlichen Dosis von R-Strahlen - 1000 rad.

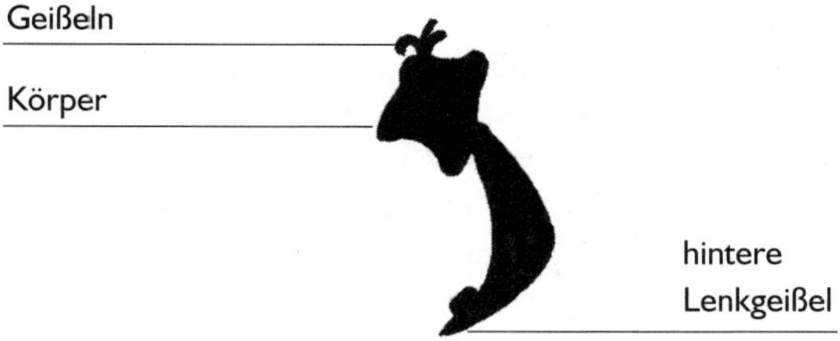


Zeichen des Schicksals auf dem Rücken der Entdeckerin der Trichomonaden-Etiologie der Krebskrankheit Tamara. Lebedewa.

Abbildung 2

die Kräfte im Kampf gegen die Trichomonade vereinen. Manchen gelingt es auch heute schon. Sie helfen selbstlos wo sie nur können: veröffentlichen Artikel und geben Bücher heraus, sorgen für die Verbreitung dieser Bücher, machen wohlwollende Anmerkungen zu ihrem Inhalt und versuchen sogar, meine Wohn- und Lebensbedingungen zu verbessern. Und schließlich beschloß mein Sohn Alexander, der die Wichtigkeit des Problems einsah, nach Erwerb eines PC's als erstes mein Buch ins Englische zu übersetzen.

## Das Verhängnis des 20. Jahrhunderts

Krebs und Infarkt sind, wie der Krieg, in jedes Haus gekommen. Der Herzinfarkt zählt zu den vornehmen Krankheiten – er befällt meistens Männer in Führungspositionen. Krebs aber ist wie ein Todesurteil: das Ende der Träume, der Karriere, des Lebens. Zu Beginn des 20. Jahrhunderts waren nur 3% aller Erkrankten an Krebs erkrankt, heute sind es 30%. Die Ende 1995 durchgeführte 4. Konferenz der russischen Onkologen zog eine besorgniserregende Bilanz: Alle 78 Sekunden wird ein neuer Krebskranker gemeldet, die Heilungsquote beträgt 33%, in den letzten 10 Jahren ist die Anzahl der onkologischen Erkrankungen um 20% gestiegen.

Trockene Zahlen... Wer hat sich diese Zahlen gemerkt oder sie auf sich selbst projiziert? Denn jeder glaubt, daß dieses Elend ihn nicht berühren wird und verbarrikadiert sich vor diesem Problem. Aber dennoch wissen viele: Tumorzellen hat jeder, und dem Krebs geht ein langwieriges und unmerkliches Stadium der Präkanzerose voraus. In dieser Zeit entstehen akute Krankheiten, die in chronische Form übergehen, die Blutarmut entwickelt sich, das Nervensystem wird zerstört und das Immunsystem geschwächt, eine Erschöpfung des Körpers ist die Folge. Natürlich wissen die Mediziner es auch, aber sie sind nicht in der Lage, den Übergang der chronischen Krankheit in eine onkologische zu stoppen. Außerdem behandeln sie oft nicht den Patienten, sondern unterdrücken die Reaktion seines Körpers auf die Krankheit, zum Beispiel den Schmerz und das hohe Fieber. Somit fördern sie das Wachstum der Neubildungen. Hier ein Beispiel.

Die Patientin aus Moskau ist 58 Jahre. Vor zwanzig Jahren spürte sie Schmerzen im Knie- und im Hüftgelenk. Sie wandte sich an einen Arzt, die Diagnose lautete: Arthritis. Nun ist der Schmerz ein Signal des Körpers über eine Infektion. Folglich muß man, bevor man die Diagnose stellt, die Herkunft der Infektion ergründen, auf die die Patientin reagiert. Entdeckt man den Erreger zu Beginn der Erkrankung, ist es leicht, ihn mit modernen Medikamenten zu besiegen.

Die Tatsache, daß die Arthritis einen biologischen Erreger hat, konnte ich feststellen, während ich das Synovialflüssigkeits-Präparat aus den Kniegelenken von Patienten mit rheumatischer Arthritis untersuchte. Die erste Probe brachte im September 1995 die Laborärztin Kosmina aus Belgorod mit. Auf dem von mir gemachten Farbfoto sind runde zystenförmige Trichomonaden zu sehen, darunter auch knospende. Ein halbes Jahr später untersuchte und fotografierte ich die Synovialflüssigkeits-Präparate aus den Gelenken einer Gruppe von Patienten des Moskauer Forschungsinstituts für Rheumatologie. Auf den Fotos sind einzelne, zystenförmige, amöbenartige und sogar begeißelte Trichomonaden zu sehen, und auch ganze Kolonien. Neben den einzelligen Parasiten ist auch eine bakterielle Mikroflora festgestellt worden. Elektronische Mikroskopie und andere Analysen einer Virusinfektion sind nicht durchgeführt worden. Doch allein das, was mit dem einfachen Mikroskop festgestellt wurde, genügte, um über die infektiöse Natur der Arthritis nachzudenken.

Wenn im Falle unserer Moskauer Patientin die Analysen zur Entdeckung ihrer Krankheit gemacht worden wären, hätte man in kurzer Zeit die Krankheit im Keim ersticken können. Doch dies ist nicht geschehen. In Unkenntnis der biologischen Natur der Arthritis haben die Ärzte die Krankheit nach den Symptomen diagnostiziert. Genauso stereotyp begannen sie die Behandlung der Patientin in Form von Schmerzbekämpfung. Ihr wurde das Hormonpräparat Prednisolon verschrieben, das eine immunodepressive Wirkung hat.

Dieses Hormon bremst die Entwicklung des schützenden lymphoiden Gewebes sowie des Bindegewebes und behindert die Eiweißsynthese, während sie den Zerfall des Eiweißes fördert. Dies wiederum ist gute Nahrung für die Trichomonaden: sie müssen sich nicht mehr bemühen, das Eiweiß zu spalten. Die Zufütterung hatte ihre Folgen: Innerhalb von zwei Jahren kamen ein Lungenödem und der Befall mehrerer Gefäße und Organe hinzu. Doch die Behandlungsmethode blieb die gleiche: Seit 18 Jahren bekommt die Patientin Hormone verabreicht. In dieser Zeit wurden mit zunehmender Schwere ihrer Krankheit auch die Diagnose immer wieder geändert: Arthritis – Polyarthritis – Lupus erythematosus – Krebs.

Die Patientin, besorgt durch die rapide Verschlechterung ihres Gesundheitszustands, versucht bei geringeren Schmerzen die Hormondosis zu reduzieren, denn im Beipackzettel steht: „sehr vorsichtig anwenden". Diese Hormone, so stellt sich heraus, können die Entwicklung einer steroiden Diabetes, die verstärkte Kalziumproduktion, eine Zuspitzung von Geschwüren, das Risiko der Blutpfropfbildung verursachen. Letzteres fürchtet die Patientin am meisten, denn ihrer Schwester wurde bereits ein Bein amputiert.

Es gelingt der Patientin manchmal, die Hormoneinnahme bis zu einer Pille zu reduzieren. Doch die Ärzte, die davon erfahren, üben Druck auf sie aus, die Dosis zu erhöhen. Eine solche Behandlung ist nicht spurlos an G. vorbeigegangen: Das Lungenödem entwickelte sich zu einer Geschwulst, die bei einer Röntgenuntersuchung festgestellt wurde. Am Hals, seitlich von der Schilddrüse, wächst noch eine Geschwulst, von den Ärzten quasi unbemerkt. Es entstanden mehrere Verhärtungen im Körper, die leicht mit den Händen abgetastet werden können.

Dies ist der tragische Weg unserer Patientin von der „harmlosen" Arthritis über Lupus erythematosus zum vielfachen Krebs, „genährt" von den Ärzten. Was glauben Sie, versuchen jetzt die Onkologen, an die unsere Patientin überwiesen wurde, die Behandlungsmethode ihrer Kollegen aus der rheumatologischen Abteilung, zu modernisieren? Ja. Aber nicht auf dem Wege der Fehlerkorrektur oder der Behandlung der onkologischen Krankheit. Sie schlagen vor unter Beibehaltung der Hormontherapie ... die Milz rauszunehmen – das wichtigste Immunschutzorgan.

## *Ratlosigkeit der Medizin*

Früher war die Medizin ein Teil der Biologie und handelte nach dem Gesetz: Wenn eine Krankheit entsteht, suche ihren Erreger. Auf diese Art hat sie hervorragende Erfolge erzielt. Spurlos verschwunden sind Pest-, Cholera- und Schwarze-Pocken-Epidemien. Dieselbe Pest, welche ganze Staaten vernichtete, galt als Strafe Gottes, bis zu dem Zeitpunkt, da ihr Erreger gefunden wurde. Mit der Schaffung eines Impfstoffes, der die Immunkraft stimulierte, konnte die Krankheit besiegt werden. Wie aber kämpft die moderne Medizin mit der Pest des 20. Jahrhunderts – dem Krebs? Die Auswahl der Mittel ist für den Menschen selbst bedrohlicher als für seine Krankheit. Meistens sind es ein Skalpell, Gift und eine Strahlenkanone. Die Ergebnisse eine solchen Behandlung will ich an einem weiteren Beispiel aus dem Leben demonstrieren. Der kleine Moskoviter P. ist elf Jahre alt. Vor fünf Jahren wurde bei ihm die furchterregende Krankheit diagnostiziert – Gehirntumor. Im Behandlungsverlauf ertrug er zwei chirurgische Operationen und eine Chemotherapie. Die Gesamtdosis der radioaktiven Bestrahlung betrug 5700 rad., für die Vernichtung normaler Zellen aber genügt eine einmalige Bestrahlung von nur 400 rad. Der Junge war zweimal mit einer Gruppe von Kindern in Deutschland, wo er mit Hilfe von Sponsorengeldern einer Immuntherapie unterzogen wurde. Doch das Wachstum der Geschwulst konnte nicht unterdrückt werden. Nachdem er seine Möglichkeiten ausgeschöpft hat, lehnt der Chirurg die dritte Operation ab, der Radiologe schlägt vor, den gesamten Kopf zu bestrahlen, und der Chemotherapeut warnt die Verwandten: „Seien Sie auf das Schlimmste gefaßt..." Die Familie ist in Not, die Mutter hört auf zu arbeiten und pflegt ihren Sohn, der nicht mehr zur Schule geht. Die medizinische Wissenschaft hat das kranke Kind aufgegeben, und nur die Großmutter kämpft um den Jungen mit nichttraditionellen Methoden. Nicht ohne Erfolg: Immerhin lebt ihr Enkel noch, während seine Leidensgenossen schon verstorben sind.

Daß die offizielle Medizin nicht fähig ist, den Krebs zu besiegen, bezeugt auch die Tatsache, daß Onkologen selbst zu ihren Opfern werden. Darunter der Begründer und erste Generaldirektor des Wissenschaftlichen Unionszentrums für Onkologie, Akademiker der AMN N. Blochin, nach dessen Namen diese Einrichtung benannt wurde. Als er an Krebs erkrankte, lehnte er es ab, in den Wänden seines „Werkes" behandelt zu werden. Er kam in das Görtzen-Forschungsinstitut und erklärte: „Behandeln Sie mich, sonst werden meine Pferdedoktoren mich massakrieren..."

Nicht auf die wörtliche Wiedergabe seiner Aussage kommt es an, sondern auf das Ergebnis: Auch hier konnte er nicht vom Tode gerettet werden. Über Verstorbene spricht man nicht schlecht, man schweigt lieber. Leider war Nikolai Blochin kein Onkologe „von Gottes Gnaden". Er hatte überhaupt keinen Bezug zur Onkologie, als er nach dem Willen der Staatsführung an die Spitze dieser Richtung in der Medizin getreten ist.

Zur damaligen Zeit wurde aktiv nach den biologischen Krebserregern gesucht. Es gab einige alternative wissenschaftliche Schulen, die die Natur von Tumoren untersuchten. Darunter waren die älteste und erfahrenste – die Parasitentheorie – mit dem berühmten Onkologen Professor Newjadomskij an der Spitze und eine junge, deren Begründer L. Silber wurde. Die Wurzeln der Parasitentheorie können bis ins 19. Jahrhundert verfolgt werden.

Einer ihrer Vertreter, Adamkewitsch, stellte noch 1893 die Vermutung auf: Die Krebszelle selbst ist ein Parasit. Später wurde das an Tierversuchen nachgewiesen: schon zwölf Stunden nach der einmaligen Impfung einer Emulsion der Krebsgeschwulst bei Mäusen wurden ihre Zellen im Blut und allen Organen festgestellt. Die vielfältige Erforschung biologischer und physiologischer Merkmale von Tumorzellen, die Zyklizität ihrer Veränderungen, die Fähigkeit dem Immunsystem zu entkommen und nervenschädigendes Gift zu produzieren sowie eine bösartige Geschwulst zu bilden, nachdem Massen von Toxinen die Fähigkeit des Serums, die Krebszelle zu zerstören, paralysieren, erlaubten Newjadomski zu behaupten: „Die Geschwulst ist eine Kolonie von Mikroparasiten, deren genaue Zuordnung zu einer Klasse noch viel Zeit und Bemühungen in Anspruch nehmen wird."

Zur selben Zeit gab es auf der Welle der Wiedergeburt der Genetik in unserem Land Wissenschaftler, die die ausländische genetische Theorie der Entstehung von Tumorzellen von Borst unterstützten, der eine Mutation von Zellen unter dem Einfluß von Reizfaktoren für möglich hielt. Im Jahre 1958 formulierte L. Silber seine virengenetische Theorie, in der als Reizfaktor ein „geschwulstartiges" Virus genannt wurde. Doch diese Theorie existierte nicht lange. Die Theorie selbst hatte einen Makel: Die Viren, welche die Zellen zwangen zu Tumorzellen zu transformieren, verschwanden irgendwohin aus der Geschwulst. Außerdem lüftete sie nicht alle Geheimnisse der Onkologie und konnte die epidemische Verbreitung der Krebskrankheit nicht stoppen. Deshalb wurde sie von einer Reihe neuer Theorien ersetzt: die karzinogene, die immunologische, die Onkogentheorie und andere. Zunächst gab es einen Kampf zwischen diesen Theorien, doch der erwies sich als sinnlos, da diese Theorien alle auf einer gemeinsamen Konzeption der Zellmutation basierten und das Krebsproblem nicht lösten. Nichtsdestotrotz gelang es den Anhängern dieser Konzeption, die Schule von Newjadomskij zu zerschlagen. Seitdem wurden alle wissenschaftlichen Kräfte und staatlichen Mittel auf die Zelltheorie konzentriert: die Onkologie erhielt eine Monopolstellung und geriet in die Sackgasse.

## *Faß ohne Boden*

Die Onkologie gleicht einem „Faß ohne Boden". Sie ist nicht nur nicht in der Lage, die Mehrheit der Patienten, die sich ihr anvertraut haben, dem Leben wiederzugeben, sie verpulvert auch gewaltige staatliche Mittel. Beispielsweise kostet heute die Behandlung eines Onkologie-Patienten den Staat über 30 Millionen Rubel[7]. Wenn die Onkologen drei Krebspatienten in der Klinik aufnehmen, verbrauchen sie 100 Millionen Rubel und retten dabei einen von ihnen. Folglich verliert der Staat durch eine solche Behandlung zwei seiner Bürger und Mittel, die ausgereicht hätten, bis zu 20 Personen ein Jahr lang zu ernähren.

Noch teurer sind die Operationen zur Transplantation von Knochenmark, Organtransplantation und Versorgung mit Prothesen. Zum Beispiel wurde früher bei einer bösartigen Geschwulst des Kiefers dieser einfach entfernt und der Mensch damit für sein restliches Leben einer Qual ausgesetzt. Jetzt aber, so sagt der Direktor des WONZ, AMN-Akademiker N. Trapesnikow (TW, „Tschas pik", 22.05.1996), nehmen die Onkologen einen Knochen aus dem Schulterblatt und formen daraus einen Kiefer für den Patienten. Die Operation dauert 6-8 Stunden und die Ärzteteams wechseln sich ab. Der Onkologe Trapesnikow ist Chirurg. Wahrscheinlich ist er ein guter Chirurg. Ein Chirurg muß, wie ein guter Schneider, richtig zuschneiden und nach Beendung der Operation zunähen. Doch er ist kein Modeschöpfer. Ein Chirurg hat begabte Hände, aber der Leiter des größten wissenschaftlichen Behandlungszentrums des Landes muß, wie auch ein Modeschöpfer,

---

[7] In Rußland gibt es keine Krankenversicherung, wie wir sie hierzulande kennen. Der Staat trägt die Kosten des Gesundheitswesens aus dem Steueraufkommen - Anm. d. Red.

einen begabten Verstand haben. Denn gerade dieser erlaubt ihm zu verstehen, daß eine bösartige Geschwulst nicht über Nacht entsteht, und deshalb kann man dem Patienten nicht vorwerfen, wie es bei unseren Onkologen üblich ist, daß er zu spät um Hilfe gebeten hat und so eine doppelte Operation notwendig wurde. Der Kiefer ist ja schließlich direkt im Gesicht, nicht zu übersehen. Zweifelsohne hat sich der Patient wiederholt an die Ärzte gewandt, während sich die Krankheit nach dem Schema entwickelte: Entzündung des Zahnfleisches und Zahnkaries – Parodontose aller Stadien – gutartige Geschwulst, begleitet mit Fluß –, bösartiger Tumor (Sarkom). Warum haben denn die Ärzte den Krebs nicht im frühen Stadium gestoppt? Er entwickelte sich schließlich vor ihren Augen.

Die Chemotherapie kostet den Staat ebenfalls Unsummen. Zum Beispiel verschlingt die Schaffung eines Chemopräparates-Immunosuppressiva eine Milliarde Rubel und zehn Jahre Arbeit eines wissenschaftlichen Kollektivs. Wer sich aber der Chemotherapie unterzogen hat, weiß, wie schmerzlich diese Behandlung ist. Diese hochgiftigen Präparate, zu denen auch Asoipriten – potentielle Kampfgiftstoffe – gehören, unterdrücken die Abwehrkräfte noch mehr und desintegrieren die Geschwulst, was die Verstärkung der Metastasierungsprozesse und den Rückfall der Erkrankung fördert.

Gibt es dennoch eine Hoffnung auf den Sieg über die Krebskrankheit in nächster Zukunft? Die Onkologen sagen – nein. Der führende Onkologe des Landes, N. Trapesnikow, sagt voraus: Zum Jahre 2000 wird die Häufigkeit der Krebserkrankung steigen und die Heilquote sinken. Bis dahin wird bereits alle 72 Sekunden ein neuer Krebspatient und alle 97 Sekunden ein Krebstod gemeldet. Es ist nicht schwer auszurechnen, daß der Beginn des neuen Jahrtausends mit 438 000 Krebskranken eröffnet wird, die erstmalig an Krebs erkrankt sind, und 324.120 Patienten der Onkologie, die von ihren Leiden befreit und ins Jenseits entlassen werden. Diesen Angaben zufolge wird die Heilbarkeit in der Onkologie auf 26% sinken. So ist unser Schicksal...

Und was erwartet unsere Nachkommen in den nächsten 100 Jahren? Wenn man von der Häufigkeit der Erkrankung in 72 Sekunden bei Erhalt derzeitigen Zuwachses von 20% in zehn Jahren ausgeht, so wird die Zahl der Krebskranken 50 Millionen Menschen im Jahr 2010 betragen. Nach Erkrankungshäufigkeit steht Krebs an zweiter Stelle nach Herz-Kreislauf-Erkrankungen, an dritter Stelle steht Diabetes. Folglich werden im nächsten Jahrhundert allein an diesen Krankheiten 140 Millionen Menschen sterben – das entspricht der Bevölkerung unseres Landes.

# Kapitel 4

# Herzinfarkt – Krebs im Herzen?

# Suche ... die Trichomonade

In der Wissenschaft gibt es zwei Wege zur Lösung fundamentaler Probleme. Einer davon ist der Weg gewaltiger Durchbrüche, großer Entdeckungen, die eine radikale Lösung des Problems ermöglichen. Der andere Weg besteht in einem langwierigen Ansammeln von Materialien, ihrer Gegenüberstellung, Analyse und konsequenten Besetzung der Festungen der Naturgeheimnisse. In der Onkologie gab es Hoffnungen auf den ersteren, doch das Leben zeigte, daß sich diese Hoffnungen nicht bewahrheitet haben.

Die Medizin hat vor 76 Jahren, als sie sich aus der Biologie herauslöste, wahrscheinlich vergessen, daß nicht nur der Mensch auf dieser Welt lebt, sondern auch eine vielfältige Mikrowelt im Menschen wohnt. Der bekannte Parasitologe Professor W. Dogel behauptete: „Wie ein jedes Biotop auf dem Festland oder im Ozean, so ist auch jedes Gewebe oder jedes andere Organ ein Ort, der von Lebewesen bewohnt wird." Die Bestimmung der Natur des Parasiten, der Krebs hervorruft, beschrieben von Newjadomskij, ist der Durchbruch, der uns ermöglichen wird, das Krebsproblem zu lösen. Und er ist gemacht: 1989 wurde der Krebserreger von mir entdeckt.

Wenn in der Familie die dritte Generation an Krebs stirbt, wobei es inzwischen die eigenen, jüngeren Brüder sind, dann begreift man, daß die nächste, die an der Reihe ist, ich selbst bin. Das brachte mich dazu, mich mit dem Problem der Krebskrankheit auseinanderzusetzen. Ohne von der Existenz der Wissenschaftler Newjadomskij und Silber zu wissen, habe ich intuitiv die Partei des ersteren ergriffen, weil ich nicht an die Fähigkeit meiner eigenen Zellen geglaubt habe, zu Tumorzellen zu mutieren. Daraus entstand die Frage: Was ist denn nun wirklich eine Tumorzelle? Diese Frage zu beantworten bedeutet, den Krebserreger zu entdecken.

Entdeckungen werden auf verschiedene Weise gemacht. Amerigo Vespucci entdeckte den unbekannten Kontinent Amerika, ohne sein Arbeitszimmer zu verlassen. Der Wissenschaftler mußte die

Richtigkeit seiner theoretischen Entdeckung nicht in der Praxis beweisen, indem er sich auf eine gefährliche Seereise begab: Das tat Kolumbus für ihn. Ich aber, selbst keine Medizinerin, entdeckte den Krebserreger, ohne ein Arbeitszimmer zu betreten – das ich nie hatte. Zuerst entstand ein verschwommener Gedanke über die Trichomonade. Denn das ist der am weitesten verbreitete Einzeller, und die Erkrankung, die er hervorruft, hat oft einen für den Menschen unauffälligen Verlauf. Wie alle anderen, kannte ich nur die vaginale Trichomonade, deshalb stellte ich mir die Frage: Und was hat damit der Lungen- oder Hirnkrebs zu tun? Die Antwort fand ich in den führenden Bibliotheken von Moskau, Leningrad, Nowosibirsk und Krasnojarsk nach dem Studium einer Vielzahl wissenschaftlicher Publikationen, wonach ich 50 Blöcke kleingeschriebener Konzepte mitnahm.

Ohne daß ich den Anspruch auf Anerkennung als gleichwertige Spezialistin in der Medizin stelle, halte ich mich, die ich im Selbststudium das mich interessierende Fach erlernte, für die kompetentere Expertin im Bereich der Trichomonade und der Krankheiten, die sie verursacht. Die Übertragung und Realisierung dieser Kenntnisse in der Medizin aber wird es ermöglichen, in kurzer Zeit das Krebsproblem – und das Problem einiger anderer unheilbarer Leiden des Jahrhunderts – zu lösen.

Im Gegensatz zu Amerigo hatte ich keinen eigenen Kolumbus, deshalb war ich gezwungen, auf eine einsame Reise zu gehen. 1989 verließ ich mein Zuhause, um ohne ständiges Einkommen, vor dem Hintergrund der sozialen Erschütterungen in Rußland das wenig attraktive Granit der Wissenschaft zu stürmen. Ich arbeitete 10-14 Stunden am Tag, ohne Sonn- und Feiertage, und tat alles Notwendige, um die Richtigkeit meiner Entdeckung zu überprüfen. Ich studierte Arbeiten zum Thema Parasitologie, Onkologie und Kardiologie, traf mich mit wissenschaftlichen Lehrkräften vieler Hochschulen in Moskau und Leningrad, fand Sponsoren, organisierte Experimente in wissenschaftlichen Laboratorien, erarbeitete Forschungsmethoden und setzte sie um: verpflanzte Kulturen von

Tumorzellen und Trichomonaden, stellte fixierte Präparate her und untersuchte sie unter dem Mikroskop. Dann analysierte ich die erhaltenen Ergebnisse und schrieb Berichte, Artikel zur Veröffentlichung in der Presse, hielt Vorträge vor Ärzten. Die Experimente zeigten zuverlässig, daß die Tumorzellen von Mensch und Tier die einzelligen Parasiten Trichomonaden sind. So erhielt der berühmte Onkologe, Professor Newjadomskij, doppelt recht, der voraussagte, daß die Krebszelle nicht eine transformierte normale menschliche Zelle ist, sondern ein Parasit, für dessen Differenzierung noch viel Zeit nötig sein wird. Tatsächlich ist der Krebserreger erst 30 Jahre nach der Vertreibung der Newjadomskij-Schule entdeckt worden.

In Rußland sterben jedes Jahr eine Million Menschen an Herzleiden; bei acht von 1000 Neugeborenen werden Herzfehler diagnostiziert. In den USA sieht es genauso aus. Der Behandlungskomfort ist dort zwar höher; es wurden über 280 Zentren zur Herztransplantation gegründet und Hunderttausende Operationen im Bereich der offenen Chirurgie am Herzen und den Gefäßen durchgeführt. Unsere Chirurgen, die unter schlechteren Bedingungen arbeiten, stehen ihnen dennoch im Können nicht nach. Eine Operation kostet den Staat 31 Millionen Rubel.

Nach Meinung der Mediziner trägt der Mensch selbst die Schuld an der Entstehung der Herz-Kreislauf-Erkrankungen, durch die emotionale und physische Überlastung, die er sich auflädt. Wenn aber kein Krankheitserreger existiert, kämpfen die Ärzte nicht gegen einen solchen, sondern gegen den menschlichen Körper. Haben sie denn recht? Nein! Zum ersten Mal war ich gezwungen, diese Aussage in einem Zeitungsartikel zu machen. An diesen Artikel des bekannten Journalisten Michail Dmitruk erinnern sich viele, auch unter den Fachleuten. Ich biete den Leserinnen und Lesern diesen Artikel hier in voller Länge an.

# Blutrünstige Trichomonade

Herz-Kreislauf-Erkrankungen sind inzwischen die am weitesten verbreiteten Krankheiten auf der ganzen Welt. Bisher war der Erreger dieser Leiden unbekannt, deshalb blieb er unbestraft, während er jährlich viele Millionen Menschen tötete. Aber kürzlich ist der schlimmste Feind des menschlichen Geschlechts in flagranti erwischt worden... von einer russischen Wissenschaftlerin.

Während sie das Problem der Krebskrankheit untersuchte, bemerkte Tamara Lebedewa eine seltsame Ähnlichkeit zwischen den onkologischen und den kardiologischen Erkrankungen. Sowohl die einen als auch die anderen haben eine längerfristige Periode ohne Symptome. Die Menschen bemerken das furchterregende Leiden nicht, während sich Tumoren und Thromben in ihrem Körper bilden. Die Krankheit wird offensichtlich, wenn sie schon zu weit fortgeschritten ist: In der Regel tritt eine Erschöpfung des Körpers ein, Blutarmut, Immunschwäche – als Ergebnis bleibt jede Krankheit am Menschen hängen.

Zu diesem Zeitpunkt hatte Tamara Lebedewa schon bewiesen, daß Tumoren aus Trichomonaden bestehen. Kann es denn sein, daß auch ein Thrombus aus den Körpern dieser Parasiten gebildet wird?

Die Vermutung hat sich bestätigt. Denn das Gewebe, aus dem menschliche Zellen bestehen, hat eine rötliche Farbe, es ist sozusagen fleischfarbig, während die aus Trichomonaden gebildeten Tumoren und Thromben eine weißliche Farbe haben. Eine weitere Bestätigung konnte in der wissenschaftlichen Literatur und im praktischen Leben gefunden werden: Krebs wird oft in Verbindung mit Herz-Kreislauf-Erkrankungen vorgefunden, und die zahlreichen Patienten der Onkologie und Kardiologie – Opfer des Tschernobyl-Unfalls – sind eine beeindruckende Bestätigung dafür. Und es ist nicht verwunderlich, wenn beide einen gemeinsamen Erreger haben. Von anderen ansteckenden Krankheiten kann das aber nicht gesagt werden. Beispielsweise schließt die Pest Cholera oder Typhus aus –

der Mensch kann nur eine dieser Krankheiten bekommen, denn sie haben verschiedene Erreger, die sich gegenseitig bekämpfen.

Noch mehr überzeugte Tamara Lebedewa die Ähnlichkeit der Behandlungsergebnisse von onkologischen und kardiologischen Krankheiten. Während die Mediziner ein befristetes Verschwinden der Symptome erreichen, verstärken sie deren Ursache: In Todesgefahr werden Trichomonaden aggressiv, beginnen innerhalb des Körpers auszuschwärmen und sich stürmisch zu vermehren.

Als Auswirkung dieser Behandlung kommen die Krankheiten wieder – in noch schwererer Form. Zum Beispiel entwickelt sich am Ort der chirurgisch entfernten Geschwulst eine neue, bösartigere, oder es bilden sich Metastasen in anderen Organen. Etwas ähnliches geschieht nach Operationen in den Arterien: Anstelle der alten Thromben wachsen neue. Uns ist ein Fall bekannt, in dem der Patient vor einem halben Jahr in Deutschland operiert wurde, jetzt muß er erneut operiert werden, diesmal in einer einheimischen Klinik. Auch die Chemotherapie verursacht einen unerwünschten Effekt: Wenn zu Beginn auch eine Verkleinerung von Tumoren und Thromben erreicht wird, so werden diese mit der Zeit noch größer, als sie vor der Therapie waren.

Seinerzeit trennten die Mediziner sich künstlich in Onkologen und Kardiologen. Gleichzeitig haben sie den Menschen zergliedert: Hier das Herz-Kreislauf-System, dort die anderen Bereiche. Die Trichomonade aber kümmert das wenig. Für sie ist der menschliche Körper ein einziger Planet. Wo sie günstige Bedingungen vorfindet, da siedelt sie sich an, vermehrt sich und bildet Kolonien. Wenn die Neubildung in Organen und im Gewebe entsteht, nennen die Onkologen sie Geschwulst, wenn sie in den Gefäßwänden entsteht, nennen sie die Kardiologen Thrombus. All das ermöglichte Tamara Lebedewa, ihre Konzeption zu entwickeln.

Der Kern dieser Konzeption besteht darin, daß onkologische und kardiologische Erkrankungen gemeinsame Erreger haben – die Trichomonaden. Im ersten Fall werden sie an der Bildung der Tumoren diagnostiziert, im zweiten – der Thromben.

Zur Bestätigung der Konzeption war es notwendig, Trichomonaden in den Blutgefäßen zu finden und zu beweisen, daß aus diesen Parasiten Thromben gebildet werden. Bildlich gesprochen sind Trichomonaden Panzer, die auf dem schmalen Weg im Gebirge steckenbleiben und den Transport mit der humanitären Hilfe – die Blutzellen – blockieren.

## *Es gibt nichts Neues unter der Sonne*

Es hat sich herausgestellt, daß Wissenschaftler schon seit längerem ähnliche Ideen hatten. In der Mitte des 20. Jahrhunderts gab es die Blütezeit der Parasitologie, es wurden viele Forschungen über einzellige Parasiten durchgeführt, darunter auch über die Trichomonade. Schon damals haben Akademiker E. Pawlowskij und E. Visir die Trichomonade im Blut entdeckt und ihr Verhalten in den Blutbahnen untersucht. Große Erfolge in der Erforschung der Trichomonaden erreichten sowjetische Wissenschaftler: Ju. Teras und seine Kollegen aus Estland, G. Tkatschenko, I. Padtschenko aus der Ukraine, B. Teocharow aus Usbekistan und die russischen Wissenschaftler W. Tarasow, L. Ljubimowa, A. Awakjan, N. Owtschinnikow und viele andere. Sie haben aber nur den halben Weg gehen können: sie entzifferten den Mechanismus der zerstörenden Einwirkung von Trichomonaden auf die menschlichen Zellen und auf das Gewebe. Sie interessierten sich mehr für die begeißelte Form der Trichomonaden. Die Forscher sind nicht darauf gekommen, daß gerade aus den zystenförmigen, sproßenden Formen Tumoren in den Organen und Thromben in den Blutgefäßen entstehen.

„Warum kam denn bisher niemand auf diesen einfachen Gedanken?“ fragte ich Tamara Lebedewa.

„Als wäre dies beabsichtigt, taten die Führungskräfte der Wissenschaft alles dafür, daß diese Entdeckung unmöglich wurde“, antwortete die Forscherin. Sie zergliederten die Medizin künstlich in verschiedene Bereiche, von denen jeder begann, nicht den gesamten Menschen, sondern seine einzelnen Fragmente zu untersuchen. So wurden die Leiden der Zivilisation bei ihrer offensichtlichen Ähnlichkeit durch eine Mauer getrennt: Die einen Krankheiten wurden onkologisch genannt, die anderen kardiologisch. Zwei Erscheinungen eines Leidens wurden in verschiedenen Forschungseinrichtungen untersucht, die untereinander nicht vernetzt waren. Wenn Wissenschaftler getrennte Symptome der Erkrankung eines Organismus untersuchen, können sie deren gemeinsame Ursache beim besten Willen nicht erkennen. Deshalb bemerken sie auch nicht, daß diese Leiden wesentlich mehr Ähnlichkeiten als Unterschiede haben. Denn es ist seit langem bekannt, daß Tumorzellen im Blut zirkulieren. Schon 1867 hat Elivort erstmalig Krebszellen im peripheren Blut eines Krebskranken entdeckt. Und erst ein Jahrhundert später überzeugten sich die Onkologen davon, daß Tumorzellen in weit größerer Anzahl und in bedeutend früheren Krankheitsstadien in die Blutbahnen gelangen, als früher vermutet wurde. Sie sind es, die nach der Abtrennung von der Geschwulst in die Gefäße gelangen, sich im ganzen Körper verbreiten und in geschwächten Organen neue Kolonien – Metastasen und ... Thromben bilden. Tamara Lebedewa behauptet nur, daß Tumorzellen, Zellen, aus denen Thromben bestehen, und Trichomonaden ein und dasselbe sind. Deshalb müssen nicht die Folgen der Krankheit bekämpft werden: Geschwulst, Infarkt, Thrombus, sondern deren Ursache – der Erreger dieser Leiden muß im frühen Entwicklungsstadium der Krankheiten liquidiert werden.

## *Wer tarnt sich als Lymphozyt?*

Sensationelle Untersuchungen führte Tamara Lebedewa im Sommer 1994 in einer der besten Kliniken Moskaus durch. Zuerst machte sie eine vergleichende Analyse des Blutes, das onkologischen und kardiologischen Patienten entnommen wurde. Für die

Kontrolle benötigte sie das Blut eines praktisch gesunden Menschen – die Forscherin nahm ihr eigenes. Unter dem Mikroskop war zu sehen, daß im gesunden Blut die meisten Erythrozyten die Form von Scheiben mit einem leuchtenden Reif und einer Lücke im Zentrum haben. Sie gleichen einer bikonkaven Linse aus buntem Glas: in der Mitte wesentlich dünner als am Rand. Diese gesunden Hageren unterschieden sich erstaunlich von den kranken Dicken: Erythrozyten onkologischer und kardiologischer Patienten erinnerten an bikonvexe Linsen; in ihrem Zentrum ist keine Lücke zu sehen, sondern im Gegenteil, das Zentrum ist dunkler als die Ränder. Doch nicht genug, die geschwollenen Erythrozyten verklumpten, bildeten Kolonien und Ketten. Die Forscherin vermutete: Diese kranken Zellen verhaken sich ineinander, um gemeinsam den toxischen Stoffen zu entgehen, die von den im Menschen parasitierenden einzelligen Lebewesen – den Trichomonaden – abgesondert werden: Indem sie sich aneinander schmiegen, verringern die Erythrozyten die Gesamtfläche ihrer Körper, auf die die Gifte im Blutserum gelangen.

Doch andere Wissenschaftler glauben, daß das Verhaken der Erythrozyten auch eine physische Ursache hat. So hat der bekannte Kernphysiker Iwan Filimonenko gezeigt, daß während der radioaktiven Bestrahlung Teilchen höherer Energie die Blutzellen bombardieren, indem sie die Elektronen von ihnen abspalten. Gesunde Erythrozyten sind gleich geladen und werden voneinander abgestoßen. Die bestrahlten aber werden neutral und kleben deshalb leicht aneinander. Die verklumpten Erythrozyten können nicht in die Kapillaren gelangen – es entsteht eine vegetativzirkulatorische Dystonie. Und eine starke radioaktive Bestrahlung zerstört die Blutzellen gänzlich. Das verursacht die Zivilisationsleiden: Herz-Kreislauf-Krankheiten, Krebs, Aids und andere.

Die Untersuchungen von Tamara Lebedewa zeigten: eine große Dosis der radioaktiven Bestrahlung, die für menschliche Zellen tödlich ist, wirkt wie ein Stimulator auf Tumorzellen und Trichomonaden: Ein Teil der Parasiten wechselt zur amöbenartigen

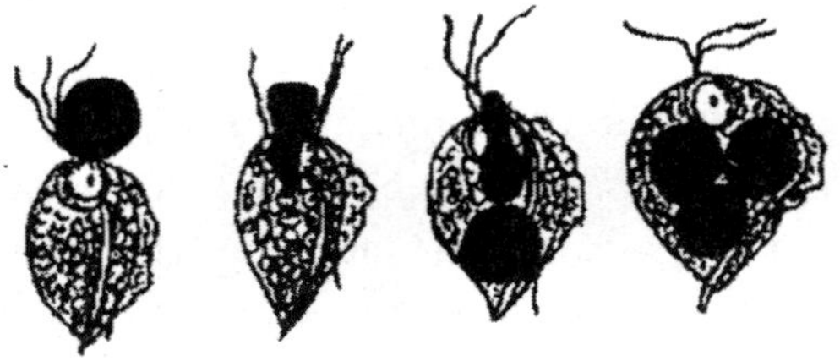

Abbildung 3
Trichomonaden verschlingen Erythrozyten; genauso verfahren sie mit Spermien.

und zur begeißelten Form, sie werden beweglich, aggressiv und vermehren sich stürmisch. Im menschlichen Organismus fressen Parasiten die Erythrozyten (Abbildung 3), und die giftigen Stoffe schwächen und töten sogar ihre Feinde – die Leukozyten, was Blutkrebs verursacht, und bei Vorhandensein von Viren des Immunodefizites, die gefürchtetste Krankheit unseres Jahrhunderts – Aids.

Wie wir sehen, ergänzen die Erklärungen von Filimonenko und Lebedewa einander: Trichomonaden sind Erreger von Zivilisationskrankheiten, der Schaden aber, den diese Parasiten bei Blutzellen verursachen, erhöht sich drastisch infolge radioaktiver Bestrahlung.

Lassen Sie uns jedoch zu den Experimenten in der Klinik zurückkehren. Im Blut der onkologischen und kardiologischen Patienten waren die Erythrozyten offensichtlich ungesund und verhielten sich unnatürlich. Sie schienen vor Hunger anzuschwellen und verhakten sich aus irgendwelchen Gründen zu Ketten. Lebedewa wußte, daß Trichomonaden schuld daran waren. Wie aber soll man die Mediziner davon überzeugen, daß ein Teil der Zellen, die den

Lymphozyten ähneln und „klein" und „apathisch" genannt werden, in Wirklichkeit Trichomonaden sind? Wie soll man beweisen, daß die entdeckten Zellen tatsächlich Parasiten sind? Man könnte sie in ein Medium setzen, in dem Trichomonaden sich schnell vermehren und in das amöbenartige sowie das begeißelte Stadium übergehen. Doch unter dem Mikroskop war Blut, das in einer dünnen Schicht auf den Glasträger aufgetragen war, fixiert und gefärbt. Alle Zellen darin waren tot und zur Vermehrung ungeeignet. Für weitere Experimente benötigte man frisches venöses Blut von onkologischen und kardiologischen Patienten. Das aber wurde Tamara Lebedewa leider verwehrt.

## *Der Parasit legt seine Maske ab*

Doch sie ist kein Mensch, der einfach aufgibt. Unter den Mitarbeitern des Krankenhauses überzeugte sie zwei Personen, ihr Blut für sensationelle Experimente zur Verfügung zu stellen. Und der dritte Blutspender war, wie immer, Tamara Lebedewa selbst. Von diesen drei Freiwilligen war nur einer krank, die zwei anderen waren praktisch gesund. Man könnte glauben, in deren Blut Trichomonaden zu finden, wäre ein hoffnungsloses Unterfangen. Doch genau darin bestand die Sensation dieser Experimente, daß, wie Tamara Lebedewa glaubt, alle Menschen mit Trichomonaden infiziert sind – auch diejenigen, die sich für gesund halten. Dies wurde durch die Versuche bestätigt.

Aus dem venösen Blut eines jeden Freiwilligen wurde in einer Zentrifuge das Serum ausgesondert und der Satz mit einer Nährlösung aufgegossen. Die Stoffe Pepsin und Trypsin zersetzen tote Gewebezellen (Fisch und Fleisch) im menschlichen Magen. Diese Enzyme sind aber nicht fähig lebende Zellen zu zerstören, weil ihre Oberflächen eine Nicht-Eiweiß-Natur haben und ihre Durchlässigkeit in einer aggressiven Umgebung drastisch verringern können. Deshalb können die Verdauungsenzyme nicht von außen auf die Trichomonaden einwirken und auch nicht nach innen gelangen. Wenn also diese Parasiten im Blut existieren, dann müssen sie überleben, während die toten Zellen bereits von den Enzymen verdaut sein werden.

Zwei Tage „quälte" Lebedewa die Zellen in der aggressiven Flüssigkeit, zweimal goß sie die verbrauchten Enzyme ab und frische hinzu. Schließlich entfernte sie alle Flüssigkeit, setzte den verbliebenen Satz in eine Nährlösung und stellte ihn für drei Tage in einen Thermoschrank. In dieser Zeit veränderten sich die als Lymphozyten getarnten Parasiten bis zur Unkenntlichkeit. Unter dem Mikroskop sahen Tamara Lebedewa und die Mitarbeiter des Labors Zellen, die Amöben glichen und keinen Kern hatten. Lymphozyten aber haben bekanntlich im Zentrum einen größeren rundlichen Kern, der mit einem feinen Reif von Zythoplasma umringt ist. Diese weißen Blutkörperchen können einen Durchmesser von 8 bis 15 Mikrometer haben, die amöbenartigen Trichomonaden aber waren dreimal so groß. Und manche Parasiten wechselten in das dritte – begeißelte – Stadium. Diese Trichomonaden hatten lange, dicke Geißelfäden. Manche Parasiten hatten einen länglichen Kern, der aus dem Zentrum verschoben war.

So gelang es Tamara Lebedewa, die Parasiten aus dem Zellstadium in das amöbenartige und dann in das begeißelte Stadium zu zwingen und sie so zu enttarnen. Alle menschlichen Blutzellen in dieser Flüssigkeit aber waren durch die Verdauungsenzyme zerstört worden. Die Erythrozyten verwandelten sich in eine unförmige Trümmermasse, die Leukozyten und Lymphozyten wurden gänzlich aufgelöst.

Die Bedeutung dieses bescheidenen Experiments kann schwerlich überschätzt werden: Die Trichomonaden wurden nicht nur im Blut des an Stenokardie Erkrankten, sondern auch im Blut eines praktisch gesunden 20jährigen Menschen entdeckt. Diese junge Frau, eine bescheidene Studentin der medizinischen Hochschule, ahnt natürlich nicht, daß sie den Erreger einer Geschlechtskrankheit, einer Herz-Kreislauf-Pathologie, der Krebskrankheit und anderer unheilbarer Krankheiten in sich trägt. In ihrem eigenen Blut entdeckte Tamara Lebedewa um einen mehrfachen Faktor weniger Parasiten. Kein Wunder – sie weiß, wie man sie bekämpft.

Auch wir, sehr verehrte Leserinnen und Leser, Sie und ich, sind mit Sicherheit Träger dieser Infektion. Viele werden – nachdem sie das erfahren haben – fragen: „Wir haben keine Geschlechtskrankheiten, führen kein ausschweifendes Leben, wie sind denn die Trichomonaden in unsere Körper gelangt?" Die Antwort auf diese nicht einfache Frage kann im Antrag auf Patentierung der Entdeckung der parasitären Natur von Herz-Kreislauf-Erkrankungen gefunden werden, der von Tamara Lebedewa schon im Jahre 1990 gestellt wurde. Ich will sie hier allgemeinverständlich wiedergeben.

Wie schon bekannt, ist aus den drei im Menschen lebenden Trichomonadenarten die Mundhöhlentrichomonade am wenigsten aggressiv. Sie kann nicht sofort durch die Wand eines Blutgefäßes gelangen, deshalb bleibt sie zuerst an ihr hängen und sondert ätzende Stoffe ab, die das Gewebe auflockern. Wenn dann der Boden vorbereitet ist, dringt der Parasit dort ein. Die geschlechtslose Trichomonade benötigt Hormone und Nahrung. Sie holt sich Nährstoffe aus dem Blutserum, synthesiert Cholesterin und sondert Lipide ab. Es ist das „schlechte" Cholesterin, das im Überfluß im Blut kardiologischer Patienten zirkuliert und es sind die Lipidflecken an den Gefäßwänden, die als Lebensmittellager und als Schutz für die Parasiten dienen.

Mit Toxinen, giftigen Sterolen, die fähig sind, in die Zellen zu gelangen, vergiftet der Parasit seine Feinde – die Leukozyten: Zuerst verringert sich ihre Verdauungsfähigkeit, dann tritt der Tod ein. Zusätzlich verursachen die Gifte eine Alterung und Zerstörung der benachbarten Gewebezellen, die die Möglichkeit einer Assimilation von Nährstoffen verlieren. Ihren Platz nehmen Trichomonaden ein. Nachdem sie sich in der Gefäßwand niedergelassen und zum seßhaften Lebenswandel gewechselt haben, gehen die Trichomonaden in das zystenförmige oder knospende Stadium der Existenz über. Der Parasit beginnt, sich durch Knospenbildung zu vermehren: Neue Zellen wachsen auf dem Körper der alten, wie Knospen auf einem Baum, die wiederum neue Knospen bilden. So bilden geschlechtslose Einzeller Kolonien, die eine Verdickung der Gefäßwände verursachen. Es wird den Parasiten zu eng, sie bekommen nicht mehr genügend Nahrung und haben nicht mehr genug Platz für ihre Abfallprodukte. Deshalb durchbrechen sie erneut die Wände und setzen ihre Vermehrung mitten im Blut fort. So bilden sich Knoten, die zu Thromben wachsen. Zu Beginn können sie wegen der verschluckten Erythrozyten und Gewebezellen eine rote Färbung haben, nach ihrer Verdauung aber nehmen sie eine weißliche Farbe an.

„Wenn das so ist, werden wir im zarten Kindesalter mit Trichomonaden infiziert, die uns zu Herz-Kreislauf-Erkrankungen verdammen?“ fragte ich die Forscherin.

„Nicht immer“ antwortete Lebedewa. „Ein gesunder Körper ist fähig, die Trichomonaden zu besiegen. Dann geschieht die Umkehrentwicklung der Lipidflecken: Die Gefäße, das Blut und alle Organe werden von den Parasiten gereinigt. Doch oft kommt es leider umgekehrt: Die Trichomonaden zerstören die Immunität und beginnen sich ungestraft zu vermehren. Einzelne Thromben vergrößern sich und verschmelzen zu Plaque. Innerhalb dieser bilden sich gewundene Blutbahnen, deren Wände aus Parasiten bestehen. Durch diese Kanäle erhalten die Trichomonaden Nährstoffe und führen Abfallprodukte ab.

Doch allmählich werden die Thromben aufgrund der weiteren Vermehrung der Parasiten fester, die Plaque wird großer, und die Lücken in den Kanälen enger. Schließlich werden sie ganz mit den sich übermäßig vermehrenden Trichomonaden gefüllt. Ihre Abfallprodukte werden nicht mehr vom Blut weggetragen – die Toxine beginnen, die Parasiten selbst zu vergiften. Innerhalb der Plaque sammeln sich die giftigen Austauschprodukte an, die den Tod der Trichomonaden auslösen. Am Ende platzen die Plaques, und eine Menge giftiger Stoffe wird ins Blut gespült.

Nachdem sie das eigene Gift loswerden konnten, vermehren sich die Parasiten weiter, wobei sie die Gefäßwände noch mehr verdicken. Außerdem verschlingen sie die Gewebezellen der Organe, in denen die Blutgefäße sich befinden, und ersetzen sie durch ihre eigenen Körper. Ein schreckliches Bild: Anstatt menschlicher Zellen bestehen die Blutgefäße aus Trichomonaden. Dies ist ein äußerst ungleichwertiger Austausch: Das aus Parasiten bestehende Gewebe ist hart, chaotisch, kann sich nicht erweitern oder verengen wie in gesunden Gefäßen, die Sauerstoff- und Nährstoffversorgung – die das Blut zu den menschlichen Zellen transportiert – geschieht durch dieses Gewebe nur mangelhaft.

Statt dessen sondern die Trichomonaden im Überfluß toxische Stoffe eigener Produktion aus: ätzende Enzyme, Wasserstoffperoxid, „schlechtes" Cholesterin, Steroide, Lipide, die die roten und weißen Blutkörperchen sowie Gewebezellen töten. Als Ergebnis entwickeln sich nach und nach Blutarmut, Erschöpfung, Sauerstoffinsuffizienz, Cholesterinablagerungen und andere Pathologien. Und der weitere Krankheitsverlauf wird von den wohl bekannten Sekundärfaktoren ausgelöst. Die physische und emotionale Überlastung verstärkt den Blutfluß, doch die mit Trichomonaden gefüllten Gefäße geben schlecht nach, deren Wände halten dem Blutdruck nicht stand und reißen. Dieses traurige Finale naht schneller bei einem Lebensstil mit wenig Bewegung und einer fettreichen Ernährung: Die körpereigenen Abwehrkräfte werden schwächer, die Trichomonaden dagegen haben genug Nahrung.

Wie sollen wir uns vor diesen Parasiten retten? Die Schulmedizin empfiehlt, die Folgen der Krankheiten zu bekämpfen, ohne deren Ursachen zu entfernen. Bestrahlung, Arzneimittel, Operationen vernichten einen Teil der Parasiten, doch andere beginnen wie auf Kommando mit einer schnellen Vermehrung im traumatisierten Körper, werden beweglich, aggressiv und ersetzen die Verluste mit Leichtigkeit. Dazu kommt noch, daß viele Patienten diesen Effekt durch Rauchen, Alkohol und cholesterin- oder karzinogenreiche, die

Vermehrung von Trichomonaden beschleunigende Nahrung verstärken.

## Warum schmerzt das Herz vor Liebe?

Trichomonaden befallen nicht nur Gefäße, sondern auch unser wichtigstes Organ – das Herz. Sie bilden Thromben, verdicken und verwandeln das Herzgewebe, verringern dessen Kontraktionsfähigkeit. Als Ergebnis kann die beschädigte Herzwand während emotionaler oder physischer Belastungen dem Druck nicht standhalten und platzt – es kommt zu einem Herzinfarkt. Die von den Parasiten abgesonderten Giftstoffe zerstören nicht nur das Herz-Kreislauf-System. Sie werden vom Blut weitergetragen und vergiften den gesamten Organismus, wobei sie das Nervensystem, die Lymphknoten, die Gelenke, die Leber, die Schilddrüse usw. befallen. Dies schwächt unser Immunsystem noch mehr, löst ein Absterben von Gewebe aus, stört den Stoffwechsel – es entstehen Begleitkrankheiten, darunter Krebs, Zuckerkrankheit und andere unheilbare Erkrankungen.

Tamara Lebedewa beendet die Erklärung ihrer Entdeckung mit den Worten: Die protozoische Erkrankung generalisiert sich. In allgemeinverständliche Sprache übersetzt heißt es etwa: Es beginnt ein Generalangriff der einzelligen Organismen gegen alle Organe und Systeme des Menschen. Traurig genug, aber bei den heutigen Behandlungsmethoden ist der Ausgang dieser Schlacht im Voraus entschieden. Durch die Liquidation der Symptome wird nur ein kurzfristiger, lokaler Effekt erreicht, die Hauptursache der Leiden aber wird nur verstärkt, was im Endeffekt einen tödlichen Ausgang bedeutet.

Ungewollt unterstützen die Mediziner durch ihre Unkenntnis der Ansteckbarkeit der Herz-Kreislauf-Erkrankungen deren epidemiologische Verbreitung und Verjüngung. Forschungen haben ergeben: Wenn Trichomonaden aus einem Menschen in einen anderen gelangen, kommen sie in eine neue Umgebung und werden im Verlauf ihrer Anpassung an diese noch bösartiger, da sie gezwungen sind, sich den neuen Lebensraum zu erkämpfen.

„Ich muß die Ärzte und Patienten enttäuschen", sagt Tamara Lebedewa, „die glaubten, daß Herz-Kreislauf-Erkrankungen edler sind als Krebs: sie werden durch ein und denselben Erreger ausgelöst – die Trichomonade. Aber andererseits kann ich sie auch wieder beruhigen: dank der neuesten Forschungen gibt es eine reale Möglichkeit, den Kampf gegen die Zivilisationsleiden wesentlich zu vereinfachen und seine Effektivität rapide zu erhöhen – und endlich von der Behandlung der Krankheiten zur Behandlung der Erkrankten zu kommen. Mit Hilfe der Frühdiagnostik und nichttraumatisierender Heilmethoden kann man, wenn man ernsthaft will, alle Menschen vom Erreger der Herz-Kreislauf-Erkrankungen, vom Krebs, Insult, Diabetes und anderen Leiden befreien. Das würde eine nie dagewesene Gesundung der Gesellschaft bewirken und die durchschnittliche Lebenserwartung deutlich erhöhen.

Seit Jahren schon ruft Tamara Lebedewa die Wissenschaftler aus der Medizin dazu auf, ihr bei der Durchführung komplexer Erforschung der parasitären Natur der gefährlichsten Krankheiten zu helfen. Aber sie erhielt bis heute keine Unterstützung seitens der Führungskräfte in der Wissenschaft und Medizin.

Sie selbst wäre froh, vom Trichomonaden-Alptraum zu erwachen, wenn es jemandem gelungen wäre, ihre Forschungen experimentell zu widerlegen. Aber je länger sie diese durchführt, desto fester ist sie von deren Richtigkeit überzeugt. Und sie kommt zu dem Schluß: die praktische Anwendung der parasitären Konzeption der Zivilisationsleiden gibt eine reale Möglichkeit zur Rettung der Menschheit, die im Kampf gegen den ältesten und mächtigen Gegner – die Trichomonaden – eine Niederlage davonträgt.

# Unentdeckte Geheimnisse des Blutes

„Weg mit dem Analphabetentum!“ war die Devise der 20er Jahre in unserem Land, als der Anteil gebildeter Menschen tatsächlich sehr gering war. Doch auch in unserer aufgeklärten Zeit hat diese Devise, mit einem entsprechenden Zusatz, ihre Bedeutung nicht verloren. Heute muß sie lauten: „Weg mit dem Analphabetentum in der Medizin!“ Indem wir unsere Gesundheit vollständig der Medizin anvertraut haben, verloren wir das Gefühl für die eigene Verantwortung und bezahlten für unsere Sorglosigkeit mit diversen unheilbaren Krankheiten: Krebs, Infarkt, Diabetes, Insult und sogar Aids.

Die Medizin ist erfolgreich im Kampf gegen schnelle Infektionen – Krankheiten, die bald nach der Ansteckung ausbrechen und auf die der Organismus des Erkrankten aktiv reagiert: mit hoher Temperatur, Schmerzen, Erbrechen, Husten und so weiter. In solchen Fällen kann dem Menschen mit Arzneimitteln oder Verfahren geholfen werden, die die Abwehrkräfte des Körpers stärken, und der Mensch wird gesund. Doch die Medizin ist ohnmächtig im Kampf gegen langsame Infektionen, weil sie, wie auch der Erkrankte selbst, den Zeitpunkt der Infizierung durch die Erreger verpaßt und die Anfangsstadien der Krankheit nicht bemerkt bzw. nicht richtig deutet. Wenn aber die Krankheit durch zahlreiche Symptome auf sich aufmerksam macht, ist sie oft praktisch unheilbar geworden – zu diesem Zeitpunkt hat sie langsam aber unaufhaltsam den gesamten Organismus befallen.

Die Mediziner kennen schon langsame Infektionen, aber da geht es meistens um Viren, die auf ihre Art und Weise so schutzlos sind, daß sie ständig Zuflucht in den Zellen suchen, darunter in den einzelligen Parasiten. Für die letzteren aber interessiert sich die Medizin absolut nicht. Doch gerade diese Einzeller: Trichomonaden, Lamblien, Toxoplasmen, Amöben sind im wahrsten Sinne des Wortes langsame Infektionen. Sie befallen den Menschen leicht und für ihn unmerklich und beginnen, sich von seinen Flüssigkeiten, Zellen und den Nährstoffen zu ernähren, während sie im Austausch die Giftstoffe ihres Stoffwechsels und toxische Enzyme absondern. Das Immunsystem reagiert nicht auf die Invasion der Parasiten, weil es sie einfach nicht bemerkt: Die Einzeller haben längst gelernt, dem Immunsystem auszuweichen und stärken ihre Position im Körper des Wirts noch zusätzlich, wobei sie ihn langsam zerstören.

Hinzu kommt, daß sie sich nicht geradlinig wie Bakterien verhalten, die nach dem Eindringen in den menschlichen Körper ihr Wesen nicht verändern, zum Beispiel ihre Erkennungsantigene, und beginnen sich zu vermehren. Das wird dann von den Antikörpern bemerkt, die solche Fremdlinge entdecken. Das Abwehrsystem beginnt seine Arbeit und mobilisiert alle Schutzkräfte des Organismus für den Kampf gegen die Infektion. Die rechtzeitige Hilfe der Ärzte trägt dazu bei, den Ausgang dieses Kampfes zugunsten des Menschen zu entscheiden.

Ganz anders ist es mit den langsamen parasitären Infektionen. Die Krankheit wird nicht einmal vom Patienten selbst bemerkt. Er wird blasser, verliert an Gewicht, seine Arbeitsfähigkeit sinkt, er wird apathisch und gleichgültig. Der Besuch beim Arzt wird ihn nicht weiterbringen: wo kein hohes Fieber festgestellt wird, da gibt es nichts zu heilen, und das Rezept gegen Blässe und Apathie ist immer gleich – gehen Sie mehr an der frischen Luft spazieren; auch wenn der Patient kaum noch Kraft hat, auf den Balkon zu gehen.

Die sicherste Diagnosemethode bei jeder Krankheit, einschließlich der parasitären, ist die Entdeckung des Erregers. Und je früher dieser entdeckt wird, desto erfolgreicher wird der rückläufige Prozeß – der Heilungsverlauf – sein.

Ich hoffe, daß viele, die sich mit den Unterlagen über die parasitäre Natur von Krebs und Infarkt, dessen Erreger die Trichomonade ist, vertraut machten, verstanden haben, daß Krebs und Infarkt das letzte Stadium der Trichomoniasis sind. Denn beispielsweise die Geschwulst, die von den Medizinern für den wichtigsten diagnostischen Faktor der Krebskrankheit gehalten wird, entsteht erst dann, wenn im menschlichen Körper der Boden für ihr Wachstum vorbereitet ist. Der Onkologe Newjadomskij schrieb seinerzeit: „Wenn die Parasiten in das Blut gelangen, sterben sie, denn das Serum gesunder Menschen tötet sie. Das Erscheinen eines Herdes stürmischen Wachstums der Tumorzellen infolge des Verlustes der kanzerolytischen Eigenschaften des Serums wird von einer drastisch steigenden Vergiftung begleitet." Mit anderen Worten, für das Wachstum großer Tumoren brauchen Trichomonaden Jahre oder Jahrzehnte im Untergrund, um im menschlichen Körper günstige Bedingungen für ihre Existenz zu schaffen. Wenn sie aber den Körper kolonisiert haben, ist es praktisch unmöglich, sie loszuwerden. Erst wenn man das bewußt wahrgenommen hat, wird die Naivität der Onkologen deutlich, die versuchen, Krebs durch operative Entfernung, Bestrahlung oder chemische Bearbeitung eines entdeckten Tumors zu heilen. Denn dann ist bereits der gesamte Körper erkrankt, durchzogen mit Milliarden von Trichomonaden und einer Vielzahl unentdeckter kleiner und großer Tumoren.

Was kann man tun? Der Ausweg besteht darin, eine einfache, jedem zugängliche und preisgünstige Methode zur Diagnostik der Trichomonaden zu entwickeln. Wenn der Parasit im frühen Stadium der Entwicklung entdeckt und aus dem Menschen entfernt wird, gibt es nichts mehr, woraus sich Tumoren und Thromben bilden könnten.

## *Gegenüberstellung mit dem eigenen Blut*

Der Weg zur Schaffung einer Diagnosemethode für Krebs und Herzinfarkt war nicht leicht. Zu Beginn interessierte mich die Trichomonade einfach als der Krebserreger. Ich habe viel Kraft aufgewandt, um anderen zu beweisen, daß gerade sie, die Trichomonade, der Krebserreger ist. Dafür war es notwendig, die Tumorzellen erkennbar zu machen, das heißt, sie in das begeißelte

Stadium zu transformieren und mit Hilfe neuer, von mir erarbeiteter, sowie schon vorhandener Forschungsmethoden auf der Zell-, Molekular- und genetischen Ebene den Beweis für die parasitäre Natur der Krebskrankheit zu erbringen. Das Lösen dieser Aufgabe wurde erleichtert durch die Zugänglichkeit des zu erforschenden Materials. In den wissenschaftlichen Instituten gibt es Vivarien, in denen Versuchstiere mit experimentellen Tumoren existieren; außerdem gibt es ganze Museen mit verschiedenartigen Stämmen von Tumorzellen.

Doch als ich mir die Aufgabe stellte, ähnliche Experimente mit Thromben durchzuführen, um ihre Identität mit den Tumoren nachzuweisen, stellte sich heraus, daß sie gar nicht so einfach zu bekommen sind. Im Unterschied zu den Onkologen kultivieren die Kardiologen keine Neubildungen, die in Gefäßen entstehen, noch nicht einmal wenn sie, wie Tumoren, eine weißliche Färbung bekommen. Zu Unrecht, wie sich herausstellen sollte. Setzt man die Thromben nicht in Formalin, wo alles Lebendige stirbt, sondern in eine Nährlösung, so stellt man fest, daß sie aus tumorähnlichen Zellen bestehen, die, wenn man das Experiment fortsetzt, ins amöbenartige und dann in das begeißelte Stadium wechseln. Das wiederum bedeutet, auch Thromben bestehen aus Trichomonaden. Die Aufteilung der Medizin in eng begrenzte Fachbereiche erwies sich als störend, denn damit ist auch der menschliche Organismus bei seiner Erforschung in verschiedene Bereiche aufgeteilt worden. Die Trichomonaden aber kennen diese Teilung nicht. Für sie gibt es nur einen Organismus, und so gründen sie ihre Kolonien dort, wo sie die besten Voraussetzungen finden. Nicht selten geschieht das gleichzeitig sowohl in den Organen als auch in den Gefäßen. Morphopathologen, die die Autopsie von Infarkttoten vornehmen, entdecken nicht selten Tumoren in dem einen oder anderen Organ. Und umgekehrt – zum Beispiel starb der berühmte Dichter Robert Roshdestwenskij an Herzinfarkt, obwohl er Patient der Onkologie war.

Da ich keine Möglichkeit hatte, Thromben für meine Untersuchungen zu bekommen, die als direkter Beweis ihrer Trichomonadennatur dienen könnten, war ich gezwungen, mich auf indirekte Beweise zu beschränken – Entdeckung von Trichomonaden im Blut. Denn nur nachdem sie ins Blut gelangt sind, erhalten Trichomonaden die Möglichkeit, ihre Kolonien, d. h. Thromben zu bilden. Diese Untersuchungen waren auch deshalb wichtig, weil moderne Hämatologen und Kardiologen –, die mit den Arbeiten ihrer Vorgänger nicht bekannt sind, welche schon in den 40-50er Jahren des 20. Jahrhunderts Trichomonaden im Blut ihrer Patienten gefunden haben –, das menschliche Blut für steril halten. Dies ist ein gefährlicher Irrtum; unterdessen stehen Herz-Kreislauf-Erkrankungen Ende des 20. Jahrhunderts nach Erfassung der Bevölkerung der Erde an erster Stelle.

Gleich das erste Experiment, das in der Moskauer RAN-Klinik durchgeführt wurde, war erfolgreich: Trichomonaden wurden bei onkologischen und kardiologischen Patienten sowie bei gesunden Menschen gefunden. Anschließend wurden deren zystenförmige Individuen, die kleinen Lymphozyten gleichen, von mir in erkennbare amöbenartige und begeißelte Formen gebracht. So war der Blutparasit entlarvt, den die Mediziner für einen atypischen und kleinen Lymphozyten halten. Danach führte ich zahlreiche Untersuchungen des Blutes von Menschen aus den verschiedenen Regionen unseres Landes durch. Die ersten davon bei einer Gruppe von Mitarbeitern einer Klinik in der Stadt Komi im Norden des Landes. Sie lauschten mit großem Interesse meinem Bericht über die Entdeckung des Krebserregers und organisierten anschließend die Abnahme des Blutes aus ihren Fingern und aus Venen. Wie groß war ihre Enttäuschung, als wir bei allen Trichomonaden im Blut entdeckten. Es wurden Parasiten mit 1, 2 oder 3 Geißeln gefunden, große amöbenartige und zystenförmige. Manche Exemplare vermehrten sich durch Knospung, bei anderen hingen kleine Trichomonaden an der Nabelschnur. Die Blutzellen waren ebenfalls in unterschiedlichem Zustand, doch am meisten litten die Erythrozyten. Sie hatten Verätzungen an den Konturen und im Zellzentrum. Die Befragung der Untersuchten zeigte, daß sie alle die eine oder andere chronische Krankheit des Blutes oder der Organe hatten. Eine von ihnen wurde aufgrund eines Schilddrüsentumors operiert. Auf diese Weise überzeugten sich die Mediziner selbst, die mit der Heilung anderer Menschen beschäftigt sind, daß sie, praktisch gesunde Menschen, Träger von Parasiten sind. So fingen sie an, den Zusammenhang zwischen ihren symptomlosen Krankheiten und dem Zustand ihres Blutes zu erkennen.

An dieser Stelle möchte ich dem stellvertretenden Leiter der medizinischen Sanitätsabteilung, dem 35jährigen Arzt, der sich aktiv an der Untersuchung beteiligte, Anerkennung zollen. Nachdem er sich mit den Ergebnissen der Analysen vertraut gemacht hatte, traf er die richtige Entscheidung: ein Labor für Blutanalysen in seiner Klinik zu gründen – bisher wurden die Patienten zur Blutabnahme in die zentrale Stadtpoliklinik gesandt. Es gibt keinen Zweifel, daß die Berücksichtigung der Trichomonadeninfektion bei der Behandlung chronischer Krankheiten – Präkanzerosen und Vorinfarkten – die Effektivität der Heilung von Patienten erhöhen wird. Die regelmäßige Analyse der Morphologie von Zellen im Blut wird dazu noch beitragen.

Damit endete jedoch die Blutuntersuchung der Freiwilligen noch nicht. Das mir zur Verfügung gestellte Blut kam von Mitarbeitern des Labors, in dem ich arbeitete; außerdem sandten mir onkologische und kardiologische Patienten aus verschiedenen Teilen des Landes ihre Blutpräparate. Ich untersuchte sie alle unter dem Mikroskop, machte Farbfotos, und überall wurden Trichomonaden gefunden. Besonders interessant war das Blut zweier Krebskranker.

Ein Granulomatose-Patient wurde drei Mal einer Bestrahlung unterzogen und acht Mal einer Chemotherapie. Die Ärzte stellten fest: Erythrozyten – 22 Mio/ml, Leukozyten – 35 Tsd/ml, Lymphozyten – 92%. Das bedeutete, nur halb so viele Erythrozyten wie normal gewesen wäre, dafür übersteigt die Anzahl der Leukozyten die Norm um das Fünffache und die Anzahl der Lymphozyten ums Dreifache. Man müßte meinen, das Immunsystem wurde aktiviert, die Abwehrkräfte wären verdreifacht –

der Patient sollte gesunden. Doch woher diese Schwäche? Seine Energie reichte gerade mal für einen abendlichen Spaziergang mit der Ehefrau. Die Antwort kam von demselben Blutpräparat. Die Erforschung des gefärbten Blutpräparates unter dem Mikroskop hat ergeben, daß sogar die wenigen Erythrozyten im Blut unvollständig waren: Die einen hatten durchgängige Verätzungen, die anderen waren, umgekehrt, angeschwollen von den Toxinen und bildeten Ketten, indem sie sich chaotisch aufeinanderstapelten. Was die Leukozyten und Lymphozyten betrifft, so gab es derer nur wenige. Dafür wurden in großer Anzahl Trichomonaden registriert: mit vorderen und hinteren Lenkgeißeln, amöbenartige, darunter auch solche mit mehreren Kernen, zystenförmige, welche, die sich mittels Abnabelung einer großen Tochterzelle oder einiger kleiner vermehren. Wie kann man sie für Leukozyten halten? Das wird wohl ein ewiges Geheimnis der Medizin bleiben, auch nachdem sie die Tatsache der Existenz von Trichomonaden im Blut wird anerkannt haben.

Die Fotos eines anderen Patienten – S. aus Nowgorod – sind ebenfalls von großem Interesse. Die erste Blutabnahme erfolgte während der Chemotherapie. Auf dem Foto sind gigantische amöbenartige Trichomonaden zu sehen, einzelne und solche, die kleine Kolonien bilden; es gibt auch runde, knospende, eine davon formte zwei Sätze Chromosomen und bereitete sich zur Teilung mittels Promitose. Hier ist die Immunität aktiviert: man sieht Leukozyten beim Angriff auf die Parasiten, doch deren Anzahl ist geringer und auch ihre Größe, manchmal sind sie nur halb oder ein Drittel so groß, wie die Parasiten. Die Erythrozyten entsprechen ihrer Morphologie nach der Norm. Zwei Monate später sieht das Blutbild anders aus: die gigantischen amöbenartigen Trichomonaden sind verschwunden, an ihre Stelle sind zystenförmige und begeißelte Parasiten getreten. Die Erythrozyten sind angeschwollen, bilden Ketten, stapeln sich wild aufeinander. Dafür gibt es nur eine Ursache: die Giftigkeit des Serums, enstanden als Ergebnis der Chemotherapie und der aktiven

Lebenstätigkeit des aggressivsten Trichomonadenstadiums – des amöbenartigen, in das die Tumorzellen unter der Einwirkung der Reizmittel (Chemopräparate) während der Behandlung wechselten. Unter der Wirkung von Toxinen haben sich nicht nur die Erythrozyten deformiert und sind die Leukozyten fast verschwunden, sondern auch die Trichomonaden selbst waren gezwungen, zu resistenten rundlichen Formen zu wechseln, manche von ihnen haben eine Geißel erhalten. Eine Geißel wird von der Trichomonade nicht nur zur Fortbewegung genutzt. Denn die Geißel hat einen rohrartigen Bau, so können durch sie die Enzyme des Parasiten abgesondert werden. Jedenfalls sieht man auf dem Foto, wie ein Erythrozyt an der Stelle zerschmilzt, wo er mit der Geißel einer Trichomonade in Berührung kommt. Wie Sie sehen, liebe Leserinnen und Leser, gibt es genug Stoff zum Nachdenken: Die Trichomonade im Blut ist Grund genug zur Besorgnis, auch wenn sie noch nicht als Erreger von Krebs und Herzinfarkt akzeptiert ist (s. Foto 4-6).

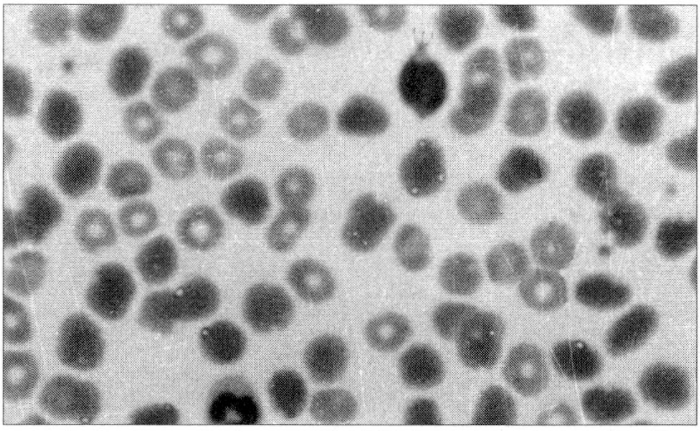

Foto 4

Dreigeißlige Trichomonade vor dem Hintergrund zerstörter Erythrozyten im Blut einer Krebspatientin. Staphylokokken in den Erythrozyten in Form von Bläschen an den Konturen roter Blutkörperchen.

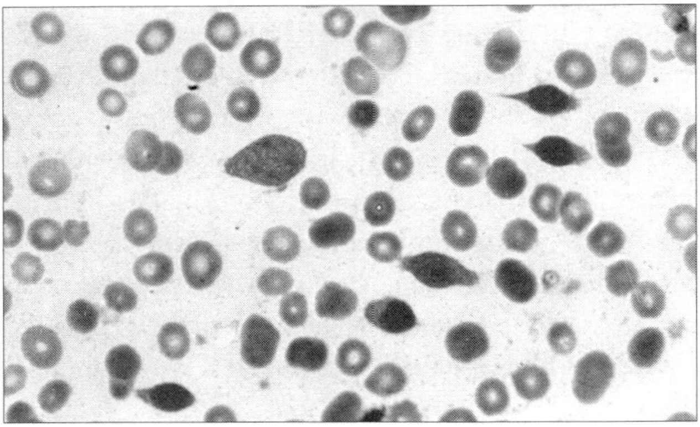

Foto 5
Eine amöbenartige vierkernige Trichomonade und andere im begeißelten Stadium, darunter eine mit länglichem Kern, im Blut eines Krebspatienten nach acht Zyklen Chemotherapie und drei Bestrahlungszyklen.

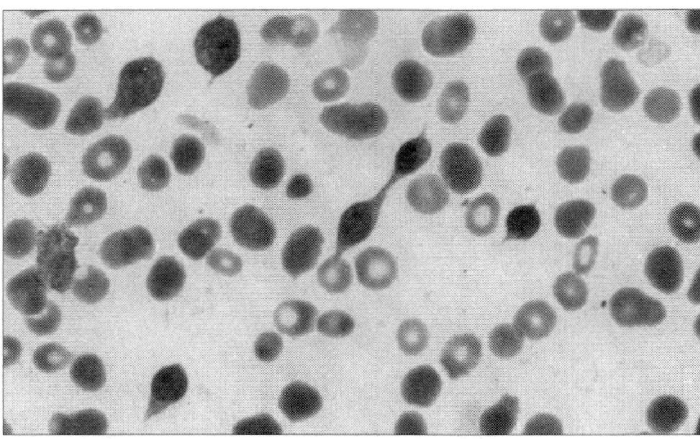

Foto 6
Vermehrung von Trichomonaden im Blut.
Zystenartige Trichomonaden beim Wechsel in das begeißelte Stadium.

## *Fotos geben Grund zu Hypothesen*

Die Erforschung einer Vielzahl von Blutpräparaten Kranker und praktisch Gesunder ergab, daß sie alle Träger von Trichomonaden waren. Dabei waren manche davon kardiologische, manche onkologische Patienten, andere wieder litten unter Magenschleimhautentzündung, Venenthrombose, Anämie, Nierenentzündung und so weiter. Trotzdem drängte sich die Schlußfolgerung auf: alle diese Krankheiten sind in erster Linie das Ergebnis der Tätigkeit von Trichomonaden. Man braucht den Menschen nur von den Trichomonaden zu befreien, dann gibt es nichts mehr, woraus sich Tumoren und Thromben bilden können, es kommt nicht mehr zu Präkanzerose und Vorinfarkt.

Die Blutbahnen werden von den Parasiten zur Fortbewegung und Kolonisierung des Organismus genutzt. Es ist unwichtig, in welchem lebenswichtigen Organ oder Gefäß die Trichomonaden mit der Bildung ihrer Kolonien beginnen. Wichtig ist die Tatsache der Entdeckung von Trichomonaden. Wenn sie im Blut vorhanden sind, werden sie es früher oder später mit ihren Toxinen vergiften und eine Erythrozyten-Armut hervorrufen, während sie die Leukozyten und Lymphozyten durch sich selbst ersetzen. Dann erst beginnen sie, ihre zahlreichen Kolonien zu bilden. Wenn dann eine davon von den Ärzten entdeckt und mit der Behandlung begonnen wird, wird das letzte Stadium der Trichomoniasis unabwendbar sein.

Man sagt sehr richtig: Alles Geniale ist einfach. Diesen Gedanken will ich weiterentwickeln, indem ich sage, daß die einfachste und billigste Methode der Diagnostik von Krebs und Infarkt in den frühen Anfängen dieser Krankheiten die uns allen längst bekannte Blutabnahme aus dem Ringfinger ist. Aber sie darf nicht darauf hinauslaufen, daß man schlicht und einfach die Anzahl der Zellen zählt. Das Blut muß aufmerksam und mit Sachkenntnis untersucht werden. Man muß feststellen, in welchen vorrangigen Existenzstadien die Trichomonaden sich befinden, wie viele davon vorhanden sind, wie der Zustand weißer und roter Blutkörperchen ist und ob es noch irgendwelche anderen begleitenden Mikrobeninfektionen gibt. Eine solche Blutanalyse kann nicht nur ein Test des Zustands des Organismus eines Patienten sein, der sich womöglich für gesund hält und keine chronischen Krankheiten hat – sie kann auch Kennzeichen der Ergiebigkeit einer durchgeführten Behandlung bei onkologischen oder kardiologischen Patienten sein. Natürlich ist die Größe der entdeckten Geschwulst nicht immer ein Zeichen für eine große Anzahl von Trichomonaden im Blut – hier gibt es keine direkte Abhängigkeit. Der Übergang von Parasiten ins Blut oder umgekehrt, ihr Eindringen in Organgewebe oder Gefäßwände ist von vielen Faktoren abhängig, darunter auch von der Jahreszeit, zu der eine Verschärfung oder ein Abklingen der Krankheit erfolgt, sowie schlechter Gewohnheiten, der Ernährung und medizinischer Angriffe gegen Tumoren und Thromben. Aber die Tatsache, daß Trichomonaden im Blut von Menschen, sowohl Erwachsenen als auch Kindern existieren, ist unumstritten. Wer daran zweifelt, der prüfe es und überzeuge sich davon, daß die Trichomonade in das Blut und in den Körper eines jeden von uns Einzug gehalten hat. Hoffentlich bleibt unsere Seele von ihr verschont!

Die Untersuchung zahlreicher farbiger Fotos von um das 20 000-fache vergrößerten Blutzellen ermöglichte neue Entdeckungen. Experimentelle Beweise hierfür gibt es noch nicht, deshalb ist alles, was Sie hier erfahren werden, liebe Leserinnen und Leser, auf dem Niveau von Hypothesen. Aber schon diese können Hämatologen in Schock versetzen, wie meine Entdeckungen seinerzeit die Onkologen und Kardiologen erschütterten.

Zunächst wollen wir erfahren, was – nach der Definition der Großen Medizinischen Enzyklopädie – Thrombozyten, Megakariozyten und Makrophagen sind.

Thrombozyten sind Blutplättchen, deren maximale Größe fünf Mikrometer erreicht. Ihr Lebenszyklus beträgt vier Tage. In den Thrombozyten befinden sich ein Vorgänger und zwei analoge Faktoren der Blutgerinnbarkeit. Zur Information: Im Blutserum befinden sich 13 Faktoren der Blutgerinnbarkeit. Die Aggregation von Thrombozyten führt zur Bildung von Thromben.

Megakariozyten sind bis zu 40 Mikrometer große Zellen in den blutbildenden Organen von Menschen und Tieren. Reife Megakariozyten haben einen vielschaufligen polyploiden Kern und Zytoplasma mit charakteristischer Körnung. Megakariozyten – Zellen des Knochenmarks – bilden Thrombozyten mittels Zellteilung.

Makrophagen sind Freßzellen, Zellen mesenchymer Natur. Sie sind zur aktiven Einverleibung und Verdauung von Bakterien, Überresten abgestorbener Zellen und anderer fremdartiger und für den Organismus giftiger Teilchen fähig. Zu den Makrophagen zählen Blutmonozyten, Histozyten der Bindegewebe, Kupferzellen der Leber, Zellen der Lungenbläschenwände und Bauchfellwandzellen. Makrophagen können im Organismus mittels Umwandlung von Histozyten gebildet werden, die die Fähigkeit zur amöbenartigen Bewegung erhalten haben. Außerdem können sich Makrophagen in Abszessen selbst in gigantische vielkernige Zellen verwandeln.

Und nun lassen Sie uns nicht kritisch, sondern hypothetisch die Charakteristik dieser menschlichen Zellen untersuchen, von denen einige von Ihnen vielleicht zum ersten Mal hören. Zuerst zu den Thrombozyten. Wenn der Lebenszyklus der Thrombozyten nur vier Tage beträgt und sie nur drei Analoge der Blutgerinnbarkeit beinhalten, auf welche Weise entstehen dann feste, beständige und „unsterbliche" Thromben, die man nur loswird, indem man mit ihnen auch das Blutgefäß entfernt? Wozu braucht das Blut Thrombozyten, die nur einige wenige analoge Faktoren seiner Gerinnung enthalten? Ja auch das Wort „analog" mahnt zur Vorsicht: In der Onkologie ist bekannt, wie viele „Analoge" die normalen Zellen mit Tumorzellen haben, nur daß erstere Leben unterstützen, letztere aber den Tod bringen. Ungeachtet dessen halten die Mediziner Tumorzellen für „transformierte" normale Zellen.

Megakariozyten, so glauben die Wissenschaftler, sind Knochenmarkzellen. Doch ihrer Beschreibung und Größe nach ähneln diese sehr den amöbenartigen Trichomonaden. Auch ihre Vermehrung erfolgt per Abnabelung, wie bei den Trichomonaden. Für die normalen Zellen aber ist die Mitose charakteristisch – die Zellkernspaltung in zwei gleichwertige Zellen. Außerdem ist die Entdeckung der Parasiten im Knochenmark nicht verwunderlich: Die Trichomonaden sind allgegenwärtig, und im Knochenmark können sie durch den hohen Cholesteringehalt angelockt werden, den die Parasiten zur Selbstbefruchtung und Vermehrung benötigen. Die Entdeckung von Megakariozyten im Blut, wo sie Thrombozyten abnabeln würden, ist jedoch widernatürlich. Um so mehr, da das Blut für Untersuchungen sowohl aus dem Finger als auch aus der Ellbogenvene genommen wurde. Aber auch dort wurden von mir solche „Megakariozyten" entdeckt.

Und schließlich zu den Makrophagen. Die Beschreibung ihrer Morphologie, die Fähigkeit, Bakterien und Überreste abgestorbener Zellen zu verschlingen, sowie die Fähigkeit zur amöbenartigen Bewegung, die nur für einzellige Organismen charakteristische Zyklizität der Veränderungen mit Bildung vielkerniger Individuen, in der Biologie als Schizogonie bezeichnet – all das entspricht der Beschreibung gigantischer amöbenartiger Trichomonaden. Wissenschaftler halten Makrophagen für Beschützer des Organismus, wie Lymphozyten und Leukozyten. Daß weiße Blutkörperchen fähig sind, Bakterien zu phagozytieren, ist allgemein bekannt. Doch sie schlucken nicht – wie Makrophagen – die Überreste verschiedener abgestorbener Zellen, da sie „wissen", daß menschliche Zellen die Fähigkeit zur Autolyse besitzen, das heißt, sich selbst bis zum Zustand vom Körper benötigter Aminosäuren aufzulösen. Aber die weißen Blutkörperchen phagozytieren aktiv Thrombozyten, die sie als fremdartige Eindringlinge identifizieren.

Und nun ist es Zeit, die Fotos der Blutpräparate zur Hand zu nehmen und nach deren gründlicher Untersuchung unsere Schlußfolgerungen entweder zu bestätigen oder sie zu widerlegen. Was sehen wir? Die Bildung von Thrombozyten erfolgt nicht nur irgendwo im fernen Knochenmark, sondern auch im peripheren Blut, das aus dem Finger entnommen wurde. Tatsächlich sieht man auf den Farbfotos große amöbenartige und kleinere rundliche Zellen, von denen sich Thrombozyten einzeln oder in ganzen Gruppen abnabeln. Manche von ihnen befinden sich vor der Teilung an ziemlich langen Nabelschnuren, die sie mit der Mutterzelle verbinden. Interessant ist jedoch, daß Thrombozyten, die bereits die Eigenständigkeit bekommen haben oder noch mit den Megakariozyten verbunden sind, die angeblich auf irgendeine Art und Weise aus dem Knochenmark in das Blut gelangt sind, sofort die Erythrozyten angreifen und sie mit ihren Toxinen zum Schmelzen bringen. Davon werden die normalerweise bikonkaven Erythrozyten gezackten Rädchen oder Lenkrädern gleich, was natürlich ihre Fähigkeit Sauerstoff zu übertragen verringert. Die Aggressivität der sich im Blut bildenden Thrombozyten brachte mich auf die Idee, daß es sich nicht um Thrombozyten, sondern um Nachkommen von Trichomonaden handeln könnte. Andere Fotos, auf denen zu sehen ist, wie Thrombozyten von Leukozyten und Lymphozyten verschluckt werden, bestätigen die Richtigkeit dieser Idee – denn die Wächter der Immunität täuschen sich nicht. Sie können die als Zellen getarnten Trichomonaden verkennen und sie in Ruhe lassen, doch wenn sie die Fremdartigkeit von Zellen „geschnuppert" haben, lassen sie die Gelegenheit nicht aus, mit ihnen abzurechnen.

Die sogenannten Megakariozyten und Makrophagen im Blut waren ebenfalls aggressiv: Die in ihrer Nähe beobachteten Erythrozyten wiesen ernsthafte Zerstörungen und Ätzungen auf. Die Fotos zeigten außerdem, daß Megakariozyten und Makrophagen beim Absterben nicht autolysieren, sondern in kleine und mittlere Teilchen zerfallen – das ist auch für Trichomonaden charakteristisch und konnte von mir während der Experimente mit Tumorzellen beobachtet werden. Im Gegensatz dazu werden normale Gewebezellen sowie rote und weiße Blutkörperchen immer bis zum Zustand von Aminosäuren autolysiert.

Die in kleine Teilchen zerfallenen gigantischen Zellen sehen zu Beginn wie gigantische Ansammlungen von Thrombozyten aus. Wenn man die Lebenstüchtigkeit und Aggressivität der letzteren berücksichtigt, könnte man fast meinen, daß Trichomonaden unsterblich sind. Wer kann dann noch der Unsterblichkeit der Trichomonaden widerstehen? Nur der menschliche Intellekt!

Der Autor S. Rodionow hat in seinem Buch „Teuflisches Biofeld" seine Evolutionstheorie vorgestellt: „Vom Anorganischen zum Organischen, vom Einzeller zum Vielzeller. Das Endziel ist der Mensch. Und weiter – der vernünftige Mensch. In ihrem Versuch schuf die Natur den Menschen. Wozu braucht sie ihn? Während Tiere ohne Intellekt in Harmonie mit der Natur leben, hat der Mensch aufgehört, der Natur zu gehorchen. Der Intellekt steht nun zwischen ihm und der Natur. Der Mensch entfernt sich von der Natur, aber sie holt ihn jedesmal auf dem Wege des Todes in ihren Schoß..."

Ist das vielleicht der Grund, warum die Natur immer mehr und mehr Menschen in ihren Schoß holt, indem sie sie mit Krebs, Infarkt und Aids bestraft – weil der Mensch sich als unfähig erwies, seinen Intellekt für den Erhalt seines eigenen Lebens anzuwenden? Damit geht er an der Erfüllung der ihm von der Natur auferlegten Funktion vorbei – ein würdiges Sprungbrett für die Schaffung noch Weiserer zu sein. Unsere Unvernunft und die mangelhafte Inanspruchnahme der intellektuellen Fähigkeiten können zum Verfall und zum Aussterben der nächsten Generationen der Menschheit führen. Das würde bedeuten, die Welt wird – wie schon vor Jahrmilliarden – von den Einzellern beherrscht werden. Die Bemühungen von Mutter Natur bei der Erschaffung des Menschen wären dann vergeblich, und wir – ihre Töchter und Söhne – wären schuld daran.

Es sind also neue Hypothesen über die Trichomonaden-Natur von Thrombozyten, Megakariozyten und Makrophagen aufgestellt worden. Diese müssen überprüft werden, allein schon deshalb, weil Thrombozyten nicht nur von Leukozyten und Lymphozyten phagozytiert werden, sondern auch vom wichtigsten Organ des Immunsystems: der Milz. Während das Blut durch sie hindurchfließt, filtert sie die Thrombozyten aus, wofür die Ärzte immer bereit sind, sie zu entfernen. Wer hat recht: die Ärzte oder die von der Natur geschaffenen Wächter? wollen wir wissen, Träger von Thrombozyten und Trichomonaden? Doch dafür sind Experimente notwendig, die nicht so einfach zu organisieren und durchzuführen sind.

Abschließend noch folgendes: Die Mediziner könnten mir kategorisch widersprechen, beispielsweise in bezug auf Thrombozyten. Denn sie haben feste Vorstellungen über die Pathogenese der thrombophenischen Purpura. Mit anderen Worten, sie sind überzeugt, daß innere Blutungen bei geringem Gehalt von Thrombozyten im peripheren Blut entstehen. Besonders anschaulich wird dies bei Neugeborenen, die mit blauen Flecken auf dem Körper geboren werden. Dies ist ein Zeichen für die Ärzte: Früher oder später drohen dem Kind Darm-, Nieren- und andere Blutungen.

Um das Kind zu retten, führen Ärzte ihm die auf Vorrat vorbereitete Thrombozytmasse anderer Menschen zu. Durch diese Prozedur wird eine befristete Besserung erzielt. Aber die Blutungen hören bei einem solchen Patienten nicht einfach mit der Zeit auf. Dann versuchen die Mediziner, dieses Problem auf zwei Wegen zu lösen: Man verschreibt jahrelang Steroidpräparate, die das Wachstum von Neubildungen provozieren, oder nimmt die Milz raus.

Die Wissenschaftler kennen die Ätiologie, d. h. die Ursachen dieser Krankheit nicht, sehen aber, daß die Blutungen auf Kosten der erhöhten Durchlässigkeit von Kapillaren geschehen. Die Trichomonadenkonzeption der Krebsentstehung ermöglicht uns, auch diese Erscheinung zu erklären. Warum haben Neugeborene Blutungen? – Weil ihre Infizierung mit Trichomonaden im Mutterleib erfolgt. Nachdem sie an der einen oder anderen Stelle in die Frucht gelangen, sind die Parasiten bestrebt, den gesamten Organismus zu kolonisieren. Deshalb dringen sie in die Blutbahnen ein, wobei sie die Gefäßwände mit Hilfe des von ihnen produzierenden Enzyms Hyaluronidase auflockern und perforieren.

Daß die thrombozytäre Masse hilft Blutungen zu stoppen ist auch verständlich. In diesem Falle fungieren die Thrombozyten – Nachkommen von Trichomonaden – aus anderen Menschen als Immunostimulatoren. Das Immunsystem erkennt die fremden Parasiten, wird aktiviert und erkennt dann auch die eigenen. Als Ergebnis wird ein Teil der Trichomonaden vernichtet, ein weiterer Teil versteckt sich unter dem wachsenden Bindegewebe – so werden die Löcher in den Blutbahnen „gestopft". Es tritt tatsächlich eine befristete Besserung ein. Aber mit der Zeit kommt der pathologische Prozeß unbedingt zu seiner Entwicklung: Denn zu den eigenen Trichomonaden des Patienten hat man noch fremde hinzugetan, was sie nur noch bösartiger macht...

# Kapitel 5

# Nur Aids ist noch furchterregender als Krebs

# Im Verbund mit dem HIV

Zu der Zeit, als ich begann mich intensiv mit dem Krebsproblem zu befassen, erschienen viele Publikationen und Mitteilungen über Aids. Mir fiel eine Besonderheit auf: Nicht selten endet Aids mit einer onkologischen Erkrankung, beispielsweise dem Kaposi-Sarkom. Oder mit dem Non-Hodgkin-Lymphom. Doch wenn normalerweise das Kaposi-Sarkom als gutartige Krankheit gilt und ihre allmähliche Entwicklung zwei Jahrzehnte dauert, so wird es im Zusammenhang mit Aids zu einer aggressiven und schnellverlaufenden Krankheit, die in wenigen Monaten zum tödlichen Ausgang führt. Das brachte mich auf die Idee, folgenden Gedanken weiterzuverfolgen: In der Ätiologie des Aids könnte die Trichomonade ihre Rolle spielen. Aber Aids endet nicht immer in der Krebserkrankung, oft sterben die Patienten an einer generalisierten Herpes, Salmonellose, Toxoplasmose, Candidose und anderen Virus-, Bakterien-, Pilz- oder sonstigen Infektionen. Weitere Überlegungen, das Studium wissenschaftlicher Literatur, Experimente und klinische Beobachtungen haben dann ergeben:

1. Krebs, Infarkt, Diabetes, Insult sind parasitäre Krankheiten, die durch die Trichomonade ausgelöst werden.

2. Aids ist eine hyperparasitäre Krankheit, deren Verursacher zwei Parasiten-Antagonisen sind: die Trichomonade, ein Parasit des Menschen, und das Aids-Virus, ein Parasit der Trichomonade.

3. Wenn Aids nicht in Krebs, sondern in eine Infektionskrankheit mündet, handelt es sich um eine hyperparasitäre Infektionskrankheit, bei der zu den ständigen Erregern – Trichomonade und Aids-Virus – eine der Wechselinfektionen hinzukommt und die Hauptverursacher von Aids unterdrückt (jedoch nicht vernichtet).

Wissenschaftler haben die Lymphozyten grundlos verdächtigt, als sie ihnen sträfliche Fahrlässigkeit im Kampf gegen Aids vorgeworfen haben. In Wirklichkeit kämpfen diese Wächter der menschlichen Gesundheit bis auf den Tod gegen die Aids-Viren und erlauben ihnen nicht, in ihren Körper einzudringen. Meine Untersuchungen beweisen, daß die Aids-Viren nicht die einzigen Schuldigen der Aidskrankheit sind. Es gibt einen wesentlich heimtückischeren Feind, der in der Lage ist, die Abwehrmechanismen der Gesundheit völlig zu zerstören. Das sind die einzelligen Parasiten mit der Bezeichnung Trichomonade, die als Wirt für die Aids-Viren dienen und von den Wissenschaftlern fälschlich für Lymphozyten gehalten werden. Nachdem diese zwei Infektionen, Trichomonaden und die Aids-Viren, ihre Kräfte vereint haben, werden sie stärker als die Blutzellen und tragen den Sieg nicht nur über diese, sondern auch über den gesamten menschlichen Körper davon.

Ich bin der Überzeugung, daß einer der wichtigsten nicht erkannten Beteiligten bei Aids die Trichomonade ist, in welche die Aids-Viren eindringen und sich dort ansiedeln. Wenn das der Fall ist, dann sieht es so aus, als würde ein und derselbe Parasit die furchterregendsten Krankheiten der Zivilisation auslösen – kann das sein? Überschätzen wir nicht seine Fähigkeiten? Die Richtigkeit meiner These beweisen zahlreiche Experimente, die ich in den führenden Instituten des Landes durchgeführt habe.

Wissenschaftler können sich die seltsamen Unterschiede zwischen Aids und den anderen Viruskrankheiten nicht erklären: Aids hat eine sehr lange symptomlose Periode. In dieser Zeit erfolgt eine Vergiftung des Organismus durch toxische Stoffe, die eine unheilvolle Wirkung auf Leukozyten und Erythrozyten haben. Dies löst Blutarmut und die Hemmung der Immunkraft aus. Ich habe vermutet, daß diese ungewöhnlichen Symptome auf Kosten eines anderen Krankheitserregers auftauchen, der den Aids-Fachleuten unbekannt ist. Und fand den Kandidaten für diese Rolle in der Parasitologie. Solche Symptome hat die Trichomoniasis. So entstand die Hypothese: Aids taucht als Ergebnis der Wechselwirkung der Aids-Viren und des einzelligen Parasiten Trichomonade auf.

Wenn die Aids-Viren frei im Organismus „spazieren gingen", hätte man diese Bösewichte mit Antivirus-Mitteln vernichten können. Aber sie sind für Antivirus-Mittel unerreichbar, also haben sie irgendeinen

Zufluchtsort gefunden, der es ihnen erlaubt, sich fortzubewegen und an Kämpfen teilzunehmen. Bildlich gesprochen sitzt das raffinierte Virus wie in einem Panzer und ist vor den Angriffen der Immunkörperchen wie unter einer sicheren Panzerung geschützt.

Nach langen Überlegungen kam ich zu dem Schluß, daß die Rolle von Panzern in diesem Fall die Trichomonaden spielen. Das Aids-Virus bleibt, nachdem es in ihnen gesiedelt hat, für die Antivirus-Mittel unerreichbar. Die Geschosse erreichen ihr Ziel nicht. Und das ist nicht verwunderlich: In Jahrmilliarden der Evolution haben sich die Einzeller an Giftstoffe, Strahlung und andere für primitive Viren (die nicht einmal über eine Schutzhülle verfügen) tödliche Einwirkungen angepaßt.

Durch das Eindringen in die Trichomonaden macht das Virus sie übermäßig aggressiv, es verwandelt sie buchstäblich in Kampfmaschinen. Diese Panzer beginnen eine riesige Menge an Giftstoffen zu produzieren, die den Massentod der Blutzellen verursachen. Um dieses Szenario zu überprüfen, habe ich 1992 und 1993 einmalige Experimente im Moskauer Iwanowski-Institut für Virologie der RAMN[8] durchgeführt. Zuerst führte ich eine vergleichende Studie von Zellen durch, die zu vergleichen bis dato keinem Spezialisten in den Sinn gekommen war: Die einen waren aus einem Krebstumor entnommen, die zweiten von Aids-Kranken (Lymphzellen MT-4, Japan), die dritten waren vaginale Trichomonaden von Patientinnen, die im Institut für Geschlechtskrankheiten behandelt wurden.

Menschliche Zellen, die einem Körper entnommen wurden, sind tote Zellen – sie vermehren sich nicht in einem Medium für Trichomonaden. Doch die für das Experiment entnommenen Tumorzellen, die Lymphoidkulturen und die Trichomonaden fühlten sich in der Nährlösung sehr wohl und vermehrten sich. Die an der Arbeit beteiligten Spezialisten beobachteten mit Erstaunen unter dem Mikroskop: Die sogenannten Tumor- und Lymphoidzellen starben nicht, sondern nahmen amöbenartige Formen an, bewegten sich und bildeten Kolonien. Ich nahm an, daß alle drei

[8] RAMN - Russische Akademie der medizinischen Wissenschaften

Arten von Zellen lebende Mikroorganismen sind, daß aber zwei davon von den Wissenschaftlern fälschlicherweise für menschliche Zellen – Gewebe- und Blutzellen – gehalten werden.

Um einen zusätzlichen Beweis dafür zu erbringen führte ich noch ein anderes Experiment durch – ich bearbeitete die Zellen mit Verdauungsenzymen. Alle Versuchszellen fühlten sich in der aggressiven Umwelt sehr wohl und bewegten sich rege. 24 Stunden später setzte ich sie in ein Medium, wo sie sich weiterhin erfolgreich vermehrten. So können sich nur lebende Organismen verhalten.

Schließlich wurden die Versuchskulturen einer radioaktiven Bestrahlung ausgesetzt. Normale Blutzellen, Lymph- und Gewebezellen sterben, wie bekannt, bei einer Bestrahlungsdosis von 100 - 400 rad.; alle Versuchszellen jedoch hielten 600 rad. aus. Dazu sind nur Parasiten fähig. Mehr noch – diese für menschliche Zellen tödliche Dosis hatte einen stimulierenden Effekt auf die Versuchszellen: Sowohl die Tumor- als auch die Lymphoidzellen fingen an stürmisch zu wachsen, und ihre Form veränderte sich von rundlich zu amöbenartig.

Aus diesen Experimenten folgte, daß Krebs und Aids nicht durch die Mutation menschlicher Zellen ausgelöst werden, sondern durch eine stürmische Vermehrung von Trichomonaden. Sie sind es, die Tumoren und Metastasen beim Krebs und Thromben bei Herz-Kreislauf-Krankheiten bilden. Die Aids-Viren siedeln sich nicht in den Lymphozyten, sondern in Trichomonaden an und verstecken sich dort vor den Angriffen des Immunsystems.

Diese revolutionäre Schlußfolgerung torpedierte die allgemein anerkannten Konzeptionen der Entstehung von Krebs, Infarkt und Aids und störte den Frieden ihrer Autoren. Ich war mir der Ernsthaftigkeit meiner Situation sehr bewußt, beschloß aber, die Experimente trotzdem fortzusetzen. Ich begann damit, die Mechanismen der zerstörenden Wirkung der mit Viren „gefüllten" Trichomonaden zu enträtseln. In einer Moskauer Klinik wurden mir Trichomonaden zur Verfügung gestellt, die aus den Mund- und Geschlechtshöhlen praktisch gesunder Menschen im Alter von 17 bis 82 Jahren stammten. Im Labor des Instituts setzte ich diese Parasiten in ein Medium und fügte Aids-Viren hinzu. Wie auch erwartet, drangen letztere in die Körper der Trichomonaden ein und begannen sich dort zu vermehren. Dies wurde unumstößlich in einer Reihe von Experimenten bewiesen.

Und nun halte ich einmalige Fotos mit dem Stempel des Wissenschaftlichen Forschungsinstituts für Virologie in der Hand, die unter einem elektronischen Mikroskop bei einer Vergrößerung um das 60tausendfache gemacht wurden. Man sieht deutlich: Innerhalb der Parasiten vermehren sich die Viren wie Fische im Aquarium. Dann wird es ihnen zu eng – mit ihren Toxinen vergiften sie die Trichomonade und zerstören so ihren Körper. Durch die entstandenen Breschen verlassen die Viren ihren Wirt und begeben sich auf die Suche nach einem neuen Opfer. Im übrigen verhalten sich nicht alle „Mieter“ so barbarisch. Die meisten Viren töten die Parasiten nicht, sondern nutzen sie und verlassen bei Gefahr den Wirt, indem sie sich höflichst von seinem Körper abtrennen. Würden die Viren alle Trichomonaden töten, so blieben sie schließlich und endlich ohne Schutz und würden von den Abwehrkräften des menschlichen Organismus vernichtet.

Um endgültig auch die Skeptiker zu überzeugen, führte ich noch eine Untersuchung im Russischen onkologischen Zentrum der RAMN durch und zeigte, auf welche Art die Aids-Viren in die Trichomonaden eindringen. Die Aids-Viren bleiben an bestimmten Rezeptoren der Einzeller kleben und gelangen dann ins Innere der Parasiten – im Gegensatz zu vielen anderen Viren, die nicht in der Lage sind, deren Widerstand zu durchbrechen. Wissenschaftler glaubten früher, und auch heute noch, daß nur die T-Helferzellen solche Rezeptoren besitzen, und nur in diese, so die Wissenschaftler, können Aids-Viren eindringen. Diese Rezeptoren gelten als Marker – kennzeichnende Besonderheit von Lymphozyten, die für Aids-Viren anfechtbar sind. Nun zeigte sich aber, daß auch Trichomonaden eine solche Achillesferse haben.

## *Das Geheimnis des Aids ist enthüllt, aber...*

So wurde die Hypothese bestätigt: Die für Aids-Viren anfechtbaren Lymphozyten sind in Wirklichkeit nicht menschliche Zellen, sondern einzellige Parasiten. Die Wissenschaftler hielten sie bisher fälschlicherweise für Lymphozyten und bauten auf dieser falschen Grundlage die allgemein anerkannte Konzeption der Aids-Entstehung. Als Ergebnis ist diese voller Widersprüche und Ungereimtheiten. Und das Wichtigste – sie kann das Aids-Problem nicht lösen.

Aber leider haben diese sensationellen Experimente die medizinische Führung nicht interessiert. Seit mehreren Jahren schon bemühe ich mich vergeblich ein Institut zu finden, in dem ich in vollem Umfang die Untersuchungen durchführen könnte.

In der Onkologie werden gutartige Tumoren nach und nach in bösartige umgewandelt. Bei Aids beschleunigt sich dieser Prozeß und wird noch bösartiger. Dies erklärt sich damit, daß die Aids-Viren den natürlichen Zustand der Trichomonaden zerstören. Wenn sie sich in den Parasiten niederlassen, bedrohen sie damit ihre Existenz und zwingen sie, ihre Reservemechanismen zum Überleben zu aktivieren. Die kranke Trichomonade wird äußerst aggressiv: aus dem Ruhestadium wechselt sie zur amöbenartigen Form, dringt in die Blutgefäße ein und verbreitet sich im gesamten Organismus. Ähnlich verhält sich die gesunde Trichomonade unter chemischer Einwirkung oder unter Röntgenbestrahlung.

Demnach sollte eine Behandlung der Aidskrankheit nicht bei den Viren beginnen: Diese können ohne die Zerstörung der Trichomonaden nicht erreicht werden. Deshalb kann das Aids-Problem nicht getrennt vom Problem Krebs gelöst werden. Dieses wiederum kann nur gelöst werden, wenn man die infektiöse Natur des Krebses anerkennt. Wenn klar ist, daß Krebs durch die Trichomonade ausgelöst wird, können Ärzte Krebs im frühen Stadium diagnostizieren, vorbeugende Maßnahmen und schonende Behandlungsmethoden entwickeln. Bis dahin aber müssen wir uns alle selbst mit vorbeugenden Maßnahmen gegen diese Krankheiten befassen und mit allen Mitteln unsere Abwehrkräfte stärken. Nicht umsonst werden bei Anhängern natürlicher Behandlungsmethoden die Krebsgeschwulste geringer, verschwinden bei ihnen die Aids-Symptome.

Von hundert der Wissenschaft bekannten Arten von Trichomonaden leben im menschlichen Körper nur die drei bereits genannten: die Mundhöhlen-, die Darm- und die vaginale Trichomonade. Doch sie lösen zahlreiche onkologische Krankheiten aus. Das ist bei Aids um so unverständlicher, wenn alte Leiden sich auf neue Art gebärden – die Anzahl von Symptomen steigt abrupt an. Wie schaffen es nur drei Arten von Parasiten und ein Virus, eine solche Vielfalt auszulösen?

Die erstaunliche Veränderbarkeit der Aids-Viren ist vielen bekannt, aber bisher kamen die Fachleute nicht darauf, daß sie durch die Unbeständigkeit des Wirts dieser Viren – der Trichomonade – erklärt wird. Die Trichomonade ist ein geschlechtsloser Einzeller, der sich selbst befruchtet. Sie hat keine exakte Anzahl von Chromosomenpaaren und gibt deshalb nicht die Gesamtheit ihrer Eigenschaften an ihre Tochterzellen weiter. Jede der drei Arten von Trichomonaden hat drei sehr ungleiche Existenzstadien, und eine Vielzahl von Zwischenstadien, denn bei jeder Teilung entstehen quasi Organismus und Zelle, Individuum und Art neu. Indem sie aus einem Stadium in ein anderes wechseln oder sich in verschiedenen, häufig wechselnden Bedingungen des Organismus vermehren, verhalten sich dieselben Trichomonaden wie Vertreter verschiedener Klassen von Lebewesen: menschlicher Zellen, aggressiver Amöben und beweglicher Geißeltierchen. Sie wandern ständig innerhalb des menschlichen Körpers wie auf einem großen Planeten und gelangen häufig in neue Existenzbedingungen, an die sie sich adaptieren müssen. In letzter Zeit hat sich die Vielfalt dieser Bedingungen und ihrer Wirkungen auf die Trichomonaden wegen der zahlreichen Arzneimittel, der Giftstoffe in den Nahrungsmitteln und in der Luft sowie vieler anderen Faktoren rapide erhöht. Und in jedem konkreten Fall löst die Tätigkeit der Trichomonaden eine neue

Pathologie aus. Deshalb zählt man in der Onkologie bis zu 200 differenzierte und Tausende undifferenzierte Tumoren.

Diese Parasiten haben sich seit langem an die Existenz im immunen Organismus angepaßt und dabei gelernt, seinen Abwehrkräften zu entgehen. Dank einem klebrigen Stoff, der von der Außenmembran abgesondert wird, fixieren Trichomonaden entsprechende Mikroflora auf ihrer Oberfläche. Dies ist notwendig, um die Immunkörperchen zu täuschen: Sie erkennen den Panzer der Mikroben und vernichten sie, der Parasit aber bleibt unerkannt und unbestraft. Zusätzlich sind Trichomonaden in der Lage, Antigene abzusondern, die den Antigenen menschlicher Gewebe ähnlich sind. So halten die von den Lymphozyten produzierten Antikörper die Parasiten für eigene Zellen und schützen sie vor den Leukozyten. Die größte Menge Mikroflora kleben die am wenigsten aggressiven Mundhöhlen-Trichomonaden auf sich. Als Wissenschaftler versuchten, sie von diesem Belag zu befreien, starben sie. Das ist nicht verwunderlich: Die Mundhöhlentrichomonaden sind weniger in der Lage Giftstoffe auszusondern, die die Leukozyten schadlos machen und Gewebezellen zerstören. Diese Parasiten können die Immunkörperchen leicht täuschen, indem sie ihren Angriffen die angeklebten Mikroben präsentieren. Deshalb löst die Tätigkeit der Mundhöhlentrichomonaden die größte Vielfalt von Krankheiten sogenannter unbekannter Ätiologie der Mundhöhle, der HNO-Organe, Bronchien, Lungen und anderer für Mikroben zugänglicher Körperbereiche aus.

Andererseits wird von der vaginalen Trichomonade – die um 25 Mal aggressiver ist als die Mundhöhlentrichomonade – die Mikroflora als Schutz kaum gebraucht. Die in den Geschlechts- und Geburtsorganen lebenden einzelligen Parasiten sondern verschiedene Giftstoffe aus. Die von ihnen produzierten Sterole gelangen leicht in die Leukozyten und töten unsere Beschützer – so kommt es zur Störung der Zellimmunität. Nach Eindringen in die Blutbahnen vergiften die vaginalen und die Darmtrichomonaden durch Ausschüttung ihrer Toxine ins Blut die roten Blutkörperchen und lösen ihre vorzeitige Alterung aus. Trichomonaden verschlingen mit Genuß die geschwächten Erythrozyten. Wissenschaftler haben beobachtet, wie sie ein bis drei rote Blutkörperchen verschluckten und dabei die gesunden und aktiven wieder „ausspuckten". Als Ergebnis entwickelt sich bei den Patienten Blutarmut.

Die neue Konzeption erklärt, warum bakterielle, Pilz- und andere Infektionen, die früher keinen besonderen Schaden anrichteten, bei Aids schwere Komplikationen auslösen: Toxoplasmose, Pneumonien, Salmonellose, Candidose, Herpes und andere. Nach dem Eindringen in den Körper beginnt die durch aggressive Trichomonaden gereizte Infektion sich verstärkt zu vermehren und benötigt für jede Teilung höchstens 40 Minuten, während die Trichomonade einige Stunden braucht. In diesen Fällen stößt zu den gemeinsamen Aktivitäten der ständigen Aids-Erreger – Trichomonade und HIV – noch eine zufällige Infektion, die dann im Endstadium der Krankheit in Erscheinung tritt. Deshalb endet Aids nicht immer in einer Krebserkrankung. Es kommt zu neuen Pathologien, deren Schweregrad wesentlich höher ist, als die einfache Summe der schädlichen Folgen jeder einzelner Infektion es je gewesen wäre.

Man kann noch sehr viel über die erstaunliche Vielfalt der Einwirkungen sagen, die von den im Menschen lebenden Trichomonaden auf ihren Wirt ausgeübt werden. Diese Parasiten sind an fast allen pathologischen Prozessen beteiligt, die lange ohne Symptome bleiben. Man hat diesen Krankheiten Tausende von Namen gegeben, doch sie haben eine gemeinsame biologische Natur. Sogar laut Angaben der Weltgesundheitsorganisation war die Trichomoniasis in den 50er Jahren die am meisten verbreitete Krankheit. Hätten Wissenschaftler die Ergebnisse dieser Untersuchungen weiter überprüft, so hätten sie sich mit eigenen Augen davon überzeugen können, daß die Trichomonade sich in unserer Zeit eine neue Stellung erkämpft hat – sie ist unter den Krankheitserregern hinsichtlich Hinterlist und Aggressivität der unbestrittene Spitzenreiter. Seit einigen Jahren schon rufe ich die Welt der Wissenschaft dazu auf, dies experimentell zu überprüfen, damit wir, solange es noch nicht zu spät ist, gemeinsam effektive Methoden zur Bekämpfung dieses ältesten, zahlreichen und mächtigen einzelligen Parasiten finden können. Damit uns nicht das traurige Los der Dinosaurier heimsucht!

## *Was wissen wir über Aids?*

Das zum Problem Nr. 1 erklärte Immundefektsyndrom fokussierte die Aufmerksamkeit der Wissenschaftler der ganzen Welt auf sich. An der Erforschung der neuen Krankheit beteiligen sich Immunologen, Virologen, Epidemiologen und Infektionisten. Forschungen haben ergeben, daß das Aids auslösende Virus sich in seinen Eigenschaften bedeutend von den anderen Viren und die Methode der Infektionstransmission und die Krankheit, die es verursacht, sich von anderen Viruskrankheiten unterscheiden.

Zu den Unterscheidungsmerkmalen des Aids-Virus gehören:

- eine scharf ausgeprägte Veränderbarkeit des Aids-Virus, die sogar bei ein und demselben Patienten in den verschiedenen Stadien der Krankheit erscheint;
- die Erforderlichkeit von Rezeptoren auf den Limphoidzellen, mit denen das Aids-Virus in Verbindung treten kann;
- Absterben der Zellen, in denen das Aids-Virus sich vermehrt (zytopathischer Effekt).

Die Methode der Infektionstransmission des Aids unterscheidet sich ebenfalls von den Transmissionsmethoden anderer Viruskrankheiten, beispielsweise der Grippe. Das Aids-Virus ist in der äußeren Umwelt sehr instabil und geht schnell ein. Deshalb erfolgt seine Transmission nur mit Flüssigkeiten (Blut, Spermien, Vaginalsekrete, Speichel) bei direkten Kontakten zwischen gesunden Menschen und Virusträgern. Gleichzeitig reagiert es nicht auf die Behandlung mit Antiviruspräparaten; sogar bei langfristiger Injektion der Medikamente ins Blut ändert sich der Krankheitsverlauf nicht: Aids bleibt unheilbar und endet im Tod. Als ich begann, mich für Aids zu interessieren, bestärkte das meine Idee, daß außer der Aids-Viren noch ein anderer Faktor der Aids-Krankheit existieren muß, der das

Virus während der Chemotherapie schützt und die Eigenartigkeit, die brutale Pathologie und die Unheilbarkeit dieser Krankheit bedingt.

Aids unterscheidet sich in vielem von anderen Viruskrankheiten, hat aber einiges mit parasitären Krankheiten gemeinsam, zum Beispiel die lange Dauer der Latenzperiode, die Unmöglichkeit für den Patienten, sich vom Erreger zu befreien und andere Eigenschaften:

- Aids ist die einzige epidemische Viruskrankheit, für die eine langfristige (häufig jahrelange) Latenzperiode charakteristisch ist und ein 100prozentiger tödlicher Ausgang. Die lange symptomlose Periode der Aidskrankheit ist mit ihrem langsamen Anstieg der Intoxikation, Anämie und Immunodepression dem Verlauf einer parasitären Krankheit identisch.

- Im Unterschied zu den Virus- und zu bakteriellen Infektionen, derer sich der menschliche Organismus entledigen kann, bleibt der Aids-Erreger lebenslang erhalten. Genau das ist auch für Parasiten charakteristisch. Zum Beispiel der parasitäre Flagellat Trichomonade: Er verläßt seinen Wirt, nachdem er in ihn eingedrungen ist, im Verlauf des gesamten Lebens nicht mehr. Bei chronischer Krankheit ist er sogar gegen spezielle Antitrichomonadenmittel resistent.

- Die Volksseuche Aids gewinnt mit jedem Jahr mehr an Kraft. Wenn aber im Mittelalter die Verbreitung der Pest auf ganz Europa annähernd 100 Jahre dauerte, so waren jetzt für die Übertragung von Aids auf alle Kontinente unseres Planeten weniger als vier Jahre notwendig. Das brachte mich auf die Idee, daß der Boden für Aids in den USA und in den westeuropäischen Staaten während der sexuellen Revolution vorbereitet wurde. Denn Trichomoniasis ist laut Angaben der Weltgesundheitsorganisation die weitverbreitetste Infektion. Es war also nur ein virulentes Widersacher-Virus nötig, das fähig war in die Trichomonade einzudringen und sie noch aggressiver zu machen.

Aids ist nach Meinung der Wissenschaftler die erste epidemische Krankheit des Menschen, die überwiegend den Befall des Immunsystems auslöst und zu einer völligen Wehrlosigkeit der Kranken vor Erregern führt, die unter gewöhnlichen Bedingungen keine Krankheiten beim Menschen auslösen. Die Erkrankten sterben an nicht-tödlichen Krankheiten: Pneumonie, bakteriellen Virusinfektionen, Pilzinfektionen und an normalerweise als gutartig geltenden Krebsarten, z. B. Kaposi-Sarkom. Aber den Aidsspezialisten sind anscheinend solche Beobachtungen der Parasiten wenig bekannt: Bei Entdeckung der Trichomonaden in großer Anzahl in Form wenig beweglicher Individuen wurden bei Patienten ohne irgendwelche klinischen Erscheinungen eine gesunkene Widerstandsfähigkeit des Organismus, eine chronische Erschöpfung und verschiedene Erkrankungen festgestellt. Beispielsweise fanden schwerste eitrige Prozesse in den Atemwegen statt, häufig mit tödlichem Ausgang, wenn in den Lungen oder Bronchien Trichomonaden gefunden wurden. Dabei bekamen Saprophyten, die sich in den oberen Atemwegen befanden, pathogene Eigenschaften.

Es ist außerdem bekannt, daß beim Eindringen der Viren in den Organismus des Einzellers beim letzteren irreversible Verschiebungen sowohl der Antigen-Struktur als auch der Pathogenität auftreten können, sogar die Verwandlung apathogener Arten in pathogene. Wenn solche Einzeller in einen anfälligen Organismus gelangen, kann das zu einer Erkrankung mit tödlichem Ausgang führen.

Die Gegenüberstellung dieser Daten läßt die Vermutung zu, daß Aids eine hyperparasitäre Krankheit ist, denn sein ständiger Erreger ist ein Parasit im Parasit: das Aids-Virus in der Trichomonade. Zu diesen Parasiten kann sich eine opportunistische Infektion gesellen: Salmonellen, Toxoplasmen, Herpes, Soorpilz und andere, die meistens im Endstadium der Aidskrankheit in Form einer tödlichen Salmonellose oder Toxoplasmose auftreten.

## *Was haben Aids und Trichomoniasis gemeinsam?*

Also, es wird die Annahme gemacht, daß der einzellige Parasit des Menschen Trichomonade und das intrazelluläre Aids-Virus in der Gesamtheit die hyperparasitäre Krankheit Aids ergeben. Um uns noch mehr davon zu überzeugen, lassen Sie uns vergleichen, welche Gemeinsamkeiten es zwischen Aids und der Trichomoniasis gibt. Hier die Beschreibungen dieser Krankheiten zum Vergleich in Tabellenform:

| *AIDS* | *TRICHOMONIASIS* |
|---|---|
| 1. Aids tauchte, ähnlich einem Brand, unerwartet auf und verbreitete sich schnell in fast allen Ländern der Welt (M. Adler). | 1. Nach Angaben der Weltgesundheitsorganisation ist die am weitesten verbreitete Infektion der Welt die Trichomoniasis des Urogenitaltrakts (Ju. H. Teras). |
| 2. Schätzungen der Weltgesundheitsorganisation zufolge gibt es auf der Erde mehr als 10 Mio. Virusträger. In den Ländern Afrikas befällt die Aidskrankheit Männer und Frauen annähernd gleich, bis zu 2/3 der Kinder sind mit dem Aids-Virus infiziert (A. Schewelew). | 2. Forschungen der letzten Jahrzehnte weisen auf eine besonders hohe Verseuchung mit der Mundhöhlen- und Darmtrichomonade hin. Die Verseuchung der eingeborenen Bevölkerung in den Tropen mit Trichomonaden erreicht 60-80% der Bevölkerung (N. Sucharewa-Nemakowa). |
| 3. Aids wird überwiegend beim Geschlechtsverkehr von Aidskranken oder Trägern des Aids-Virus bzw. durch Blutspenden übertragen. Bei Aidskranken ist | 3. Die am weitesten verbreiteten Wege der Infizierung mit Trichomoniasis sind das Geschlechtsleben und die Geburt. Die Häufigkeit des Vorkommens der Trichomo- |

| | |
|---|---|
| der Erreger in bedeutenden Mengen im Blut, Speichel, in den Vaginasekreten der Frauen, im Sperma, in der Tränen- und Rückenmarkflüssigkeit vorhanden. Die wesentlichen Wege der Infizierung von Kindern mit dem Aids-Virus: im Mutterleib, beim Durchgang durch den Geburtskanal, durch die Milch infizierter Mütter (V. Beresin, A. Gordejew, A. Schewelew). | niasis bei Gebärenden liegt bei 34%, bei Wöchnerinnen – 35%, davon sind die Trichomonaden in 51% in die Gebärmutter gelangt (V. Saposhnikowa). Die vaginale Trichomonade wurde im Blut entdeckt, das aus der Ellbogenvene entnommen wurde sowie im peripheren Blut. Die Mundhöhlentrichomonade wird in der Mundhöhle festgestellt, im Zahnbelag, in den Zahnfleischtaschen und im Blut (E. Pawlowskij, E. Visir). Die wesentlichen Wege der Infizierung: im Mutterleib, bei der Geburt, beim Geschlechtsverkehr, beim Küssen, beim Gebrauch gemeinsamen Geschirrs usw. (V. Peusner, F. Gordon). |
| 4. Der Verlauf der Aidskrankheit ist durch das Vorhandensein einer latenten Periode von einem Monat bis zu mehreren Jahren gekennzeichnet. Das Virus kann mehrere Jahre unbemerkt bleiben. Der Virusträger hält sich für gesund und kann andere Menschen infizieren (A. Schewelew). | 4. Die Trichomoniasis verläuft in den meisten Fällen latent und verursacht keine Leiden. Möglich ist ein symptomloses Tragen von Parasiten. Zuverlässige und unbestreitbare Symptome der Trichomoniasis gibt es nicht. Die Besonderheiten des klinischen Verlaufs der Trichomoniasis, besonders bei Männern, erschweren die Aufdeckung dieser Krankheit und begünstigen seine Verbreitung (H. Kaarma, V. Teocharow). |

| | |
|---|---|
| 5. Aids wird mittels Feststellung der Anwesenheit von Virusteilchen im Blut (oder seiner Antikörper) diagnostiziert. Bei Aidskranken kann das Aids-Virus im Speichel, Sperma bzw. in den Absonderungen der weiblichen Scheide entdeckt werden (V. Beresin, A. Gordejew, A. Schewelew). | 5. Mittels serologischer Diagnostik wird das Vorhandensein spezifischer reagierender Antikörper im Blutserum der Trichomoniasis-Patienten bestimmt. Als Beweis der Erkrankung an Trichomoniasis dient in erster Linie die Entdekkung der Parasiten in der Mundhöhle und im Urovaginaltrakt (L. Bogatschewa, N. Lachowizkij). |
| 6. In den ersten 1,5-3 Monaten und länger nach Ansteckung gelingt es oft nicht, die Antikörper zu entdecken (das Virus taucht vor den Antikörpern im Blut auf). Die Besonderheit der Produktion von Antikörpern bei Aids besteht darin, daß sie lange Zeit mit dem Virus koexistieren können, ohne ihn zu vernichten – A. Schewelew). | 6. Nach Infizierung mit Trichomonaden erfolgt eine Hemmung der Immunreaktion. Experimente haben ergeben, daß bei Kaninchen spezifische Antikörper 8-10 Tage nach der ersten Einführung des Antigens erscheinen. Das Vorhandensein heterogener (in bezug auf Menschen) Antigene bei Einzellern reduziert die Effektivität des immunologischen Schutzes erheblich und ist einer der Gründe immunologischer Störungen. |
| 7. Ein Geheimnis der Aidskrankheit bleibt die Frage: welcher Zusammenhang besteht zwischen Aids beim Menschen und ähnlichen Erkrankungen bei Tieren (Affen, Schafen, Rindern, Katzen) (A. Schewelew). | 7. In der Natur sind über 100 Arten von Trichomonaden bekannt. Sie sind in den Organismen von Menschen und Affen, wilden Tieren und Vögeln weit verbreitet, auch Haustiere werden befallen. Hauskatzen und Hunde sind ein Ansteckungsreservoir (A. Awakjan). |

| | |
|---|---|
| 8. Die Erforschung der Besonderheiten der Aids-Krankheit und seines Erregers führt zu einem seiner Rätsel: der Evolution der Infektionen bei Tier und Mensch. Die gesammelten Daten zeigen, daß die Aidserreger nicht nur das Immun-, sondern auch das Nervensystem befallen (A. Schewelew). | 8. In dem Sinne, wie die Trichomoniasis von der Bevölkerung des Landes und den meisten medizinischen Fachkräften verstanden wird, ist sie nur eine von vielen Erscheinungen der Trichomonaden-Infektionen. Trichomoniasis ist die Erkrankung des gesamten Organismus. Untersuchungen haben die Vielfalt und Lebensgefährlichkeit der durch die Trichomonaden-Invasion ausgelösten Krankheiten zu Tage gefördert. Die experimentelle Infizierung von Versuchstieren mit der vaginalen Trichomonade kann – abhängig von der Dosis und Pathogenität des Einzellers – entweder den Tod (bis 85% innerhalb 10 Tagen) – oder die Schädigung mehrerer innerer Organe und Lymphknoten oder ausgeprägte Wucherungen des Bindegewebes auslösen (T. Palm, E. Ryjtas). |
| 9. Aids ist nicht eine reine Viruskrankheit. Im Endstadium wechselt diese Krankheit in eine schwere Form: es entwickelt sich eine Lungenentzündung, Sepsis (bakterielle, mykotische, Virussepsis) oder eine Geschwulst. Unter den infektionellen Komplikationen bei Aids steht an | 9. Bei Trichomoniasis-Patienten werden die häufig anzutreffenden Folgekrankheiten durch einen Infektionsagenten unterstützt, der gleichzeitig mit der Trichomonade (in den Phagosomen, in den Vakuolen, auf der Außenmembran des Parasiten) in den Menschen eindringt. Tierversuche haben |

erster Stelle die pneumozystische Pneumonie, gekennzeichnet durch Bildung beidseitiger interstitieller Alveolarinfiltrate. Als Erreger der Pneumonie fungieren Pneumozysten, die zu den Einzellern gehören. Die Gewichtsabnahme der Patienten kann 10-15 kg und mehr betragen. Im klinischen Bild der Aids-Patienten dominieren Infektionskrankheiten, die durch opportunistische Mikroorganismen ausgelöst werden: Bakterien und Mikrobakterien, Pilze Candida, Viren (Zytomegalievirus, einfacher Herpesvirus u. a.) und andere Mikroorganismen (A. Gordejew, A. Schewelew, E. Zabarowskij, G. Jakowlewa).

ergeben, daß bei Zugabe von Trichomonaden zu einigen Arten von Bakterien, die intraabdominal eingeführt wurden, die Sterblichkeit kurzfristig um das vier- bis sechsfache und mehr erhöht wurde. Weiße Mäuse verendeten an bakterieller Sepsis. Die Trichomonaden begünstigten das Auftreten pathogener Eigenschaften der Bakterien (M. Omarow, B. Teocharow). Wissenschaftler machen auf die Rolle der Mundhöhlentrichomonade in der Ätiopathogenese chronischer Bronchitis und Pneumonien aufmerksam. Es kam zu schweren Eiterungsprozessen in den Atemwegen, häufig mit tödlichem Ausgang, wenn in den Bronchien oder Lungen auch Trichomonaden gefunden wurden. Unter der Einwirkung von Trichomonaden, die in den Lungen lokalisiert wurden, entwickelt sich eine gegen die Behandlung mit Antibiotika und Sulfanilamyde resistente langwierige (3-4 Jahre) eitrige Lungenkrankheit. (Die Heilung erfolgt nach Anwendung von Antitrichomonadenmitteln). Solche Patienten sind stärker erschöpft und anämisch als andere Lungenkranke ohne Trichomonaden-Ätiologie.

| | |
|---|---|
| | Häufig tritt die Trichomonaden-Infektion gemeinsam mit der Infektion durch Soorpilz auf. Neben der Phagozytose der Mikroplasmen durch Trichomonaden können diese auch selbst aktiv in das Zytoplasma der Trichomonaden eindringen und unerkannt bleiben. Wissenschaftler untersuchen die Frage über die eventuelle Rolle der vaginalen Trichomonade als „Vektor“ in der Verbreitung pathogener Mikroorganismen und sogar Viren in die höherliegenden Teile des Urogenitaltraktes (Ju. H. Teras, B. Schewtschenko). |
| 10. Das Aids-Virus ist äußerst instabil und geht in der Außenwelt schnell ein. Somit ist seine Verbreitung nach der Art eines Grippevirus kaum möglich (A. Gordejew). | 10. Die Trichomonade ist außerhalb des menschlichen Organismus wenig widerstandsfähig. Sie bildet keine Zysten, nicht einmal unter ungünstigen Bedingungen. Die Trichomonade verläßt ihren Wirt im Verlauf seines gesamten Lebens nicht. |
| 11. Die gefährlichste und besorgniserregendste Besonderheit von Aids ist die Tatsache, daß der Erreger bei den virusinfizierten Personen anscheinend für die gesamte Lebensdauer siedelt. Das Problem der Schutzimpfung | 11. Die Aktualität des Problems der Trichomoniasis besteht darin, daß der menschliche Organismus nicht in der Lage ist, sich vom Infektionserreger zu befreien, wie das in den meisten Fällen bei akuten Erkrankungen bakterieller |

| | |
|---|---|
| für die Prävention von Aids kann nicht gelöst werden, da das Vorhandensein neutralisierender Antikörper im Blut den Organismus nicht vom Virus befreit (A. Schewelew). | und Virus-Ätiologie geschieht. Gegen Trichomoniasis wird vom Körper keine stabile Immunität hergestellt. Eine Schutzimpfung ist nicht möglich (I. Padtschenko, V. Klimenko). |
| 12. Als Zielscheibe für die Aids-Viren, sogenannter Rezeptor, mit dem er sich verbinden kann, dient das Molekül CD4. Diese Moleküle befinden sich nur auf der Zellmembran von T-Helfern und fehlen auf der Oberfläche anderer Lymphozyten. Es ist eine Art Marker der T-Helfer, was mit Hilfe entsprechender Antikörper festgestellt wird: Sie blockieren die Infizierung der T-Helferzellen mit dem Virus. Es hat sich herausgestellt, daß das aus diesen Molekülen abgesonderte sogenannte Peptid T fähig ist, eine wichtige Rolle beim Festkleben der Aids-Viren an der Zielzelle zu spielen (A. Schewelew). | 12. Auf der Oberfläche der Trichomonaden wurden Fibronektine (Glykoproteine mit hoher Molekularmasse) entdeckt, mit Hilfe derer die Parasiten auf ihrer Oberfläche verschiedene Mikroorganismen fixieren (V. Tarasow, E. Ryjtas). Die gemeinsame Kultivierung von Mundhöhlen- und Vaginaltrichomonaden sowie von lymphoiden Zellen MT4 (Japan) mit den Aids-Viren ergab das Vorhandensein von Rezeptoren auf allen Zellenarten; die Feststellung des Vorhandenseins von Rezeptoren CD4 wurde im WONZ durchgeführt (T. Lebedewa). |
| 13. Eine bei weitem nicht einfache Aufgabe ist das Kultivieren der Aids-Viren in der Kultur der T-Zellen, denn die Zielscheiben-Zellen gehen ein und so wird deren Ansammeln in ausreichender Menge unmöglich – was für | 13. Manche Enzyme der Trichomonade, die vom Parasiten im Prozeß der Lebenstätigkeit und des Selbstschutzes genutzt werden, aktivieren sich als Ergebnis einer Virusinfektion. Die Aktivierung blieb sogar nach mehreren |

| | |
|---|---|
| das Entdecken der Antikörper gegen die Aids-Viren notwendig ist. Mit diesem Ziel haben R. Galle und seine Kollegen noch im Jahre 1983 eine spezielle Linie T-Lymphozyten erhalten, in der es gelingt, das Virus in großer Anzahl anzusammeln, was nicht durch den Zerfall der T-Zellen begleitet wird. Diese Entdeckung trug zur schnellen Entwicklung eines Testverfahrens von Antikörpern gegen Aids-Viren bei. | Dutzend Passagen nach dem letzten Kontakt mit dem Virus erhalten – was eine erfolgte innerzellulare Transformation bezeugt (Ju. H. Teras). Das Produkt des wesentlichen Metabolismus der Einzeller sind Lipide „tierischer“ Art, die über eine ihrer Zerstörung vorbeugende antibakterielle, antivirus- und antiimmunologische Aktivität verfügen (N. Sucharewa-Nemakowa, Ju. Teras). Die weiter unten geschilderten Experimente zeigen, daß die „spezielle Linie von T-Lymphozyten“ in Wirklichkeit Trichomonaden sind, und die von ihnen produzierten Enzyme die Zerstörung der Einzeller durch das Virus verhindern, was zur Ansammlung von Aids-Viren führt (T. Lebedewa). |
| 14. Versuche, Antivirus-Präparate bei der Behandlung von Aidskranken anzuwenden, erwiesen sich als ineffektiv. Der Ausgang der Aidskrankheit ist der Tod des Patienten. Untersuchungen in den USA haben ergeben, daß eine sechswöchige intravenöse Gabe des Antivirus-Präparates die Geschwindigkeit der Verbreitung der Viren verringert und die | 14. Beim Eindringen der Viren in den Organismus der Einzeller kann eine Verwandlung apathogener Arten in pathogene erfolgen. Das Eindringen solcher Einzeller in einen anfälligen Organismus kann zu einer Erkrankung mit tödlichem Ausgang führen (Ju. Teras). |

| | |
|---|---|
| Aktivität der rückläufigen Transkriptase unterdrückt, jedoch keine Wirkung auf den Verlauf der Krankheit hat (A. Schewelew). | |
| 15. Es wird eine stark ausgeprägte Veränderbarkeit des Aids-Virus festgestellt, die um das mehrfache die Veränderbarkeit des Grippevirus übersteigt. Dabei ist die Veränderbarkeit des Aids-Virus wesentlich komplizierter: sogar bei einem Patienten können sich in verschiedenen Stadien der Krankheit verschiedene Virusstämme bilden, die sich voneinander in Anzahl und Qualität nukleotider Reihenfolgen, die Bestandteil von Nukleinsäuren sind, unterscheiden. | 15. Bei sich agam vermehrenden Einzellern, zu denen die Trichomonade zählt, fehlen spezielle Artenkategorien, innerhalb der Art herrscht große Polymorphie. Verfahren molekularer Hybridisierung zeigten große Unterschiede in der Reihenfolge der Bildung von DNA verschiedener, darunter auch verwandter Arten von Einzellern. Bei agamen Einzellern wird eine genetische Rekombination beobachtet. Hierhin wird die genetische Transformation gerechnet, die mittels Nukleinsäuren bei Trichomonaden erhalten wurde. Beim Eindringen des Virus in den Organismus des Einzellers können beim letzteren unumkehrbare Verschiebungen sowohl in der Antigenstruktur als auch in der Pathogenität erfolgen, sogar die Verwandlung apathogener Arten in pathogene (A. Judin). Die Trichomonade und das in sie eingedrungene Virus lösen eine gegenseitige Veränderbarkeit aus. |

| | |
|---|---|
| 16. Auf folgendes Parodoxon stoßen die Wissenschaftler bei der Erforschung von Aids: Einerseits vermehrt sich das Aids-Virus in einem verschwindend geringen Teil der T-Zellen. Gleichzeitig stirbt unter diesen Bedingungen ein großer Teil der T-Helfer ab und es entwickelt sich eine ausgeprägte Immunodepression (A. Schewelew). | 16. Die chronische Trichomoniasis wird immer von einer Störung der Immunität begleitet. Als Ergebnis des Metabolismus toxischer Stoffe von den Trichomonaden beschleunigen sich der Alterungsprozeß und das Sterben von Erythrozyten; die Fähigkeit von Gewebezellen Eiweiße und Kohlenhydrate aus dem Blutserum zu assimilieren geht verloren. Die von den Trichomonaden produzierenden Steroide verringern zunächst nach Eindringen in die Leukozyten ihre Verdauungsfähigkeit und führen dann zu deren Tod (Ju. Teras). Die Schädigung der Zellen blutbildender und lymphoider Gewebe durch die von den Trichomonaden produzierenden Enzyme und Wasserstoffperoxid, Phagozytose der Blutzellen führen zur Anämie und Immunodepression des Patienten. |
| 17. Die wichtigste immunologische Besonderheit von aidskranken Kindern ist das Vorhandensein von einem außerordentlich hohen Gehalt an Immunoglobulinen in ihrem Blut und gleichzeitig die Unfähigkeit, Antikörper zu produzieren, während Antigene eingeführt werden, die unter normalen | 17. An der Bildung der antiparasitären Immunität sind T- und B-Systeme beteiligt. Alle Protozoeninfektionen bilden primäre und sekundäre Reaktionen mittels Bildung von Immunoglobulinen: IgM-Antikörper und später IgG-Antikörper. Auffällig ist der niedrige Immunschutz des Organismus vor Trichomonaden. Es |

| | |
|---|---|
| Bedingungen die Bildung von Antikörpern auslösen, zum Teil auch gegen Aids-Viren (A. Schewelew). | wurde experimentell festgestellt, daß in einer Antigenstruktur aller drei Arten von Trichomonaden, die im Menschen siedeln, artspezifische Komponenten existieren, die sich wesentlich nicht nur auf die Resultativität der Serodiagnostik, sondern auch auf die Beziehungen zwischen dem Wirt und dem Parasiten auswirken können, besonders auf die immunologischen Reaktionen des Wirts (Ju. Teras). |
| 18. Die wichtigste Besonderheit der Aids-Viren besteht darin, daß Zellen, in denen sie sich vermehren, nach einer bestimmten Zeit sterben (zytopathischer Effekt). Für die meisten Viren aber ist das Fehlen des zytopathischen Effekts charakteristisch, das heißt, das Virus und die Zelle können für eine beliebig lange Zeit friedlich koexistieren (E. Sabarowskij). Bei Inokulation einer speziellen Linie lymphoider Zellen in Aids-Viren kann die Reproduktion der Aids-Viren in Form knospender reifer Virionen außerhalb der Zellen beobachtet werden. Das Stadium der Entwicklung innerhalb der Zellen konnte unter dem elektro- | 18. Im Verlauf der Erforschung der Wechselbeziehungen von Einzellern und Viren gelang der Beweis, daß ein und dieselbe Art von Einzellern als Wirt für eine Art Virus fungieren, jedoch intensiv ein Virus anderer Art inaktivieren kann – diese Fähigkeit ist ihr festes Merkmal (L. Kesa). Experimente haben ergeben: Aus 26 Einzellern, die mit fünf verschiedenen Virusarten induziert wurden, sind alle drei Arten von Trichomonaden, die im menschlichen Körper wohnen, indifferent zu allen Viren, darunter zu den Viren Coxsackie, B-5, adeno-3, während die Viren in Lamblien und Infusorien eindringen. So bestätigte sich die Hypothese: die |

| | |
|---|---|
| nischen Mikroskop nicht beobachtet werden. | Wechselbeziehungen Einzeller-Virus sind streng spezifisch (H. Sardis). Es ist nicht ausgeschlossen, daß das Aids-Virus eines von wenigen bekannten Viren ist, die fähig sind, in die Trichomonade einzudringen, sich in ihr zu vermehren und ihren Tod herbeizuführen. Experimente und elektronisch-mikroskopische Fotos zeigen, wie das Aids-Virus von einer Mundhöhlen- und einer Vaginaltrichomonade sich vermehren und abspalten (T. Lebedewa). |

Also, liebe Leserinnen und Leser, wenn Sie die Geduld aufgebracht haben, diese Vergleichstabelle bis zum Ende durchzulesen und die beiden Krankheiten Aids und Trichomoniasis zu vergleichen, dann haben Sie gesehen, daß sie vieles gemeinsam haben. Dann haben Sie besser als jeder Aidsexperte verstanden, daß der Unterschied zwischen Aids und den anderen Viruserkrankungen sowie die Ähnlichkeit mit den parasitären Krankheiten in der Methode der Infektionsübertragung und Dauer der latenten Periode sowie die Veränderbarkeit der Aids-Viren das Ergebnis ständiger Partnerschaft der Aids-Viren mit dem Parasiten Trichomonade ist. Wünschenswert wäre es, wenn auch die Gelehrten dies anerkennen würden. Für wahre Wissenschaftler gelten als Argument nur Experimente – diese sind durchgeführt worden.

Aber, wie auch bei den Forschungen zum Thema Krebs, wurden hier Aufgaben gestellt, deren Lösung die heutige Vorstellung über Aids widerlegt. Erstens mußte bewiesen werden, daß die „spezielle Linie von T-Lymphozyten“, die von Gallo und seinen Kollegen erhalten werden konnte – in Wirklichkeit die Trichomonade ist. Zweitens galt es, zusätzlich diese Tatsache zu bestätigen, indem man bei Trichomonaden spezielle Marker-Rezeptoren CD4 nachweist, die nur für Zellen charakteristisch sind, in die das Aids-Virus eindringen kann – wie immer man diese fehlerhaft bezeichnen mag. Und drittens war es notwendig, auf elektronisch-mikroskopischen Bildern zu zeigen, daß die „Reproduktion der Aids-Viren in Form knospender reifer Virionen außerhalb von Zellen“ beobachtet wird, in diesem Falle von Trichomonaden.

## Womit beginnt ein Experiment

Das wichtigste an einem Experiment ist der Stoff, den es zu untersuchen gilt. Im gegebenen Fall waren das wichtigste die „spezielle Linie lymphoider“ Zellen MT4 (Japan), die für die Ansammlung von Aids-Viren vorgesehen ist, und Trichomonaden. Zur Kontrolle wurden Tumorzellen aus einem Karzinom des Gebärmutterhalses HeLa verwendet. Die Mundhöhlentrichomonade wurde von gesunden Menschen im Alter von 21 bis 57 Jahren durch die Zahnärztin V. Gontscharowa in der Betriebssanitätsstelle Nr. 12 von Moskau entnommen. Die vaginale Trichomonade wurde vom Gebärmutterhals und aus der Vagina von Frauen in derselben Sanitätsstelle durch L. Kazepowa und V. Afanasjewa entnommen. Ein Laborstamm vaginaler Trichomonaden kam aus dem Zentralen wissenschaftlichen Forschungsinstitut für Haut- und Geschlechtskrankheiten, die Darmtrichomonade von Mäusen – aus einer weißen Maus des Wissenschaftlichen Forschungsinstituts für Virologie.

Alle diese Zellen wurden in verschiedene Medien gesetzt, darunter auch in eine Nährlösung für Trichomonaden mit Agar-Agar und Wachstumsfaktoren für Trichomonaden, die für normale Zellen inakzeptabel ist. Die untersuchten Kulturen gediehen gut und vermehrten sich, manche von ihnen wechselten zur amöbenartigen Form oder bildeten Kolonien. Dabei tauchten folgende Meinungsverschiedenheiten auf. Die Wissenschaftler, mit denen ich zusammenarbeitete, glaubten, daß wir mit drei Arten von Zellen arbeiten: Blutzellen MT4, transformierte Gewebezellen HeLa und einem einzelligen Organismus – Trichomonade. Ich aber war überzeugt, daß das alles verschiedene Stämme von Trichomonaden sind.

Wie sollte ich das beweisen?

Zuerst möchte ich daran erinnern, daß lymphoide Blutzellen und Gewebezellen, sogar wenn sie „sich transformiert" haben und nun „Karzinom des Gebärmutterhalses HeLa" genannt werden, außerhalb des menschlichen Körpers tote Zellen sind. Deshalb sind sie nicht fähig, im Medium weiterzuleben, geschweige denn sich zu vermehren und zu wachsen. Dies geschah aber vor unseren Augen. Folglich hatten wir die Möglichkeit, ein Experiment durchzuführen. Erinnern wir uns weiter: alle Liebhaber von Geschnetzeltem aus gefrorenem Fleisch oder Fisch und blutigen Beefsteaks wissen, daß die verschluckten tierischen Eiweißgewebe mit Hilfe unserer Verdauungsenzyme Pepsin und Trypsin in kurzer Zeit wunderbar verdaut werden, und danach kommt der Appetit aufs Neue.

Ausgehend von diesen allgemein bekannten Voraussetzungen sowie der Behauptung des berühmten Wissenschaftlers D. Nortrop, Autor des Buches „Kristallische Enzyme", (ich zitiere): „Lebende Organismen werden im Gegensatz zu toten nicht durch Pepsin oder Trypsin verdaut. Dies erklärt sich durch die Veränderung der Durchdringbarkeit der Zellen" – ausgehend also von diesen Voraussetzungen wurden alle Zellkulturen für 24 Stunden in aktive Trypsin-Lösungen mit der Konzentration von 0,125% und Chimopsin mit der Konzentration von 0,25% bei normaler Körpertemperatur von 37°C gesetzt. Alle Stämme haben den Versuch gut überstanden, sind nicht verdaut worden und setzten nach der Umsetzung in eine Nährlösung ihre knospende Vermehrung, die Transformation in amöbenartige und Bildung von Kolonien fort. Ein analoges Bild wurde nach Bestrahlung mit

Röntgenstrahlen, Dosis 600 rad., im Wissenschaftlichen Forschungsinstitut für Epidemiologie und Mikrobiologie beobachtet, obwohl bekannt ist, daß Zellen von Säugetieren bei einer Bestrahlung von 100-400 rad. sterben. Trichomonaden aber sterben noch nicht einmal bei einer Bestrahlung von 7000 rad., und Bakterien halten eine Dosis von bis zu 100-2500 rad. aus. Die Bestrahlung der Zellkulturen vernichtete die Zellen nicht, sondern intensivierte deren Wachstum; es entstanden große polymorphe Zellen, darunter auch sich teilende. In der vaginalen Trichomonade, die eine begleitende Mikroflora enthält, wurde ein schnelles Wachstum von Bakterien beobachtet. Als Ergebnis bildeten die Trichomonaden auf dem Boden des Gefäßes eine Monoschicht aus Zellen mit und ohne Kern, und über ihnen schwamm zahlreiche Mikroflora. Das ist leicht zu erklären: Für die Teilung von Trichomonaden werden 3-3,5 Stunden benötigt, Bakterien benötigen dafür 40-50 Minuten.

Also, die erste Aufgabe war gelöst: Die sogenannten lymphoiden Zellen MT4 und die transformierten Zellen HeLa, wie auch die lebenden Organismen Trichomonaden überstanden die tödlichen chemischen und physischen Einwirkungen mit Bravour. Und die dabei durchgeführten Vergleiche der Morphologie der Zellen, ihrer Größe, Methoden der Vermehrung und Kolonienbildung bestätigten in Übereinstimmung mit den Anforderungen der phönotypischen Analyse, daß alle untersuchten Zellen tatsächlich Trichomonaden sind.

Das erfolgreiche Lösen der ersten Aufgabe erlaubte es, zur nächsten Aufgabe zu schreiten: dem Feststellen von Rezeptoren CD4 bei Mundhöhlen- und Vaginaltrichomonaden – des wesentlichen Zellmarkers, der ihre Zugehörigkeit zu den „lymphoiden Zellen", beweisen würde, in die das Aids-Virus eindringt und wo es sich vermehrt.

Die meisten Leser werden weder Mikrobiologen noch Zytologen sein. Ihr Verstand ist nicht mit Dogmen benebelt, und sie werden es nicht glauben, daß man Blutlymphozyten nehmen kann – zarte

Zellen, deren Lebenszyklus unter für sie natürlichen Bedingungen nur einige Tage zählt – und sie in unsterbliche verwandeln kann – „spezielle Linie von T-Lymphozyten", die eingefroren und wieder aufgetaut werden kann, die fähig ist zur Inkubation in einer Nährlösung für Trichomonaden, zu mehreren Umsetzungen und tödlichen Versuchen mit Verdauungsenzymen und radioaktiver Bestrahlung. Recht haben sie. Ihre Lebenserfahrung und in der Schule erhaltene Grundlagen der Biologie genügen, um zu verstehen: Das Blut eines ausgenommenen Tieres taugt nur für Blutwurst, gefrorenes Fleisch für einen Braten, sonst faulen die toten Zellen dieser Gewebe einfach und zersetzen sich. Anders ist es bei lebenden Mikroorganismen – Geißeltierchen Trichomonaden: Sie haben mit ihren frei lebenden Geschwistern Hunderte von Jahrmillionen existiert, überlebten zwei Eiszeiten und haben nichts vor einem Einfrieren und Auftauen zu befürchten. Die Nährlösung ist für Trichomonaden einfach ein Geschenk des Schicksals, und die Umsetzungen mit dem Zusatz einer frischen Portion von Nährstoffen erlauben es den giftigen Austauschstoffen nicht, sich anzusammeln und die Lösung zu vergiften.

Also, wir haben uns davon überzeugt, daß „spezielle T-Lymphozyten" tatsächlich Trichomonaden sind. Und nun betrachten wir das Problem einmal von einer anderen Seite: Wir prüfen, ob Trichomonaden Marker-Rezeptoren CD4 haben. Somit lösen wir die zweite Aufgabe des Experiments: bei der Entdeckung der Rezeptoren CD4 experimentell die Identität „spezieller T-Lymphozyten" zu bestätigen, in diesem Falle der lymphoiden Zellen MT4 (Japan), und Mundhöhlen- und Vaginaltrichomonaden.

Zu diesem Zwecke wurde in der Betriebssanitätsstelle Nr. 12 von vier gesunden Menschen der Inhalt der Zahnfleischtaschen entnommen und sofort in Reagenzgläser mit Nährlösung gesetzt. Die Durchsicht der Proben unter dem Mikroskop zeigte, daß in jedem Reagenzglas Trichomonaden vorhanden waren. Doch in zwei davon wurden außerdem Soorpilze gefunden, was der Reinheit des

Experiments geschadet hätte. Deshalb wurden diese Proben autoklaviert und an ihrer Stelle der Inhalt der Zahnfleischtaschen einer 55jährigen Patientin genommen, der vor zwei Wochen entnommen und bei 37°C aufbewahrt worden war. Das Alter der anderen Personen, deren Mundhöhlentrichomonade im Experiment genutzt wurde, betrug 24 und 26 Jahre.

Die vaginale Trichomonade wurde bei der Untersuchung von Frauen entnommen, Patientinnen der gynäkologischen Abteilung der BSS Nr. 12. Ihr Alter betrug 36, 32 und 17 Jahre. Zur Kontrolle wurde ein Stamm lymphoider Zellen MT4 (Japan) genommen. Die Analyse der untersuchten Trichomonaden auf Vorhandensein von Rezeptoren CD4 wurde in einem Labor des WONZ durchgeführt. Sie ergab, daß alle Trichomonaden, sowohl Mundhöhlen- als auch Vaginaltrichomonaden, Rezeptoren CD4 enthalten. Mehr noch, während der prozentuale Inhalt von Zellen, die Rezeptoren CD4 enthielten, in der Kontrollinie lymphoider Zellen MT4 62,2% betrug, waren es in der Mundhöhlentrichomonade der 24jährigen Frau, die 24 Stunden lang kultiviert worden war, 77,4%. Und in der Mundhöhlentrichomonade der 55jährigen Frau, die zwei Wochen lang in einer Nährlösung inkubiert wurde, betrug er 83,6 %. Somit war bewiesen, daß Mundhöhlen- und Vaginaltrichomonaden Rezeptoren CD4 enthalten, mit denen sich das Aids-Virus verbinden und so in das Innere der Einzeller gelangen kann. Dies aber ist ein ernsthaftes Argument auch für Wissenschaftler, die leider noch nicht mal den Verdacht haben, daß Trichomonaden im Blut existieren könnten, und sie für Lymphozyten halten (kleine, atypische). Deshalb haben sie, nachdem sie aus dem Blut „spezielle T-Lymphozyten" erhielten, diese nicht mit Trichomonaden verglichen und sich nicht von ihrer Identität überzeugt. Darin liegt der Fehler der Wissenschaftler und die Ursache für die Erfolglosigkeit im Kampf gegen Aids – ein ernster Faktor wird nicht berücksichtigt: Als Wirt für die Aids-Viren dient der lebenstüchtige Parasit Trichomonade, der Krebserreger.

## *Ein „glückliches" Ende des Experiments*

Also, zuerst haben wir uns davon überzeugt, daß die „spezielle Linie lymphoider Zellen MT4" (Japan) die zystenförmige Trichomonade in Form runder Zellen ist. Dann haben wir bewiesen, daß Trichomonaden über Marker-Rezeptoren CD4 verfügen, die nur solchen Zellen eigen sind, in die der HIV eindringen kann. Nun muß der abschließende Teil des Experiments durchgeführt werden: Es muß bewiesen werden, daß das menschliche Aids-Virus tatsächlich in die Trichomonaden eindringt, sich dort vermehrt und dann seinen Wirt verläßt, um ein neues Opfer zu finden und sich in ihm häuslich niederzulassen.

Zu diesem Zwecke wurden acht Modelle gemeinsamer Kultivierung von Mundhöhlen- und Vaginaltrichomonaden mit dem Aids-

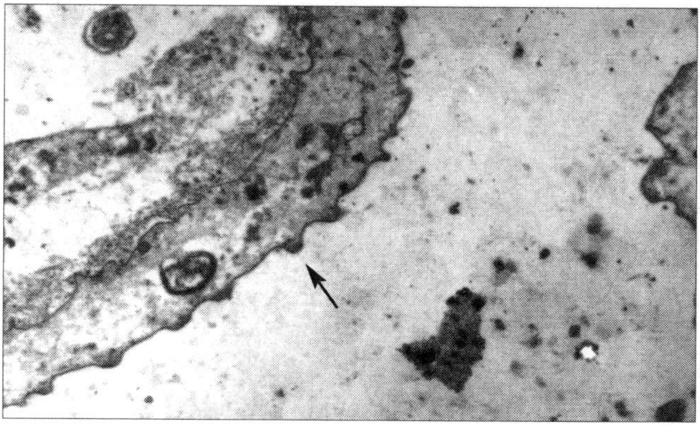

Foto 7

Schnitt zweier Trichomonaden, die aufeinander liegen (in der oberen linken Ecke). In der äußeren Membran der unteren vaginalen Trichomonade sieht man Wölbungen - so bereitet sich der HIV zur Abnabelung von seinem Wirt.

Virus HIV1 geschaffen. Am gelungensten war Modell Nr. 8, wo die Bedingungen der Existenz von Trichomonaden hinsichtlich der Bewahrung begleitender Mikroflora an die natürlichen angenähert waren. Die Zellkulturen wurden nicht zentrifugiert, um ihren Widerstand gegen das Eindringen des HIV nicht zu erhöhen. Als Untersuchungsobjekte wurden Mundhöhlen- und Vaginaltrichomonaden des Menschen sowie Darmtrichomonaden einer weißen nichtrassigen Maus genommen, als Kontrollobjekte – Lymphoidzellen MT4.

Der elektronenmikroskopische Test des Schnitts von Zellsedimenten bei einer 30- und 60tausendfachen Vergrößerung zeigte das Vorhandensein von HIV1-Viren in der Mundhöhlen- und Vaginaltrichomonade (s. Aufnahmen 7-10). Auf einer Aufnahme ist ein Teil der Trichomonade zu sehen, deren Außenmembran Verdickungen hat – die Viren bereiten sich zur „Abnabelung" vor. Auf einer anderen Aufnahme nabeln sie sich ab, auf der dritten haben sie die Trichomonade bereits verlassen, und auf der vierten Aufnahme ist der HIV in einer zerstörten Trichomonade zu sehen. Interessant ist, daß der HIV nicht in der Maustrichomonade und in den Kontroll-Lymphoidzellen MT4 gefunden wurde. In bezug auf die Darmtrichomonade der Maus ist es verständlich: Sie ist fähig, eine feste Hülle – Zyste – zu bilden, die sie vor äußeren Einflüssen schützt, darunter auch biologischen. Das Fehlen des HIV in den Kontrollzellen MT4 kann durch unglückliche Schnitte des Sediments erklärt werden, in die der HIV nicht hinein gelangte. Doch das zeugt auch davon, daß – wie auch im Experiment zur Bestimmung von Rezeptoren CD4 – Trichomonaden, die direkt bei Menschen entnommen werden, aktiver mit dem HIV zusammenwirken als solche, die den Prozeß des Einfrierens und Auftauens hinter sich haben (und „lymphoide Zellen MT4" genannt wurden).

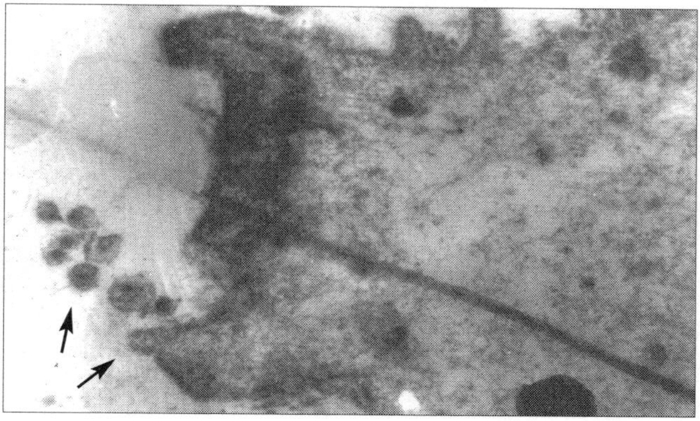

Foto 8
HIV nabelt sich von der Mundhöhlentrichomonade ab und verläßt sie.

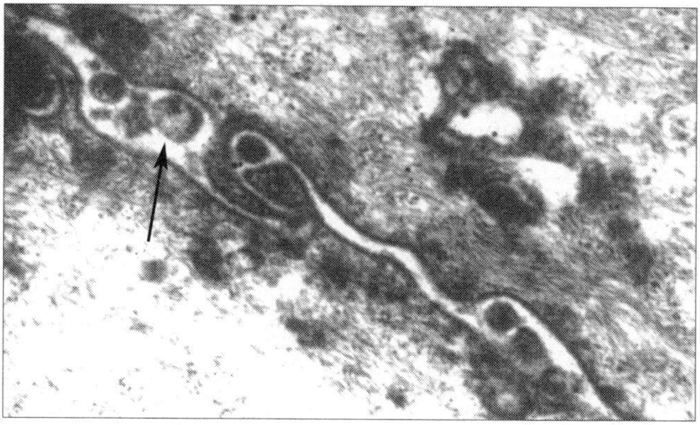

Foto 9
HIV gelang nach Verlassen seines Wirts in den Raum zwischen zwei vaginalen Trichomonaden und befindet sich auf der Suche nach einem neuem Unterschlupf.

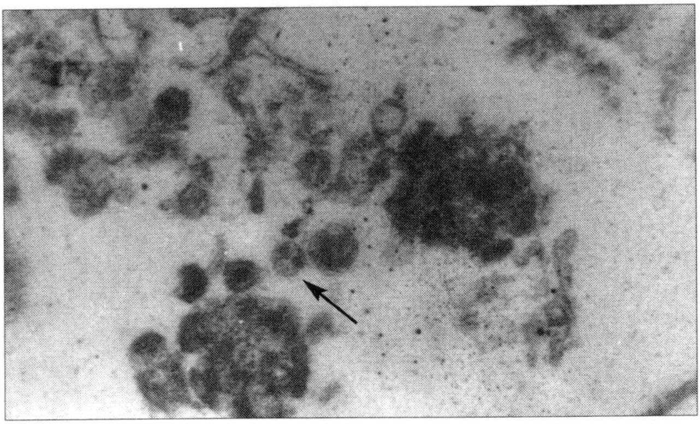

Foto 10
HIV, der sich innerhalb einer Mundhöhlentrichomonade befindet, zerstört die Organellen seines Wirts.

Außer dem elektronenmikroskopischen Test wurden die untersuchten Zellkulturen auch einer indirekten Immunofluoreszenz und einer Immunofermentanalyse unterzogen. Der Sinn der Methode der indirekten Immunofluoreszenz besteht im Feststellen von Antikörpern gegen HIV. Die Nutzung dieser Methode im Experiment zeigte das Vorhandensein solcher Antikörper bei Mundhöhlen- und Vaginaltrichomonaden. Die Immunofermentanalyse der Flüssigkeiten über den mit dem HIV zusammen kultivierten Zellen zeigte, daß die Flüssigkeiten über der Mundhöhlen- und Darmtrichomonade um ein Mehrfaches mehr Antigene enthalten, die fähig sind, sich mit den aus dem Blutserum eines Aids-Kranken stammenden Immunoglobulinen zu verbinden, als die Zellen MT4. Somit haben alle durchgeführten Experimente die Identität von Trichomonaden, Tumorzellen und sogenannten lymphoiden Zellen MT4 bewiesen.

Also, die Experimente sind abgeschlossen. Sie haben gezeigt, daß der HIV nicht in den Blutzellen, sondern in den Trichomonaden siedelt. Das bedeutet, nicht gegen die Zellen, sondern gegen den Parasiten muß sich der Kampf richten, um den HIV zu erreichen und Aids zu besiegen. Doch die Resultate dieser Experimente bleiben seit über vier Jahren uneingelöst, die Aidsgefahr aber wächst.

## *Eine verhängnisvolle Triade*

Krebs, Infarkt, Aids sind die verhängnisvollen Krankheiten des 20. Jahrhunderts. Richtig gesagt, sie sind es gegen Ende des Jahrhunderts geworden. Davor wurden die Völker von Pest-, Cholera-, Typhus- und Schwarze-Pocken-Epidemien heimgesucht. Die Unfähigkeit ihnen zu widerstehen wurde von den Menschen damals als Strafe für ihre Sünden aufgefaßt. Die Selbstlosigkeit von Wissenschaftlern, die Medikamente und Vakzinen schufen und sie an sich selbst erprobten, die Aufopferung von Ärzten und Schwestern waren Voraussetzung für den Sieg über diese Epidemien. Die Erkrankung an unheilbarem Krebs betraf damals nur 3% aller Erkrankten. An Herz-Kreislauf-Krankheiten litten etwas mehr Menschen. Die Möglichkeit an Aids zu erkranken konnte damals noch nicht einmal vermutet werden. Und so kam man zu dem Schluß: Die Krankheiten sind besiegt!

Eine nicht unwichtige Rolle bei den Siegen der Medizin gegen die Epidemien spielte die Tatsache, daß die Medizin noch Teil der Biologie war. Da sie die Geschichte der Herkunft von Vielzellern kannten, sahen die Biologen, daß nicht nur der Mensch in der ihn umgebenden Umwelt lebt, sondern auch in ihm eine reichhaltige Mikrowelt leben kann. Die Erfahrung des Kampfes gegen Epidemien aber lehrte sie: Wenn eine Krankheit auftaucht, muß ihr Erreger entdeckt und den Patienten geholfen werden, ihn loszuwerden.

Doch die Medizin wurde aus der Biologie herausgelöst und lebt seitdem ihr eigenes Leben. Die Tendenz zum Separatismus hörte damit noch nicht auf. Es kam zu einer Zersplitterung innerhalb der Medizin in solche Disziplinen wie Onkologie, Kardiologie, Pulmologie[9], Gastroenterologie[10] und andere. So aufgeteilt, zergliederte die Medizin auch den menschlichen Körper in seine Bestandteile. Sie nimmt die Erkrankungen einzelner Organe nicht mehr als eine lokale Erscheinung der Krankheiten des gesamten Menschen wahr. So kam es, daß die Medizin 30 000 Krankheiten zählt, von denen sie nur 5 000 heilen kann. Unter den unheilbaren Krankheiten sind Krebs, Infarkt und Aids zur neuen Pest unserer Zeit geworden.

Solange man die Erreger dieser Krankheiten nicht gefunden hat, werden nur ihre Symptome bekämpft. Die Krankheit wird also nicht geheilt, sondern verschleiert und gelangt zu einem späteren Zeitpunkt auf eine neue Ebene, die sie an Krebs oder Infarkt näherrückt. Beispielsweise fühlt ein Patient Schwankungen des Blutdrucks, ausgelöst durch den Durchbruch der Gefäße durch Trichomonadenkolonien – Thromben, man verschreibt ihm aber gefäßerweiternde Präparate. Diese wiederum können eine Reizung der Parasiten hervorrufen, die als Reaktion darauf mit einer verstärkten Vermehrung beginnen, das Blut, die Gefäßwände, Gewebe noch mehr kolonisieren. So kann eine kurzfristige Besserung des Zustands des Patienten zur Verschlimmerung des pathologischen Prozesses führen: Entwicklung einer Thrombose bzw. ischämischen Herzkrankheit hier, einer Leberzirrhose, Nierenentzündung oder chronisch unheilbarer Krankheiten vieler lebenswichtiger Organe dort. Künstliche Sorptionsmittel, die bei der Reinigung des Blutes kardiologischer Patienten verwendet werden, werfen die Zellen aus ihrer natürlichen Ordnung, verringern damit ihre Amplitude, was zu einer allgemeinen Schwächung des Organismus führt. Somit wird der Widerstand der weiteren Expansion der Trichomonaden gegenüber verringert, die mit ihren Körpern die Zellen in den Gefäßwänden ersetzen, mit ihren Kolonien die Blutbahnen verstopfen. Man führt die Erkrankung damit ihrem letzten Stadium entgegen – dem Infarkt.

---

[9] Lunge und Lungenkrankheiten umfassendes Teilgebiet der Medizin
[10] Wissenschaft von den Krankheiten des Magens und Darms

In derselben Reihenfolge geschieht unter der Einwirkung verschiedener Chemopräparate und schmerzstillender Mittel das Wachstum der Parasitenkolonien bei onkologischen Patienten, das im Krebs mündet. Nicht selten begleiten diese Krankheiten – die einen gemeinsamen Erreger haben – einander: Bei der Autopsie eines Infarkttoten wird in dem einen oder anderen Organ eine Geschwulst festgestellt.

Eine nicht unwichtige Rolle bei den Mißerfolgen der Medizin spielt ihr Konservatismus. Urteilen Sie selbst: Noch im Morgenrot der medizinischen Renaissance warnte in grauer Vorzeit der weise Hippokrates die Heiler: „Primum non nocere" – „Zuerst schade nicht". Und unzählige Generationen von Medizinern leisten in ihrer Ausbildung den Schwur des Hippokrates, wobei sie die Devise unverändert belassen. Aber seit der Zeit sind Jahrtausende vergangen; die Medizin hat große Fortschritte gemacht, ist mit moderner Technik ausgestattet worden, was ihr ermöglicht, den menschlichen Körper auf der Zell-, Molekular- und genetischen Ebene kennenzulernen. Und trotzdem macht niemand den Vorschlag, im Schwur beginnender Ärzte die Devise „Schade nicht!" gegen eine wirksamere zu ersetzen: „Heile!" Die Medizin ist dazu einfach nicht bereit, und der Beweis dafür sind die sinkende Lebenserwartung der russischen Bevölkerung und das Vorherrschen der Sterblichkeit über die Geburtenrate.

## *Einfache Arithmetik*

Im Vergleich zu den USA und dem Westen hat sich Aids bei uns, Gott sei Dank, noch nicht ausgebreitet. *Dieser* Rückstand ist erfreulich.

Ganz anders bei Krebs: Er gedeiht und verjüngt sich hierzulande. Heute stellt der Anteil onkologischer Patienten nicht mehr 3%, sondern 30% aller Erkrankten. Noch vor kurzem galt fortgeschrittenes Alter als kritisches Alter für Krebs: 70 Jahre und mehr. Nicht umsonst sagte man: „Tumorzellen sind in jedem, aber nicht jeder erlebt den Krebs.".

Heute aber ist Krebs wesentlich jünger geworden. Der Tod junger Menschen ist eine nicht wiedergutzumachende Tragödie. Und am traurigsten ist es, wenn Säuglinge mit Tumoren geboren werden, und sterben, ohne das Leben gekostet zu haben.

In einem Land, wo die Sterblichkeit die Geburtenrate übersteigt, muß jeder, der an einer unheilbaren Krankheit erkrankt oder an einer solchen gestorben ist, strengstens registriert werden. Wie ist es denn bei uns mit der Statistik? Ende 1995 fand der IV. Kongreß der Onkologen Rußlands statt. Ein Teilnehmer des Kongresses, der stellvertretende Direktor des Moskauer wissenschaftlichen Görtzen-Forschungsinstituts, Professor W. Starinskij, („Prawda", 25.01.96) berichtete, daß 1995:

- alle 78 Sekunden erneut ein Krebskranker registriert wurde;
- in den letzten zehn Jahren die Anzahl der onkologischen Patienten noch mal um 20% stieg;
- bei uns jeder 3. Patient geheilt wird (d.h. 33%), wie auch im Westen.

Mit Hilfe eines Computers oder auch eines einfachen Bleistifts kann leicht ausgerechnet werden, daß 1995 ziemlich genau 400 000 Menschen registriert wurden, die erstmalig an Krebs erkrankten, und 270 000 starben. 1992 aber war die Erkrankungshäufigkeit um 7% geringer und betrug 375 000 Menschen. Solche Zahlen merkt man sich leicht...

Deshalb war es seltsam, vom Generaldirektor des WONZ (Russisches wissenschaftliches Zentrum für Onkologie), Akademiker N. Trapesnikow, („Tschas Pik", 22.05.96) ganz anderes zu hören:

- 1992 starben 400 000 Menschen an Krebs;
- geheilt werden in Rußland 42-43%, was der Heilungsrate der farbigen Bevölkerung in den USA entspricht;
- bis zum Jahre 2000 wird alle 72 Sekunden ein Mensch an Krebs erkranken, und alle 97 Sekunden wird ein onkologischer Patient sterben, das heißt, die Heilungsrate wird 26% betragen.

Um uns ein vollständigeres Bild von der Statistik in der Onkologie zu machen, wollen wir uns noch an einen anderen Auftritt von Nikolai Trapesnikow erinnern: auf der Sitzung des wissenschaftlichen Rates im überfüllten Konferenzsaal des WONZ am 16.12.91. An dem Tag habe ich zum ersten Mal vor Wissenschaftlern über meine Entdeckung des Krebserregers und über die durchgeführten Untersuchungen berichtet, die bestätigten, daß die Tumorzelle – eine Trichomonade im unbegeißelten Stadium ist. Auf meine Bemerkung, daß Krebs sich „verjüngt", erklärte N. Trapesnikow: „Bei uns beträgt die Heilungsrate bei Krebs 47% und in den USA mit 50% nur etwas mehr."

Und nun lassen Sie uns die Angaben vergleichen. Wenn wir als Grundlage die Zahlen des onkologischen Kongresses nehmen (immerhin ist das ein Kongreß der Krebsspezialisten), dann sind die Zahlen, die vom führenden Onkologen des Landes, Akademiker Trapesnikow, genannt werden, schlichte Desinformation. Urteilen Sie selbst. Nach Angaben des Kongresses sind im Jahre 1992 375 000 Menschen an Krebs erkrankt. Laut Trapesnikow lag aber, im Gegenteil, die Sterblichkeit höher als die Morbidität: Bei einer Heilungsrate von 47% starben 400 000 Menschen, und nicht halb so viel, wie es bei einer solch „hohen" Heilungsrate hätten sein müssen. Außerdem, wenn die Heilungsrate, nach Erklärung von Trapesnikow, im Jahre 1991 47% betrug und in fünf Jahren bis auf 42-43% sank, aus welchem Grund sollte sie dann in den nächsten vier Jahren bis auf 26% sinken? Denn schlimmer als es war, wird es uns nicht mehr gehen – die Wirtschaft in Rußland stabilisiert sich, wie man sagt. Und auch die Onkologen haben neue Quellen des Mittelzuflusses gefunden. Über eine davon – Erhalt von „Spenden" von Krebspatienten für die Behandlung – wird sehr eindringlich im Artikel von S. Marsejewa „Was kostet der Krebstod" (Iswestija, 01.06.96) berichtet. Am ehesten noch erklärt sich der rapide Rückgang der Heilungsrate durch die unwahren Angaben des Akademikers: Denn in der Behandlungstechnologie hat sich in den letzten Jahrzehnten nichts Wesentliches verändert, und es sieht auch nicht danach aus, als würde sich etwas verändern – man schneidet, bestrahlt und behandelt immer noch mit giftigen Chemikalien. Es scheint, daß der Mensch einfach aus einer Schwäche der Seele einer Selbsttäuschung unterliegt, indem er die tatsächlichen 33% der Heilungsrate gegen die gewünschten 42-43% austauscht. Wenn aber die Zahl 33% stimmt, dann sieht der Rückfall von 33% auf 26% nicht nach einem abrupten, sondern fast stabilen Rückfall aus.

Die an Krebs Erkrankten lernen die Bedeutung und Schönheit des Lebens wirklich zu schätzen, deshalb betrachten sie ihre Heilung als ein Geschenk des Schicksals. Aber warum erlauben sich die führenden Onkologen unseres Landes, wichtige statistische Daten zu manipulieren? Hinter ihnen stehen doch viele tausend Menschenleben! Es ist nicht schwer sich vorzustellen, wie die Patienten mit einem angsterfüllten Herzen in das „Krebsgebäude" gehen mit der trügerischen Hoffnung, zu den 33 (oder vielleicht doch 42-43?) Prozent der Geheilten zu gehören, die laut Statistik mit einer Garantie für 5 Jahre „geheilt" worden sind.

Ich muß sagen, daß die glaubwürdigere Statistik des Onkologenkongresses, die nach Angaben der onkologischen Kliniken unseres Landes zusammengestellt wird, auch bezweifelt werden kann. Zum Beispiel ist mir ein Fall bekannt, wo eine Krebspatientin, die in einer Klinik in der Nähe von Moskau behandelt worden war, nach Hause entlassen wurde. Einen Monat später starb sie. Nach der Beerdigung kam ihre Tochter in die Klinik, um Einsicht in die Patientenakte zu bekommen. Doch dort gab es keinerlei Dokumente. Die Tochter war niedergeschlagen und erstaunt zugleich: Ein Mensch ist gestorben, doch darüber, daß er im Krankenhaus behandelt wurde, gibt es keine Spuren. Ob dort wohl auch nach dem Beispiel der übergeordneten Kollegen gehandelt und das Erwünschte zur Tatsache erklärt wird: Wenn keine Patientenakte existiert, dann ist auch niemand gestorben. Dann gibt es auch keinen Rückgang der Heilungsrate, obwohl die Frau nur einen Monat anstatt der fünf Jahre überlebte, die als Kriterium für die Heilung von Krebs gelten. Wenn aber die Patientin 56 Jahre alt wäre und sie nach der Behandlung fünf Jahre weiter gelebt hätte, würde sie nach der onkologischen Statistik als geheilt gelten. Was ist das denn für eine Heilung, wenn die Patientin in fünf Jahren an demselben Krebs stirbt? Das Kriterium der Heilung mit nur fünf Jahren Überlebensdauer ist eine Selbsttäuschung der Onkologen, bedingt durch eine Behandlung, in deren Verlauf die Immunität noch mehr unterdrückt wird und mit ihr auch die Widerstandsfähigkeit gegen die Krankheit.

Wie traurig auch immer die heutige Statistik sein mag, es erwartet uns, gemäß den Prognosen der Onkologen, eine noch düsterere Zukunft. Nur ein Blinder würde nicht bemerken, daß die Krebskrankheit, ähnlich einer „Pest ohne Fieber" immer neue Opfer befällt, wenn auch nicht so galoppierend. Es ist eine Infektionskrankheit. Aber Akademiker Trapesnikow widerlegt „wissenschaftlich" aus der Höhe seiner Position die Infektionsfähigkeit von Krebs: „Krebs ist nicht ansteckend, weil Onkologen nicht häufiger an Krebs erkranken als andere Menschen." Nun, die Onkologen treten ja auch nicht in sexuellen Kontakt mit den Patienten, küssen sie nicht und trinken nicht aus einem Glas mit ihnen. Deshalb infizieren sie sich auch nicht.

## *Onkologisches Veto*

Die Onkologie hat sich, indem sie sich autonom aus der Medizin aussonderte und noch mehr von der Biologie distanzierte, in eine Sackgasse gebracht. Sie hat ungesehen an die Theorie von Zellumwandlungen geglaubt und ihre Hilflosigkeit unterzeichnet – damit haben die Onkologen die Verantwortung für ihre Mißerfolge auf andere abgewälzt. In erster Linie beschuldigten sie die Natur, die sie schuf, sie hätte angeblich den Menschen mit Zellen versehen, die auf Krebs programmiert sind. Und zweitens den Menschen selbst, der die Umwandlung dieser Zellen in Tumorzellen begünstigt: mittels schlechter Gewohnheiten und Umweltverschmutzung, dessen Verursacher er ebenfalls ist. Außerdem werden die Patienten oft beschuldigt, zu spät ihre Tumoren entdeckt und sich an den Arzt gewandt zu haben.

Aber auch hier sind die Onkologen nicht ganz ehrlich. Beispielsweise hat mich die Tragödie eines talentierten Journalisten erschüttert, dessen Frau an Harnblasenkrebs starb. Er war mit seiner Frau zu einem berühmten Onkologen gekommen, der ihm erklärte: „Sie kommen zu spät zu mir, Sie hätten vor einem Jahr hier sein müssen." Was sind denn das für „schwarze Magier" – die Onkologen –, wenn sie sogar beim einfachen menschlichen Umgang den Willen eines Menschen unterdrücken können, wie sie die Immunität mit ihrer Behandlung unterdrücken? Der berühmte Journalist – leitender Redakteur einer bekannten Zeitung und Moderator einer beim Publikum beliebten Sendung – war verwirrt ... und verließt den Raum. Dabei hatte er in seiner Tasche ein Dokument liegen, das bestätigte, daß seine kranke Frau vor einem Jahr genau diesen Professor aufgesucht hat, weil sie Blut in ihrem Harn entdeckt hatte. Ist das nicht ein ernsthaftes Krankheitssymptom? Warum hat man ihr nicht geholfen, und ein Jahr später erklärt: „Zu spät!"? Oder hat der Professor schon damals verstanden, daß er die Patientin nicht heilen kann, und sie deshalb nach Hause geschickt? Auf diese Weise ist der Durchschnittswert seiner Heilungsrate nicht gesunken – auch wenn die Patientin gestorben ist, aber sie wurde schließlich nicht in der Klinik behandelt...

Von Trapesnikow stammt der Satz, der schon nach meiner Entdeckung der Krebserreger gesagt wurde: „Wir erwarten keine bedeutenden Entdeckungen, die die Diagnostik und Behandlung von bösartigen Tumoren umwälzen werden." Wohl aus diesem Grunde ist die Diagnostik in der Onkologie vereinfacht bis zum Extrem: Krebs wird erst diagnostiziert, wenn eine Geschwulst festgestellt wird. Während man aber beispielsweise in Japan gelernt hat, Neubildungen bereits bei 2 g Gewicht zu entdecken, werden sie bei uns erst ab 10 g festgestellt. Eine solche Geschwulst besteht übrigens aus 10 Milliarden Tumorzellen. Es gibt auch 100-Gramm-Tumoren oder noch größere.

Diese Zellen-Parasiten wachsen nicht einfach so. Sie entnehmen dem Organismus Nährstoffe und lassen ihre giftigen Austauschprodukte und Enzyme in den Körper abfließen. Dadurch entwickeln sich bei den Patienten Anämie, Kachexie und Hypoxie, mit anderen Worten Blutarmut, Erschöpfung und Sauerstoffmangel im Organismus. Gleichzeitig werden das Hormon-, Nerven- und Immunsystem zerstört. Das alles wird aus irgendwelchen Gründen von den Ärzten nicht beachtet. Sie zielen auf eine der Folgen der Krankheit – die Geschwulst – und traumatisieren den menschlichen Körper noch mehr mit einer radikalen Operation, mit Giftchemikalien und radioaktiver Bestrahlung, was den von Milliarden Trichomonaden begonnenen Zerstörungsprozeß noch verstärkt. Daher auch die geringe Effektivität der Behandlung: Nur die Krebskranken, die der globalen Expansion der Trichomonaden widerstehen und ihr Herz, ihre Leber und die Nieren relativ gesund erhalten konnten, schaffen es, zu den „glücklichen" 33% mit einer Garantie von 5 Jahren zu gehören.

Gibt es eine Möglichkeit, die Krebskrankheit zu vermeiden, um all den Qualen zu entgehen, die den Onkologiepatienten erwarten? „Ja, es gibt sie!" sagte Akademiker Trapesnikow vor Millionen von Fernsehzuschauern. Doch seine Empfehlungen für die Vorbeugung und Frühdiagnostik der Krebskrankheit sind genau so primitiv wie die Behandlung von Krebs in der Onkologie. Es stellt sich heraus, daß es genügt, sich „nach der ausländischen Methode zu ernähren – weniger als 30% Fette, mehr Fasernstoffe und fünf Arten Obst oder Gemüse zu sich zu nehmen sowie jeden Tag die Milchdrüsen abzutasten".

Wenn alles so einfach wäre, hätte man dem Krebs im Westen längst ein Ende bereitet und hätte nicht die sattsam bekannten 33% Heilungsrate wie bei uns – und es würden nicht in einem Krankenzimmer zusammen mit dem Gourmet Vegetarier und Diätverfechter liegen. Das Abtasten der Milchdrüsen ist auch nicht die ersehnte Rettung, denn Brustkrebs ist nicht die einzige Geschwulst, an der die Menschheit leidet: Onkologen zählen bis zu

200 differenzierte und Tausende undifferenzierter Arten von Tumoren. Außerdem ist es kein Geheimnis, daß das Entdecken einer kleinen Geschwulst in der Brust nicht unbedingt die Patientin retten wird. Onkologen halten kleine Tumoren für „nichtoperabel" und deshalb „beobachten" sie ihr Wachstum bis zu dem Zeitpunkt, an dem ihrer Meinung nach die Operation angebracht sei. Was aber mit dem Organismus vor der Entstehung der Geschwulst und während ihres Wachstums geschieht, wissen wir schon. Deshalb ist es nicht selten notwendig, wenn die Zeit für einen operativen Eingriff gekommen ist, nicht nur den Tumor, sondern auch die gesamte Brust zu entfernen. Das gleiche geschieht nach der „Beobachtung" des Wachstums von Fibromen in der Gebärmutter, wenn gemeinsam mit dem Tumor auch die Gebärmutter entfernt wird.

Die Chirurgen der onkologischen Abteilung, zu denen auch Trapesnikow gehört, amputieren alles, was möglich ist: Augen und Nieren, Lungen und Magen, Zungen und Gebisse, Milz und Geschlechtsorgane. Wie die Menschen danach leben, wissen nur sie allein und mit ihnen Gott, der Allwissende.

Aber es gab in Rußland schon immer Wissenschaftler, die verstanden, daß Krebs nicht einfach eine Geschwulst ist, sondern eine Erkrankung des gesamten Organismus. Die Krebskrankheit entwickelt sich, zerstört allmählich und unablässig den Körper, also wird sie auch nicht plötzlich – nach einer noch größeren Traumatisierung des Patienten – verschwinden. Um den Patienten zu heilen, muß der Prozeß rückläufig gemacht werden. Dies ist nur durch Steigerung der Immunität möglich. Das hatten seinerzeit die russischen Wissenschaftler A. Troizkaja, A. Katschugin, M. Woroschilowa, A. Dorogow und andere verstanden, denen es gelungen war, Immunostimulatoren und Impfstoffe zu schaffen, Behandlungsmethoden zu entwickeln und erfolgreich an Krebskranken zu realisieren, die von der offiziellen Medizin abgelehnt worden waren.

Nicht wenige Leben – darunter auch die von Mitgliedern des ZK der KPdSU – retteten die Arzneimittel und Impfstoffe der Erfinder. Aber nicht einmal deren Autorität genügte, um das Veto der

Onkologen gegen rettende Mittel, die nach Meinung der Onkologen „unspezifische Wirkungen“ haben, zu überwinden. Woher sollen die Onkologen denn bedeutende Neuerungen erwarten, wenn sie alles, was außerhalb der Wände ihrer Institute geschaffen wird und nicht in den Rahmen ihrer Theorien über „Zellmutationen“ paßt, ablehnen? Ihre eigenen Erfindungen aber, z. B. der Immunosuppressiva, sind zum Scheitern verurteilt: Man kann die Patienten nicht heilen, indem man die Abwehrkräfte des Organismus unterdrückt. Übrigens, die Ineffektivität der auf der Grundlage der offiziell anerkannten theoretischen Konzeption von „Zellmutationen“ geschaffenen Behandlungsmethoden beweist überzeugend die Fehlerhaftigkeit dieser Konzeption.

## *Intervention der Trichomonaden*

Die Trichomonade ist nicht nur deshalb so furchterregend, weil sie die Ursache unheilbarer Krankheiten – Krebs, Infarkt und Aids – ist, was zum Aussterben der Menschen führt. Sie ist auch die Ursache für Unfruchtbarkeit sowohl bei Frauen als auch bei Männern, für frühzeitige Impotenz bei Männern und für die Unfähigkeit vieler Frauen, ein gesundes Kind auszutragen und zu gebären.

Die Weltgesundheitsorganisation zählt die Trichomoniasis, welche durch die Vaginaltrichomonade ausgelöst wird, schon lange zu den am weitesten verbreiteten Infektionen der Welt. Sowjetische Wissenschaftler haben in den 60er Jahren während zahlreicher Untersuchungen eine noch breitere Verbreitung der Mundhöhlentrichomonade festgestellt. Und tatsächlich – wer von uns leidet nicht an Zahnkaries, Zahnfleischentzündung, Parodontose?

Was ist denn der Grund für die tragische Vielfalt der Folgeerscheinungen der Trichomonadeninfektion, wenn Säuglinge praktisch unbefleckt geboren werden? Es geht um den Befall der Geschlechtsorgane durch die Trichomonade. Es gibt einige Gründe dafür. Der Hauptgrund besteht in der Verursacherin der

Krankheiten selbst, der Trichomonade. Nachdem sie gleichzeitig mit der Eizelle in die Gebärmutter gelangen, haben die Parasiten verschiedene Möglichkeiten. Wenn in der Periode der Bildung von Keimblättern in der Eizelle einige von ihnen durch die Trichomonade beschädigt werden, kann das eine Behinderung des Neugeborenen bedeuten: Fehlen von Extremitäten oder manchen inneren Organen, Blindheit und Taubheit. Die Trichomonade kann mit dem Fruchtwasser von der Frucht verschluckt werden – in der zweiten Schwangerschaftshälfte – oder selbst in den Mastdarm gelangen, und dann auch ins Blut. In diesem Fall kann das Neugeborene mit einem Tumor oder einem Herzfehler zur Welt kommen.

Der zweite Grund liegt in der menschlichen Natur und im Lebenswandel. Wir wissen, daß der Höhepunkt sexuellen Verlangens bei Männern in den jungen Jahren liegt. Viele jungen Männer sammeln in dieser Zeit Erfahrungen mit reifen und erfahrenen Frauen, die zum größten Teil Träger von Trichomonaden sind. Je mehr sexuelle Partnerinnen, desto aktiver der Zufluß virulenter und pathogener Trichomonaden. Wenn also der Mann glaubt, bestens für das Eheleben vorbereitet zu sein, ahnt er gar nicht, welchen Schaden er den ihm am nächsten stehenden und von ihm am meisten geliebten Menschen schon angetan hat und noch antun wird, wenn er sie mit der Trichomonade und anderen Infektionen ansteckt. Nicht minder gefährlich ist es, wenn eine junge Frau vor der Heirat ihre Jungfräulichkeit verliert. Denn ihre glykogenreiche Vagina ist sehr einladend für Trichomonaden. Wenn die letzteren einmal in ihre Vagina gelangen, verlassen sie sie nie wieder.

Warum bemerkt der Mensch seine Erkrankung an Trichomoniasis nicht, obwohl er auf das Grippevirus schon am dritten Tag nach der Ansteckung mit hohem Fieber, Husten, Niesen, Schmerzen und Schweißausbrüchen reagiert? Unser Immunsystem ist so organisiert, daß es an fremdartigen Antigenen (Eiweißen) jegliche in den Organismus gedrungenen Mikroben erkennen und spezifische Antikörper gegen sie bilden kann. Doch beim Eindringen der

Trichomonade wird die immune Reaktion für eine lange Zeit zurückgehalten. Das geschieht, weil die Trichomonaden dem Immunsystem leicht entkommen können, beispielsweise dadurch, daß sie Antigene produzieren, die den menschlichen Eiweißstrukturen ähneln, besonders den Erythrozyten der Blutgruppe zwei. Außerdem haben Wissenschaftler eine Antigen-Gemeinsamkeit der vaginalen Trichomonade mit den Spermien festgestellt. Das ermöglicht der Trichomonade, unerkannt ihr Werk zu vollbringen. Zum Beispiel, wenn sie in die Hoden gelangen, versäuern Trichomonaden mit ihren Toxinen die Samenflüssigkeit, was zur Verlangsamung der Bewegungen der Spermien führt. Ihre Köpfe werden deformiert, verkleinert und schließlich aufgelöst. Dann werden die entkräfteten Spermien in die Trichomonaden eingesaugt, wo diese an Geschlechtshormonen reiche Delikatesse verdaut wird. Für die Befruchtung und Vermehrung von Trichomonaden sind diese Hormone sehr nützlich; doch das kann zur Unfruchtbarkeit bei Männern führen.

Wenn die Spermien doch bis zur weiblichen Vagina gelangen, dort aber von den vaginalen Trichomonaden abgefangen werden, ist das eine der wichtigsten Ursachen weiblicher Unfruchtbarkeit. Was mit der Frucht geschehen kann, wenn die Trichomonaden in die Gebärmutter gelangen, ist bereits geschildert worden.

Nicht weniger Schaden richten die Mundhöhlentrichomonaden an, die beim Küssen oder beim Gebrauch gemeinsamen Geschirrs in den Menschen gelangen. Dieser Prozeß verläuft genauso unbemerkt für unser Immunsystem: Zuerst erscheint eine unbedeutende Zahnkaries, dann zerbröckeln die Zähne oder beginnen zu wackeln, das Zahnfleisch entzündet sich. Ohne den Erreger der Krankheiten zu kennen und ohne zu wissen, wie man gegen ihn vorgeht, kämpfen die Zahnärzte gegen die Zähne, indem sie diese entfernen. Die Verursacher der menschlichen Leiden aber bleiben im Zahnfleisch, was später die Ursache von Krebs bzw. Sarkomen werden kann.

Alles was hier beschrieben wird, ist die bittere Wahrheit, die unsere Mediziner aufgrund ihrer „engen Spezialisierung“ noch nicht erkennen; und auch andere, der Medizin fernstehende Menschen kennen diese bittere Wahrheit noch nicht. Viele werden es vielleicht vorziehen, auch weiterhin unwissend zu bleiben. Manch einer wird sich womöglich über ein solch offenes Gespräch aufregen. Aber Krebs, Infarkt und andere Krankheiten, die das Leben der Menschen bedrohen, sind wie der Krieg in jedes Haus einmarschiert. Ja, es ist furchtbar, wenn man sich vorstellt, welch ein grausamer Tod jeden von uns erwarten könnte. Aber nach unserer Generation kommen die nachfolgenden: unsere Kinder, Enkel und Urenkel. Ihnen gilt unsere Sorge, sie wollen wir retten und schützen. Das aber kann nur auf staatlicher Ebene unter Mitwirkung und mit Unterstützung des ganzen Volkes geschehen.

Sieben lange Jahre meiner Arbeit an den Trichomonaden sind nicht ohne Folgen geblieben. Zahlreiche Briefe und Anrufe aus verschiedenen Regionen unseres Landes und des Auslands bestätigen, daß die Menschen meine Entdeckung verstanden, ihren Wert richtig eingeschätzt haben und an sie glauben. Die Trichomonade kehrt inzwischen immer sicherer auch in die Köpfe der Mediziner ein. Das Medikament Trichopol ist ein regelmäßig verschriebenes Mittel bei den Radiologen des WONZ geworden. Mit Antitrichomonadenmitteln werden Magengeschwüre, Pneumonien nicht tuberkulöser Art und Parodontosen behandelt, sie werden bei Operationen und Chemotherapien onkologischer Patienten, bei der Behandlung kardiologischer Patienten angewandt. Schließlich wird neuerdings Zahnpasta mit Metronidazol verkauft, allerdings ausländischer Herstellung. Während man bei uns noch zögert, hat man im Ausland bereits mit der Herstellung von Antitrichomonadenmitteln und hygienischen Neuerungen begonnen.

## *Eine menschliche Tragödie*

Als große Tragödie für die Menschen erweist sich ihre Unkenntnis der Existenz und Ansteckbarkeit der Mundhöhlen- und Vaginaltrichomonade und die völlige Unkenntnis der Ärzte, an die sich die Erkrankten wenden. Als Beispiel möchte ich über das Schicksal eines 35jährigen Mannes berichten. Er vertraute es mir an mit der Bitte, es auch anderen zu erzählen – um sie von den Fehlern zu bewahren, die er beging.

Der „Trichomonaden-Epos" von P. begann mit 15 Jahren. Er vergaß seine Sportsachen und benutzte die von seinem Schulkameraden angebotene Sporthose, die sich als gebraucht erwies. In einigen Tagen verschwanden die willkürliche Erektion und die Pollution, es kam zum Juckreiz an der Eichel. Einige Monate später begannen ätzende Aussonderungen – die Balanoposthitis zeigte sich. Ein Jahr später begann ein diffuser Haarausfall am Schamhügel und die Bildung weißer Punkte an der Nahtstelle zwischen der Eichel und der Vorhaut.

Der Jugendliche konnte sein Leid niemandem anvertrauen, da er sich schämte darüber zu reden. Später, schon während des Studiums, lebte er im Studentenwohnheim, wo man gemeinsames Geschirr benutzte. Er wunderte sich nicht schlecht, als er hörte, wie seine Kommilitonen über Störungen der Geschlechtsfunktionen klagten.

Fünf Jahre später bei einer Harnanalyse entdeckte P. Flocken in seiner Harnprobe. Eine zusätzliche Komplikation seiner Krankheit, wie er vermutete. Der junge Mann wandte sich an eine Fürsorgestelle für Haut- und Geschlechtskrankheiten. Doch als der Arzt erfuhr, daß er bisher in keinen intimen Kontakten zu Frauen stand, schimpfte er nur und schickte ihn weg. Ein Jahr später, nach weiteren zusätzlichen Komplikationen wandte P. sich erneut an die Ärzte mit der Bitte um Hilfe, doch wieder begegneten ihm Unverständnis und die mangelnde Bereitschaft, die Ursachen der pathologischen Symptome des Patienten zu ergründen.

Es sieht so aus, daß nicht einmal in den Fürsorgestellen für Haut- und Geschlechtskrankheiten sich jemand für Erreger anderer Krankheiten des Geschlechtssystems interessiert – außer den Erregern von Syphilis und Gonorrhoe.

So blieb der unglückliche junge Mann allein mit seiner Krankheit und beobachtete mit Schrecken, wie die Krankheit fortschritt: Er bekam Schmerzen am Steißbein, eine beginnende Prostatitis, die im Herbst ernste Formen annahm. Diesmal, als die Krankheit in höherliegende Organe überschwappte, haben die Ärzte den Patienten ernstgenommen und ihn zur Untersuchung gesandt. Die Trichomonade war offensichtlich im zystenförmigen Stadium – sie wurde nicht entdeckt. Es wurde überhaupt keine Infektion entdeckt. So blieb dem jungen Mann – wieder einmal – nichts anderes übrig, als mit seiner Krankheit allein zu bleiben.

Dann heiratete er, doch bald bemerkte er eine erneute Verschlechterung seines Zustands. Er versuchte die Behandlung mit heißen Bädern. Als auch das nichts half, setzte er sich an die einschlägige Literatur und las alles über die Trichomonade, Balanoposthitis und Prostatitis, deren klinische Erscheinungen er an seinem eigenen Leibe erfahren hatte. So hat er im nachhinein sich selbst die entsprechenden Diagnosen gestellt. Anschließend wandte er sich erneut an die Ärzte. „Was ich mir nicht alles anhören mußte! Doch Hilfe bekam ich auch diesmal nicht...“, schreibt P. voller Bitterkeit. Jetzt erfuhr er, daß sein ehemaliger Klassenkamerad, dessen Sporthose er einmal trug, in einer Klinik für Haut- und Geschlechtskrankheiten behandelt wird.

Ein Jahr später bekamen P. und seine Frau ein Kind, dann noch eines. Mit Schrecken stellte der Vater fest, daß die Kinder an Balanoposthitis erkrankten.

Einige Jahre später gelang es dem Patienten, in einer Klinik in Sankt Petersburg untersucht zu werden, wo ihm die richtige Diagnose gestellt wurde: chronische Trichomonaden-Urethroprostatovesikulitis. Es wurde eine Behandlung durchgeführt, die aber wenig effektiv war. Seine Frau lehnte eine Behandlung ab und ließ sich scheiden. Sie verließ ihn mit den beiden Kindern und heiratete erneut. P. war gezwungen das Haus zu verlassen und lebt jetzt in einem Wohnheim.

Heute ist er nicht einmal 40 Jahre alt, doch über die Hälfte seines Lebens hat er einsam gegen die Trichomonaden gekämpft. Die so notwendige medizinische Hilfe wurde ihm nicht rechtzeitig gewährt. Wenn seine Krankheit sich im Verlauf von 20 Jahren entwickelte, kann sie nicht mit einer kurzzeitigen Behandlung geheilt werden. Das sexuelle Leben dieses nach außen hin gesunden und gutaussehenden Mannes dauerte nur 10 Jahre. Heute ist er impotent. Er hält sich für unheilbar. Er ist überzeugt, daß die meisten seiner Altersgenossen mehr oder weniger an denselben Krankheiten leiden.

In der Kleinstadt, wo P. jetzt wohnt, wandte er sich wieder an die Ärzte, in der Hoffnung auf Hilfe. Man konnte ihm nicht helfen, doch dabei wurde das ärztliche Geheimnis verletzt: Seine Krankheit wurde vielen bekannt. Nun lebt er wie ein Ausgestoßener. Den Brief an mich beendet er mit den Worten: „Ich bin am Ende. Meine Kinder würde ich gern davor bewahren. Helfen Sie bitte!“ – Ich helfe, so weit es mir möglich ist...

## *Vielseitigkeit der Trichomonade*

Die Tragödie weiblicher und männlicher Unfruchtbarkeit sowie früher Impotenz bei Männern hat in unserem Land enorme Maßstäbe angenommen. Und wenn man darüber schweigt, wenn man nicht in der Lage ist, zu diagnostizieren und zu heilen, dann heißt es noch lange nicht, daß dieses Problem nicht existiert. Es ist bei uns nicht üblich, über Sex zu sprechen, auch nicht im besten Sinne dieses Wortes, als der einzigen Möglichkeit seine Art zu erhalten. Dieses Verständnis sollte man von Kind auf anerziehen und die Kinder und Heranwachsenden an das zukünftige Leben als Erwachsene vorbereiten.

Unser Patient P. hat am eigenen Leibe bitter erfahren, wie die Krankheit im alltäglichen Leben – durch Wäsche und gemeinsames Geschirr – übertragen wird. Außerdem hatte er vor seiner Heirat einen kurzen Kontakt zu einer Frau, von der er nicht nur die sexuelle Erfahrung erhielt, sondern aller Wahrscheinlichkeit nach auch die Infektion verstärkte. Und nun zahlte er einen hohen Preis für seine Fehler.

Wie viele junge Menschen, die ebenfalls nichts über die Trichomonade und deren Folgen wissen, begehen solche Fehler und zahlen dafür später einen enorm hohen Preis! Nicht selten bringt der Parasit bei der Ansiedlung im neuen Wirt noch andere begleitende Mikroben mit: Chlamydien, Zytomegalievirus, Herpes und sogar das Aids-Virus. Die Menschen haben keine Chance, jemals von diesen Krankheiten befreit zu werden, wenn die Medizin nicht beginnt, die Trichomonade ernst zu nehmen.

Das Ignorieren der Trichomonade durch die Mediziner kommt den Parasiten sehr gelegen – sie können sich im menschlichen Körper so richtig wohl fühlen. Die Bildung ihrer Kolonien im Herzen löst den Infarkt aus, in den Geschlechtsorganen Impotenz, und in der Leber oder in den Nieren Krebs. So wird deutlich, daß wir in all diesen Fällen mit Neubildungen zu tun haben, die von der Medizin nicht geheilt werden können. Einen solchen Verlauf sah der Onkologe M. Newjadomskij voraus und warnte: „Die Medizin wird ihre Krise nicht überstehen, bevor die Onkologie nicht eine klare, deutliche Antwort auf die Fragen der Ätiologie und Pathogenese von Tumoren gibt. Dies kann sie aber nur tun, wenn sie sich bedingungslos von den idealistischen und vitalistischen Konzeptionen ab- und den biologischen, streng materialistischen Theorien der parasitären Herkunft von Neubildungen zuwendet." Die Zeit gab dem Professor recht.

# Kapitel 6

# Mediziner in der Verteidigung

## *Trichopol gegen Krebs?*

Die Entwicklung der onkologischen und der Herz-Kreislauf-Erkrankungen kann durch Medikamente gestoppt werden, die früher bei der Behandlung der... Trichomoniasis angewandt wurden. Dieses sensationelle Ergebnis erhielten Wissenschaftler und Ärzte bei der praktischen Überprüfung der Theorie der Trichomonaden-Herkunft der Krankheiten unseres Jahrhunderts. Sollten weitere ernsthafte Untersuchungen diese Befunde erhärten, wird das zu einer Revolution in der offiziellen Medizin führen: Ärzte werden nicht Symptome behandeln, sondern die Ursachen von Krankheiten liquidieren können.

Die Natur versorgte den Menschen mit allen Mitteln, die zum Schutze vor Krankheiten notwendig sind. Leider hat der Mensch zum heutigen Zeitpunkt fast verlernt sie anzuwenden. Doch der Erhaltungstrieb zwang ihn, künstliche Schutzmittel zu erfinden. Zu ihnen gehören protistozide Mittel, also solche, die einzellige krankheitsverursachende Parasiten töten. Zu diesen Metronidazolen zählen unter anderem Trichopol, Fasigin, Tinidasol und Karnidosol.

Die Trichomoniasis tritt häufig gemeinsam mit der Candidose auf. Erkrankte können dies an einem weißen Belag auf ihrer Zunge erkennen. Candida-Pilze sammeln sich als weiße Schaumabsonderungen auch in den Augenwinkeln an. Der Befall der Mundhöhle durch die Pilze kann in der Folge zu einem Belag auf der Schleimhaut des Darmes führen, bei Frauen auch der Vagina, wo er unangenehme Krankheiten wie etwa die Soor auslöst. Deshalb muß die Gabe von Antitrichomonadenmitteln mit Antibiotika gegen Pilzkrankheiten kombiniert werden: Levorin und Nystatin.

In diesem Zusammenhang möchte ich die Fachleute unter den Lesern auf eine interessante Tatsache hinweisen: Seit sieben Jahren erkennen die Onkologen meine Konzeption der parasitären Natur von Neubildungen nicht an, doch selbst wenden sie längst Metronidazol bei radioaktiver Bestrahlung von Tumorkranken an, mittlerweile auch bei der Chemotherapie und der radikalen

Chirurgie. Dabei bezeichnen die Mediziner dieses Mittel als Sensibilisator, in anderen Fällen als Immunostimulator und antianaerobes Mittel. Doch dieses Medikament, wie immer es genannt werden mag, besitzt eine äußerst wichtige Eigenschaft: Es tötet begeißelte Trichomonaden. Bei „Tumor"zellen ist das schon schwieriger, denn dies sind konzentrierte unbegeißelte Parasiten mit einer verstärkten Außenmembran, die zudem in der Lage sind, große standfeste Kolonien – Tumoren – zu bilden.

Die Anwendung von Metronidazol in der Radiologie zeigte, daß bei Erhöhung der Konzentration des Metronidazol eine lokale Vergiftung des Patienten eintritt. Die Mediziner glauben, daß Metronidazol daran schuld ist, doch in Wirklichkeit werden die Giftstoffe von den sterbenden Trichomonaden ausgesondert. Die Ungiftigkeit des Antitrichomonadenmittels wird beispielsweise durch einen in der medizinischen Literatur beschriebenen Fall bezeugt. Eine schwangere Frau nahm versehentlich die gesamte Dosis Trichopol: 20 Tabletten mit einem Gesamtgewicht von fünf Gramm. Doch dies hatte keine gefährlichen Konsequenzen für ihre Gesundheit, und auch das Kind wurde gesund geboren. Auffällig war allerdings, daß die Frau für kurze Zeit das Bewußtsein verlor. Doch geschieht das nicht auch mit anderen schwangeren Frauen, die kein Trichopol einnehmen?

Meine Konzeption der Trichomonadennatur der meistverbreiteten Zivilisationsleiden wird auch durch die beschriebenen Fälle erfolgreicher Heilung von präkanzerösen Krankheiten mit Trichopol bestätigt – Geschwüren im Magen-Darm-Trakt, Pneumonien nichttuberkulöser Art und Parodontosen.

Hierzu folgendes Beispiel: In der Moskauer Betriebssanitätsstelle Nr. 12 der ehemaligen 3. Verwaltung des Gesundheitsministeriums arbeiten zwei hervorragende Spezialistinnen: die Leiterin der stomatologischen Abteilung, Viktorina Gontscharowa, und die Leiterin der gynäkologischen Abteilung, Lidia Kazepowa. Sie nahmen aktiv an unseren Untersuchungen im Bereich der Aidskrankheit teil, stellten Mundhöhlen- und Vaginaltrichomonaden für Versuche zur

Verfügung, die sie bei ihren Patienten entdeckten. Dank dieser Zusammenarbeit konnten wir unter anderem feststellen, daß alle Patienten im Alter zwischen 21 und 82 Jahren in den Zahnfleischtaschen Trichomonaden hatten, die sich im Zellstadium befanden. Sie weisen rundliche, ovale und spindelförmige Formen auf und erinnern sehr stark an Tumorzellen. Meistens handelt es sich hier um kleine Kolonien – weißliche Klümpchen.

Die Patienten der Zahnärztin Gontscharowa sind schwierige Patienten. Viele von ihnen sind Opfer des Tschernobyl-Unfalls, ihre Mundhöhle ist in einem entsetzlichen Zustand: bewegliche Zähne und entzündetes Zahnfleisch mit großen Taschen. Andere Ärzte hätten sich beeilt, solche Zähne zu entfernen, doch Viktoria Gontscharowa ist bemüht, zu retten, was zu retten ist. Sie reinigt die Zahnfleischtaschen gründlich und führt ... Trichopol hinein. Nach zwei solchen Behandlungszyklen verwandelt sich die Mundhöhle: Die Zahnfleischtaschen ziehen sich zu, die entzündlichen Prozesse verringern sich, die Zähne festigen sich im Zahnfleisch. Und das Wichtigste: Der Gesamtzustand des Patienten, in dessen Organismus eine der Trichomonaden-Quellen liquidiert werden konnte, verbessert sich.

Die hohe Effektivität der Behandlung der Parodontose mit Trichopol wurde im Forschungslabor mit der kulturalen Methode überprüft: Den Inhalt der Zahnfleischtaschen setzten wir in ein Nährmedium mit der Temperatur von 37°C und beobachteten diese Kultur im Mikroskop. Einen Tag später erschienen dort eine Vielzahl von Trichomonaden – rundliche, ovale, spindelförmige, die sich weiterhin mittels Knospung teilten. Sie schwammen einzeln oder bildeten kleine Kolonien, und um sie herum befanden sich Bakterien und Pilze. Doch schon nach der ersten Behandlungsstufe konnte man in den Proben, die aus den Zahnfleischtaschen entnommen wurden, weder Trichomonaden noch die begleitende Mikroflora entdecken.

Zugegeben, das Risiko von Ärzten, die Trichopol an stomatologischen Patienten erproben, ist nicht sehr hoch. Und Gynäkologen riskieren gar nichts: Dieses Mittel ist genau für ihre Patienten entwickelt worden. Wer aber wagt es, dieses Mittel zur Behandlung von Krebskranken und Herz-Kreislauf-Patienten anzuwenden, besonders im fortgeschrittenen Stadium?

Es gibt Ärzte, die das wagen. Auf eine meiner Veröffentlichungen hin meldete sich die Kardiologin des Krankenhauses der RAN-Klinik, die von der kommissarischen Chefärztin Irina Koljadidskaja geführt wurde. Sie erzählte von einem erstaunlichen Fall aus ihrer Praxis. Vor zwei Jahren wurde eine kardiologische Patientin in ihr Krankenhaus eingeliefert, ein hoffnungsloser Fall. Sie wurde bis dato mit Standardmitteln behandelt, ihr Zustand hatte sich so verschlechtert, daß eine Herzoperation unmöglich wurde: Die Patientin hätte sie nicht überlebt. Doch auch ohne Operation waren ihre Tage gezählt. Dann beschlossen die verzweifelten Ärzte, ihr ... Metronidazol zu verabreichen. Sie hatten vor, damit die anaeroben Bakterien zu vernichten, und töteten gleichzeitig auch die Trichomonaden. Als die fünftägige Injektion des Mittels in die Ellbogenvene beendet war, geschah ein richtiges Wunder. Die „Hoffnungslose" fühlte sich wesentlich besser, so daß sie bald in einem befriedigenden Zustand aus dem Krankenhaus entlassen werden konnte. In einem Jahr wurde ihr Zustand so stabil, daß sie erfolgreich am Herzen operiert werden konnte. Heute lebt sie immer noch und arbeitet nach Kräften.

Dieser Fall bestätigte die Richtigkeit meiner Konzeption über die Trichomonadennatur von Thromben. Doch die Wunder setzten sich fort. In dieser Klinik las einer der Patienten über meine Untersuchungen und beschloß, die Trichomonadenkonzeption onkologischer Krankheiten an sich selbst zu prüfen – den Magenkrebs mit Metronidazol zu behandeln. Bis dahin wurde der Patient nach neuesten Methoden behandelt: Laserbestrahlung und „Kalzinierung" der Geschwulst im Magen. Das half nicht, er fühlte sich noch schlechter. Doch sein Zustand verbesserte sich schnell nach der Verabreichung von 100 Gramm einer 0,5%igen Lösung Metronidazol mittels Tropfgefäß innerhalb von 40 Minuten an fünf Tagen nacheinander. Er wurde aus dem Krankenhaus entlassen, voller Optimismus und mit der Absicht, die Behandlung in einem Monat zu wiederholen. Dieser Patient lehnte den chirurgischen Eingriff ab, weil er vernünftigerweise annahm, daß er die Ursache seines Leidens nicht liquidieren, sondern noch verstärken würde. Beseitigen kann man sie nur, wenn man die Trichomonaden besiegt und das Blut von ihnen reinigt. Auf diese Weise haben manche Ärzte längst begonnen, Antitrichomonadenmittel bei der Behandlung dieser Krankheiten anzuwenden, ohne die parasitäre Herkunft der Krebs- sowie Herz-Kreislauf-Krankheiten zu kennen oder sie ganz bewußt wahrzunehmen. Inzwischen tun sie es bewußt.

Ich habe ein System zur Vorbeugung und Behandlung der Krebskrankheit entwickelt. Darauf gehe ich im letzten Kapitel dieses Buches ein. An dieser Stelle möchte ich an folgendes erinnern: Krebs entwickelt sich im Laufe von Jahrzehnten und kann nicht mit einer Packung Tabletten, einer Serie von Spritzen und einigen Umschlägen geheilt werden. Noch schlimmer wird es, wenn bei der Behandlung die körpereigenen Abwehrkräfte noch mehr unterdrückt und die Krankheitssymptome anstatt des Krankheitserregers bekämpft werden.

Von 30 000 Krankheiten sind über 20 000 unheilbar, weil die Mediziner die Ursachen ihrer Entstehung nicht kennen. Meine Untersuchungen haben den wahren biologischen Erreger der furchterregendsten Krankheiten des 20. Jahrhunderts zutage gefördert. Die Wissenschaftler müssen meine Konzeption prüfen, denn die Bestätigung ihrer Richtigkeit wird es ermöglichen, effektive und preisgünstige Methoden der Vorbeugung, Frühdiagnostik und schonenden Behandlung zu entwickeln sowie Schutzimpfstoffe gegen diese Krankheiten herzustellen.

## *Der Kampf gegen Krebs*

Meine Auftritte im Fernsehen und Rundfunk, die Veröffentlichung von über fünfzig Artikeln in Zeitungen und Zeitschriften über die durchgeführten wissenschaftlichen Experimente, die die parasitäre Natur der Krebskrankheit und die hyperparasitäre der Aidskrankheit bestätigten, sowie Vorträge vor den Kollektiven führender onkologischer Institute des Landes konnten die Vertreter der offiziellen Medizin nicht überzeugen. Sie setzen die Behandlung nach alten Methoden fort. Ich habe mehrfach angeboten, Kontrolluntersuchungen durchzuführen. Dazu wurden von mir Daten über die Natur und Eigenschaften des Erregers, die Methodiken der Experimente und die Finanzierung über einen Sponsor zur Verfügung gestellt. Doch trotz fehlender Auslastung mit planmäßigen Forschungen und trotz fehlender Finanzierung, die zur Entlassung von Fachleuten führt, haben Führungskräfte der onkologischen Institute die Suche nach dem biologischen Krebserreger abgelehnt. Das gleiche geschah im Falle von Infarkt und Aids.

Was kann die Anerkennung der medizinischen Erreger dieser Krankheiten den Menschen geben? Das wichtigste wäre die Frühdiagnostik noch in dem Stadium, wenn der Mensch praktisch als gesund gilt. Die Entdeckung der Trichomonaden im Blut oder den für eine Untersuchung zugänglichen Organen – Mundhöhle, Darm und Geschlechtsorgane – wird eine Sanierung des Organismus ermöglichen, bei der die Betroffenen von den Parasiten befreit werden. Dann gibt es nichts mehr im Körper, woraus Tumoren und Thromben entstehen können.

Doch man sollte nicht dem süßen Irrtum verfallen, daß die Entdeckung des Erregers dieser Krankheiten und seine Anerkennung in der Medizin uns alle in kurzer Zeit von diesen Krankheiten befreien wird. Der Prozeß ist zu weit fortgeschritten. Wir alle sind bis zu einem gewissen Grad von der Trichomonade befallen. Das haben Blutuntersuchungen einer großen Gruppe von Menschen aus allen Regionen unseres Landes bestätigt. Unter den untersuchten Personen waren neben praktisch gesunden Menschen onkologische und kardiologische Patienten ebenso wie Menschen, die an multipler Sklerose und an Polyarthritis litten. Wenn der Mensch noch gesund ist, hat er wenige Parasiten und diese befinden sich im zystenförmigen Stadium, d. h. in Form kleiner rundlicher Zellen, manchmal kleiner als Erythrozyten. Bei kranken Menschen findet man neben diesen Zellen viele große Trichomonaden, die Amöben ähnlich sind. Wenn das Blut in einem sehr schlechten Zustand ist, findet man neben durchlöcherten Erythrozyten und zerstörten Leukozyten auch begeißelte Einzelwesen: mit einer, zwei und drei Geißeln an einem Ende und einer Lenkgeißel am anderen Ende der elliptisch geformten Zelle.

Warum sie von den Laborärzten und Zytologen, die Hunderte und Tausende von Blutpräparaten von Patienten analysieren, bei ihren Untersuchungen nicht bemerkt werden, bleibt ein Rätsel. Ich sah Trichomonaden in allen Präparaten bei einer Vergrößerung um das 1000fache, darüber zeugen auch zahlreiche Farbfotos, die eine 20000fache Vergrößerung bieten.

Die Ansteckung mit Trichomonaden geschieht – wie man in der wissenschaftlichen Literatur nachlesen kann – im Mutterleib oder während der Geburt und auch im späteren Leben: beim gemeinsamen Gebrauch von Geschirr, Wäsche, Bettwäsche, beim Küssen oder beim Geschlechtsverkehr. Die Krankheit entwickelt sich langsam – die Abwehrkräfte des Körpers wehren sich gegen den Parasiten. Wenn sich aber eine Geschwulst oder eine Thrombose bildet, ist das ein Zeichen dafür, daß der Widerstand gebrochen ist: Der Parasit ist Herr der Lage geworden. Deshalb können die von der Medizin angewandten Behandlungsmethoden (Verwendung karzinogener Strahlung, Chemotherapie mit Immunodepressiva, Steroidhormonen, die der Vermehrung von Trichomonaden förderlich sind, und radikale chirurgische Eingriffe, wenn die Kräfte des Körpers auf das Verheilen der Wunde gerichtet sind und die Überwachung der Milliarden im Körper verbliebenen Parasiten schwächen) den Ausgang nur zuungunsten des Menschen beschleunigen. Es ist paradox, aber die Medizin unterdrückt – wohl wissend, daß die Immunkraft der Patienten geschwächt ist – diese noch weiter mit den von ihr hergestellten Mitteln und Methoden, weil sie sich auf falsche theoretische Voraussetzungen stützt.

Selbstverständlich tritt die medizinische Wissenschaft nicht auf der Stelle: Sie arbeitet an der Schaffung neuer Präparate und Behandlungsmethoden. Doch leider ist das alles wenig effektiv, da nicht der Mensch geheilt wird, sondern die Symptome anstatt der Erreger unterdrückt werden, während die Immunkraft nicht stimuliert wird. Das sehen Ärzte, die unmittelbar mit Krebskranken arbeiten. Sie sind verpflichtet, die vorhandenen Behandlungsmethoden anzuwenden. Aber manche von ihnen wechseln, nachdem sie gesehen haben, wie ergebnislos oder teilweise sogar schädlich die Behandlung für die Patienten ist, ihren Status: Einige verlassen die offizielle Medizin und gründen eigene Heilzentren oder Arztpraxen, andere entwickeln eigene Methoden der Diagnostik und Behandlung auf der Grundlage von Standardpräparaten, wieder andere kehren zu den Quellen traditioneller Medizin zurück: beginnen mit der Suche nach den biologischen Erregern unheilbarer Krankheiten. Hier sind wiederum die Regionen in der Provinz ganz vorne: Krasnojarsk, Uljanowsk, Woronesh und Rostow-am-Don.

Viele interessante Beobachtungen machte die Gynäkologin V. Melnikowa, eine renommierte Ärztin aus Woronesh, durch deren Hände ganze Dynastien von Patienten liefen: Großmütter, Töchter, Enkelinnen. Sie sah die Vererblichkeit der Krankheiten, den Zusammenhang zwischen dem Trichomonadenbefall und vielen chronischen Krankheiten, darunter auch den onkologischen, konnte sich das aber nicht erklären. Dann lernte sie meine Konzeption über die parasitäre Natur der Krebskrankheit kennen, und alles konnte plötzlich eingeordnet werden. Ihr wurde klar, warum während der Behandlung der Trichomoniasis nach einer von ihr entwickelten Methode bei den Patientinnen Myome in der Gebärmutter und Geschwulste in der Brust verschwanden. Doch von dieser außergewöhnlichen, engagierten Frau wird später noch die Rede sein. Hier möchte ich über Juri Sneshinskij berichten, der in Uljanowsk wegen seiner Vielseitigkeit „Arzt-Orchester“ genannt wird.

Schon mit 16 „erkrankte“ er an der Medizin, absolvierte die medizinische Berufsschule und begann dann nach drei Jahren Arbeit in der Provinz ein Studium an der medizinischen Hochschule Saratow. Nach dem Studium war er als Kinderarzt in der „Schnellen medizinischen Hilfe“ als HNO-Arzt, als Arzt für Allgemeinmedizin, als Reflex- und Physiotherapeut tätig, wobei er all seine Kenntnisse und Fähigkeiten auf die Heilung seiner Patienten richtete. Einmal ist er selbst nach einer inneren Blutung und schweren Magenoperation Patient seiner Kollegen geworden.

Die vielseitige Berufserfahrung und die persönliche „Rechnung“, die er mit dem Krebs offen hatte, zwangen Juri Sneshinskij, sich für die Onkologie zu interessieren. Unbewußt ging er schon seit seiner Assistentenzeit in diese Richtung, als er die Physiotherapie und dort speziell der Behandlung mit Heilkräutern erlernte. Danach arbeitete er mit dem bekannten estnischen Heilkundigen U. Altmeri und heilte mit Hilfe seines Enzympräparates einige dem Tode geweihte Patienten; manche von ihnen leben bereits über 20 Jahre nach der Behandlung. Er verbrachte viel Zeit in wissenschaftlichen Bibliotheken auf der Suche nach der Wahrheit: suchte Antworten auf seine Fragen darüber, wie entstehen im Menschen unheilbare Krankheiten, warum ist die von ihm geliebte Medizin hilflos und wie kann man den Menschen helfen, ihre Gesundheit wiederzuerlangen. Zu diesem Zweck studierte er traditionelle Volksmethoden der Heilung, traf sich mit Heilkundigen, Kennern von Heilkräutern, hatte engen Kontakt mit dem bekannten Autor A. Tschuprun, interessierte sich für die Arbeit von K. Butejko, nahm an Kongressen von Vegetariern und Volksmedizinern teil.

1990 bestand Sneshinskij als erster Arzt aus der Wolgaregion die Aufnahmeprüfung und begann einen Lehrgang bei Sertschuk in Eupatoria. Ein Jahr später war er dann in der praktischen Onkologie tätig und begann, einige Arten bösartiger Tumoren nach der Methode des weltweit bekannten deutschen Homöopathen Dr. Voll zu behandeln. Diese Methode vereinigt in sich alte östliche Lehren über energetische Strukturen des Menschen mit modernen

Erkenntnissen auf dem Gebiet der Diagnose und Homöopathie. Dieser Methode wird die – von der Schulmedizin praktische ignorierte – Energetik des Menschen zugrundegelegt. Jeder weiß: Je schwerer und langandauernder die Krankheit ist, desto weniger Kraft und Energie besitzt der Mensch. Dr. Voll hat sich für dieses Problem interessiert und festgestellt, daß jedes physiologische System, jedes menschliche Organ in einem bestimmten bioelektrischen Regime arbeitet: das Herz mit 5 Hertz, die Leber mit 7 Hertz, die Nieren mit 9 Hertz und so weiter. Die Störung dieses Regimes ist ein Hinweis auf Erkrankung des entsprechenden Organs. Dieses Prinzip wurde zur Grundlage der Elektropunktur-Diagnostik. Mit Hilfe eines speziellen Apparates und dafür entwickelter Diagnosekassetten kann die energetische Information über Störungen in Organen und Systemen registriert, die Art und Intensität von Krankheiten festgestellt werden. Dafür braucht Juri Sneshinskij nur die entsprechenden biologisch aktiven Punkte an Händen und Füßen der Patienten mit Elektroden zu berühren. Dennoch wurden zu Beginn seiner Tätigkeit dafür eineinhalb bis zwei Stunden pro Patient benötigt, was sowohl für die Patienten als auch für den Arzt ermüdend war. Sneshinskij beschäftigte sich mit der Weiterentwicklung der Elektroakupunktur nach Voll und entwickelte eine eigene Express-Methode zur Diagnose, erfand spezielle Einrichtungen, die ihm halfen, die Effektivität der Behandlung bedeutend zu steigern.

Der Arzt Sneshinskij kann über einmalige Heilerfolge in Fällen berichten, in denen die Schulmedizin hilflos war. Dies wird durch zahlreiche Dankschreiben ehemaliger Patienten und ihrer Verwandten bestätigt, die von Magenkrebs oder Bronchialasthma, Stenokardie oder anderen Krankheiten geheilt wurden. Juri Sneshinskij hat eine Behandlungslizenz, sieben Fachärzte kooperieren mit ihm, darunter ein Universitätsprofessor. An der Wand seines Behandlungszimmers hängt eine Liste mit 22 Krankheitsarten, die zur Behandlung mit seiner Methode zugelassen sind. Die Wartezeiten betragen inzwischen mehrere Monate. Er ist als Arzt unzähligen Menschen bekannt, aus der gesamten Wolgaregion kommen Patienten zu ihm, darunter auch solche, die ohne Erfolg in den Moskauer Kliniken behandelt worden waren.

Jeder andere hätte sich mit den erreichten Erfolgen zur Ruhe gesetzt, doch einem wahren Arzt genügt das nicht. Nachdem Sneshinskij lernte, die Krankheiten zu heilen, erreicht er nach ein bis zwei Behandlungszyklen das erforderliche Ergebnis. Doch die Endresultate sind nicht immer voraussagbar, das weiß er, denn die Ursachen dieser Erkrankungen sind unbekannt.

Deshalb war es für Sneshinskij eine wahre Offenbarung, als er von meiner Entdeckung des biologischen Erregers dieser Krankheiten erfuhr, deren Heilung er die Hälfte seines Lebens widmete. Ohne viel Zeit zu verlieren, entschloß sich Sneshinskij die Richtigkeit dieser Tatsache zu prüfen und stellte erfreut fest, daß die Elektroakupunktur nach Voll diese nach seinen Worten „erstaunliche“ und „enorm wichtige Entdeckung“ laufend bestätigt. Nur ein guter Arzt ist in der Lage, ungeachtet des erreichten Wohlergehens, nicht zynisch zu werden, wenn er ständig mit dem Schmerz und den Leiden seiner Patienten in Berührung kommt. Diese Eigenschaften erlaubten es ihm, der Entdeckung des Krebserregers nicht nur wohlwollend entgegenzusehen, sondern sie vor ihren Gegnern in Schutz zu nehmen. In Fällen, wenn letztere über logisches Denken und Vorstellungsvermögen verfügen, verstummt ihre „Kritik“ nach und nach.

Schon seit einigen Monaten beobachtet der Arzt während der Diagnose der Krankheiten praktisch bei allen Patienten den Trichomonadenprozeß. Besonders bei Krebspatienten „sieht“ er, wie das Metastasieren durch einen Herd der Trichomonadeninfektion begleitet wird. Beispielsweise metastasiert eine Magengeschwulst meistens in die Lymphknoten, in die Wirbelsäule, in die Bauchspeicheldrüse, und genau dort werden – man höre und staune – Trichomonaden entdeckt. So sind in den Krankheitsgeschichten doppelte Eintragungen zu finden: des Krebsbefalls und des Trichomonadenbefalls. Nach erfolgter Behandlung wird erneut eine Diagnose durchgeführt, die die Ergebnisse der Behandlung in bezug auf das Verschwinden von Metastasen und den Grad der Resorption der Erstgeschwulst feststellt.

Während er bei Krebskranken nach Trichomonaden suchte, entdeckte Sneshinskij sie nicht immer, und das machte ihn stutzig. Doch nachdem er die Arbeit des Gerätes änderte, indem er seine Intensität um mehrere Stufen erhöhte, konnte er sie aufspüren. Daran ist nichts Erstaunliches. Im menschlichen Körper geschieht dasselbe. Die Trichomonade weicht – nachdem sie in den Körper eingedrungen ist – dem Immunsystem mit allen ihr zur Verfügung stehenden Mitteln aus, gleichzeitig unterdrückt sie die Abwehrkräfte. Je schwächer das Immunsystem ist, desto mehr Territorium kann der Parasit kolonisieren. Bei einer Stimulierung der Immunität werden die für den Kampf gegen Infektionen zuständigen Gewebe und Organe aktiviert, entdecken den Parasiten und vernichten ihn. Das geht natürlich mit einer erhöhten Spannung im Organismus einher.

Die Trichomonade ist eine ständig vorkommende, jedoch nicht die einzige Infektion des Menschen. Die Mediziner haben eine wichtige Tatsache aus den Augen verloren: Nicht nur der Mensch lebt in einer ihn umgebenden Umwelt, sondern auch in ihm selbst existiert eine reiche Mikrowelt. Je vielfältiger diese ist, um so schwieriger ist es für den Organismus, dagegen anzukommen. Am meisten verbreitet sind Hefepilze Candida (schauen Sie sich Ihre Zunge an und Sie werden einen weißen Belag sehen, der sich weiter auf das Darmsystem und die Geschlechtsorgane ausbreitet), Mikroplasmen und Ureaplasmen, Viren – in Zellen lebende Parasiten: Herpes, Zytomegalievirus; zahlreiche Bakterien: Chlamydien, Gonokokken, Gardnerellen, Streptokokken, Staphyllokokken und andere. Während ich die gefärbten Blutpräparate untersuchte und fotografierte, entdeckte ich bei etwa 5% der untersuchten Personen neben Trichomonaden irgendeine Infektion, die die Erythrozyten befallen hat oder in den Trichomonaden lebt. Nach der Vielfalt der Pathologie der roten und weißen Blutkörperchen zu urteilen, sind diese Infektionen verschiedener Entstehungsnatur. Unser Organismus und das Blut sind nicht steril, deshalb muß jegliche Behandlung mit einer Infektionsdiagnostik begonnen werden, um dann alle Bemühungen des behandelnden Arztes und des Patienten bei gleichzeitiger Stärkung und Stimulierung der Schutzkräfte des Organismus auf die Unterdrückung der Infektion zu richten.

Doktor Sneshinskij hat bereits damit begonnen. Bei einem Patienten entdeckte er nicht nur eine Geschwulst in der Harnblase, sondern auch eine Herpeszystitis, bei einer älteren Frau die Chlamydiose im Herzmuskel. Dieser Fall verdient es, daß man Näheres darüber berichtet. Juri Sneshinskij wurde von einer 73jährigen Verwandten vom Land besucht, die furchtbar an Stenokardie (Angina pectoris, Brustenge) litt. Alles wies auf einen nahenden Herzinfarkt hin. Er untersuchte die Frau und entdeckte einen Tumor in der Speiseröhre mit Metastasen im Herzmuskel. Mit Applikatoren wurde der Schmerz augenblicklich entfernt, zwei Tage später war die Patientin schon bei der Gartenarbeit und machte anschließend eine große Renovierung im Haus. Es wurden auch äußerliche Veränderungen beobachtet: Sie sah jünger und frischer aus. Doch ein halbes Jahr später bekam sie Schmerzen im Bereich der Harnblase, erneut traten Schmerzen in der Herzgegend auf. Dann riet der Professor, welchen Sneshinskij konsultierte: „Prüfen Sie mal auf Chlamydiose." Die Untersuchung ergab das Vorhandensein von Chlamydien im Herzmuskel, danach wurde auch eine Geschwulst entdeckt. Die Erklärung ist folgende: Chlamydien sind Parasiten der Trichomonaden – sie vermehren sich in ihnen. Bei der Zerstörung der Trichomonaden unter der Wirkung von Applikatoren, wonach die Erkrankte eine Besserung ihres Zustandes verspürte, wurden die Chlamydien befreit, aktiviert und begannen mit der Suche nach neuen Wirten. Als Reaktion darauf begannen die noch lebenden Trichomonaden sich zusammenzutun, sich verstärkt zu vermehren, Kolonien (Tumoren) zu bilden, d. h. es geschah ein Rückfall der Erkrankung. Um dies zu vermeiden, muß sieben bis zehn Tage nach der Antitrichomonadenbehandlung eine Untersuchung auf Mikrobeninfektion erfolgen; diese muß gegebenenfalls behandelt und die ursprüngliche Behandlung fortgesetzt werden, wobei die lokale Behandlung mit Applikatoren durch allgemeine reinigende und abwehrstärkende Maßnahmen ergänzt wird.

Natürlich wird dadurch der Heilungsprozeß erschwert und verlängert, wozu die Patienten – eine schnelle, drastische Behandlung gewohnt (Operationen, Bestrahlung, Chemotherapie) – oft nicht bereit sind.

Jedoch haben die meisten Patienten von Sneshinskij diese Art von Behandlung durchlaufen und ihre Effektivität an sich selbst gespürt. Der chronische Prozeß, der im Krebs oder Infarkt mündet, entwickelt sich langsam, innerhalb von Jahrzehnten. Deshalb fordert auch die rückläufige Entwicklung eine bestimmte Zeit und ernsthafte Anstrengungen bei der Behandlung. So gelangen solche Ärzte wie Juri Sneshinskij an die Spitze des neuen Denkens in der Medizin. Sie haben es nicht leicht, da sie sich selbst finanzieren müssen und viele Patienten nicht in der Lage sind, die Behandlung zu bezahlen. Doch kreative Ärzte sind durch nichts zu bremsen. Und auch Sneshinskij (wozu braucht er diese Kopfschmerzen?) träumt schon von einer engen Zusammenarbeit mit Gynäkologen, um dem Trichomonadenproblem ernsthaft auf den Grund zu gehen. Er hat verstanden, daß dies einer der wichtigsten biologischen Gegner des Menschen ist. Es wäre schön, wenn auch die offizielle Medizin – die ihrem Status nach verpflichtet ist, die Bevölkerung unseres Landes vor fremdartigen Mikroben zu schützen und damit ein epidemiologisches Aussterben sowie die Entartung der Menschen zu verhindern – dies verstanden hätte.

### *Anmerkung*

Zum Abschluß möchte ich einige Anmerkungen machen, damit die vorangegangenen Überlegungen nicht als Reklame für Doktor Sneshinskij mißverstanden werden. Nach der Voll-Methode wird auch in Moskau behandelt, vermutlich auch in anderen Städten. Inwieweit diese Behandlung effektiv ist, sollen die Behandelten beurteilen. Allerdings muß ich sagen, daß Doktor Sneshinskij auch für mich Applikatoren fertigte. Denn ich versuche, alles an mir selbst zu testen, bevor ich mir ein Urteil bilde. Doch wurden diese Applikatoren, wahrscheinlich aufgrund der großen Arbeitsbelastung des Arztes, nach der Fertigstellung nicht auf ihre immunostimulierende Wirkung überprüft. Vor ihrer Verwendung beschloß ich, die Qualität in einer Moskauer Einrichtung zu prüfen, die nach der behandelt. Das geschah bereits nach der Abreise von Doktor Sneshinskij aus Moskau. Es wurde festgestellt, daß ein Teil der Applikatoren... eine Immunitätssenkung bewirkte. So mußten sie vernichtet werden.

Die restlichen aber habe ich abwechselnd am Zentrum des Brustkorbes befestigt. Diese Immunostimulation verband ich mit einer Vitamintherapie aus verschiedenen Kräutern und einer Jodtherapie sowie einer Trennkost. Bald spürte ich eine deutliche Verbesserung des Zustands meines Organismus, die auch im Gesicht sichtbar wurde.

Deshalb meine Empfehlung: Wenn die Elektroakupunktur sich positiv auswirkt, so ist sie für die Menschen hilfreich. Doch bevor man die Applikatoren verwendet, sollten sie im Beisein des Arztes auf ihre immunostimulierende Wirkung geprüft werden. Dazu genügt es, sie in eine Metallfolie zu packen und in die Hand zu nehmen; dann zeigt das Meßgerät, was Sie in der Hand halten: einen Immunostimulator oder einen Immunodepressanten. Man sagt nicht umsonst: „Vertrauen ist gut, Kontrolle ist besser."

## *Es lebt eine Frau in Woronesh ...*

Wir erleben eine schwere Zeit in Rußland: geistige Werte werden in den Hintergrund gedrängt, im Vordergrund steht das goldene Kalb. Es gibt jedoch noch einen weiteren Wert – die Gesundheit. Sie wird nicht beachtet, solange sie da ist. Und dennoch ist sie kostbarer als Geld, denn ohne Gesundheit können Sie kein Geld verdienen und Sie können Gesundheit nicht für Geld kaufen. Leider ist gerade mit der Gesundheit in unserem Land nicht alles in bester Ordnung. Die Sterblichkeit ist höher als die Geburtenrate. Und auch die Kinder, die geboren werden, sind nicht ganz gesund: Die einen haben eine Geschwulst, die anderen einen Herzfehler, die dritten Pneumonie oder eine motorische Fehlentwicklung. Nur wenige Neugeborene können für praktisch gesund erklärt werden.

Worin besteht der Grund für das Aussterben unserer Nation? Warum sind die Mediziner nicht in der Lage die Geburt gesunder Kinder zu prognostizieren und zu gewährleisten? Es gibt darauf eine Antwort: Der Medizin ist es bisher nicht gelungen, den wahren Verursacher der menschlichen Entartung zu erkennen und unschädlich zu machen. Daß es sich dabei um die Trichomonade handelt, daran besteht kein Zweifel mehr. Sie ist der einzige Einzeller, der in den Geschlechtsorganen des Menschen existieren kann. Dabei bleibt sie nicht passiv. Die Trichomonade kontrolliert die Geburtenrate durch die Pathologien von Geschlechts- und Geburtsorganen, die sie auslösen kann: Unfruchtbarkeit, Impotenz, Fehlgeburten, Schäden an der Frucht. Um die Aufmerksamkeit der Medizin auf das von mir, einer „Wissenschaftlerin von der Seite", erhobene Problem zu lenken, mußten ihr nicht nur die Ergebnisse der von mir durchgeführten Laboruntersuchungen vorgestellt werden, sondern auch klinische Beweise. Diese Möglichkeit bot sich mir.

## *Glück im Unglück*

Die Ärztin, Geburtshelferin und Gynäkologin Valentina Melnikowa lebt und arbeitet zur Zeit in Woronesh. Von Natur aus ein energischer und engagierter Mensch, heilte sie mit gleichem Einsatz und gleicher Energie sowohl hochgestellte Funktionäre von Tripper als auch werdende Mütter von ihrer Trichomoniasis, um die Geburt eines vollwertigen Säuglings zu ermöglichen. Ihr enormer Einsatz forderte seinen Tribut: Er brach ihr Herz. Nach einem

Infarkt wechselte sie aus der Frauenabteilung in die Betriebssanitätsstelle eines großen Unternehmens. So geschah es, daß diese einerseits durch ihre bisherige Tätigkeit erfahrene, andererseits am neuen Arbeitsplatz in Isolation von gleichartigen Kollegen geratene Ärztin in eine für sie ungewöhnliche Situation kam: sie mußte Hand an Hand mit vielen Spezialisten arbeiten – Chirurgen, Neurologen, Urologen, HNO-Ärzten, Allgemeinmedizinern, von denen ein großer Strom erkrankter Frauen in die Beratungsstelle der Gynäkologin kam.

Außerdem führte sie Krebsvorsorgeuntersuchungen bei Frauen durch, war zuständig für die Betreuung von Gynäkologiepatientinnen und für Gutachten bei befristeter Arbeitsunfähigkeit bei Patientinnen mit Krebserkrankungen an den Geschlechtsorganen und Milchdrüsen. Charakteristisch war auch, daß in diesem Unternehmen ganze Dynastien beschäftigt waren: Großmütter, ihre Töchter und Enkelinnen, was die Verfolgung der Zusammenhänge bei erblicher Weitergabe der Trichomonade von Generation zu Generation ermöglichte.

Während sie sich mit der Situation im Unternehmen vertraut machte, war die Ärztin Melnikowa höchst erstaunt darüber, daß ein Drittel der Mitarbeiterinnen des Betriebs operiert worden war: Die einen hatten ihre Gebärmutter verloren, andere die Gebärmutter gemeinsam mit dem Gebärmutterhals. Die Ursache der radikalen Eingriffe – ständige Blutungen bei Vorhandensein von Fibromen. Die Leitung der Betriebssanitätsstelle konnte keine Antwort auf die Frage finden: Warum muß ein Teil der Frauen operiert und somit unfruchtbar gemacht werden, und warum leiden die anderen auch an Anämie, obwohl sie keine Blutungen und keine übermäßig starken Menstruationen haben?

Sie untersuchte Patientinnen mit festgestellten Trichomonaden in den Geschlechtsorganen und bemerkte dabei, daß es sich hauptsächlich um kranke Frauen handelte, die an verschiedenen chronischen, häufig ausbrechenden Krankheiten litten. Es waren Krankheiten des Geschlechtssystems: Erosion des Gebärmutterhalses, Störungen des

Menstruationszyklus, Myome und Polypen in der Gebärmutter usw. Andere litten hauptsächlich an Krankheiten der Organe: onkologischen Erkrankungen der Milchdrüsen aufgrund von Fibrom-, Fibroadenom- und Zystenbildungen sowie Krankheiten des Magen-Darm-Traktes – Gastritis, Cholezystitis, ulzeröse Kolitis und Polypen in der Darmschleimhaut. Bei anderen wiederum wurden Krankheiten des Herz-Kreislauf-Systems festgestellt: chronische Anämie mit unklarer Krankheitsursache, ischämische Herzkrankheit, Wiederholungsinfarkte – sie alle reagierten nicht auf die Behandlung mit üblichen kardiologischen Mitteln.

Im Verlauf von fünf Arbeitsjahren in der Betriebssanitätsstelle konnte Melnikowa dank ihrer eigenen umfangreichen Erfahrung unter Nutzung von durch sie selbst entwickelten Diagnose- und Behandlungsmethoden große Erfolge erzielen: Die Anzahl gynäkologischer Patientinnen mit Störungen des Menstruationszyklus, Polypen der Gebärorgane, Eileiterzysten, Gebärmutterhalserosionen und Myome sank auf ein Drittel. Gänzlich unerklärlich war es aber, wenn bei gynäkologischen Patientinnen während der Behandlung eine merkliche Verkleinerung der Myome in der Gebärmutter geschah, die zu Beginn der Behandlung die Größe einer acht- bis neunwöchigen Frucht hatten.

Auch ich hatte die Gelegenheit, in einem Labor mit Myomen zu arbeiten, die ein weißliches, festes, knorpelartiges Gebilde darstellen, das sich nur schwer mit dem Skalpell bearbeiten läßt. Mir ist schon seit langem bekannt, daß Geißeltierchen fähig sind, auf ihrer Oberfläche eine spezielle Schutzschicht aus hornartigen oder gallertartigen Stoffen zu bilden. Wie aber erklären Onkologen die Entstehung von harten, knorpelartigen Gebilden im weichen Gewebe der Gebärmutter und erst recht ihre Rückbildung unter der Einwirkung von Trichopol? Die Gynäkologin Melnikowa fand eine Erklärung für diese bislang unbegreifliche einmalige Erscheinung, als sie sich über meine Entdeckung der parasitären Natur der Krebsentstehung informierte, die sie unwidersprochen akzeptierte.

Jetzt wurde ihr klar, warum bei den Patientinnen nach einer Heilung von gynäkologischen Krankheiten eine Gesundung des Organismus in vielen Bereichen stattfand, die, wie es schien, in keinem Zusammenhang mit der Grunderkrankung stand:

- Anämien heilten ohne eine spezielle Antianämiebehandlung,
- Rückfälle von chronischen Entzüngungsprozessen verschwanden, Geschwüre des Magen-Darm-Traktes vernarbten,
- Zahnfleischblutungen und Parodontosen wurden beseitigt,
- Rückfälle chronischer Pneumonien verschwanden, Anfälle von Bronchialasthma wurden seltener,
- der Zuckergehalt im Blut bei Patienten mit Zuckerdiabetes wurde bedeutend verringert,
- die Funktion des Darms und die Arbeit der Nieren normalisierte sich, Ringe unter den Augen verschwanden, das spezifische Uringewicht normalisierte sich.

Der Gynäkologin wurde bewußt, daß sie – wie auch andere Ärzte – lediglich für einen Teilbereich der Medizin zuständig ist. Die Krankheiten aber, mit denen sie sich beschäftigt, sind verschiedene Erscheinungen einer Erkrankung des gesamten Organismus, die durch die Trichomonade hervorgerufen werden. Außerdem ist ihr klar geworden, daß die Trichomoniasis ein erstes Stadium der Krebskrankheit ist, das sehr gut auf eine Behandlung reagiert. Sie überzeugte sich davon, daß Krankheiten, die mit der Trichomoniasis scheinbar nicht im Zusammenhang stehen – Anämie, Parodontose, Magengeschwür und bronchiales Asthma – das Ergebnis der pathogenen Wirkung von Trichomonaden sind. Folglich kann ein Arzt, wenn er den Menschen von den Trichomonaden befreit, eine Heilung des Patienten erreichen, unabhängig davon, an welchen Krankheiten „unbekannter Entstehung“ er leidet. Doch wie man den Menschen von Trichomonaden befreit, wissen bislang nicht viele. Die beste Spezialistin auf diesem Gebiet ist offensichtlich Valentina Melnikowa.

## *Gesunde Mutter, gesundes Kind*

Valentina Melnikowa hat längst verstanden, daß von kranken Frauen keine gesunden Kinder geboren werden können. Um dies zu belegen, führte sie nach ihrer Rückkehr in die Frauenabteilung eine Geburtenstatistik durch. Tatsächlich, Gebärende deren Gesundheit von der Norm abwich, gebaren kranke Kinder. Mehr noch – sie stellte fest, daß Frauen, bei denen früher die Trichomonade entdeckt wurde, während einer späteren Schwangerschaft an verschiedenen Krankheiten litten, darunter:

- schwere Toxikosen, die von ständiger Übelkeit und unvermeidlichem Erbrechen begleitet wurden, unaufhaltsame Gewichtszunahme auf Kosten innerer und später auch äußerer Ödeme und schließlich Eiweiß im Urin. Frauenärzte nennen dies – in Unkenntnis der Natur dieser Erscheinungen – „Schwangerschaftskomplikationen". Sie geben sich alle Mühe im Kampf gegen die entstandene Situation im Interesse des Lebens der Mutter und der Frucht, doch nicht selten verlieren sie diesen Kampf. Meistens wird die Frucht zum Opfer. Melnikowa aber weiß, daß die Hauptursache dieser Pathologie eine chronische, schleichende und unerkannte Trichomonadenpyelonephritis ist. Sie heilt die Nierenbeckenentzündung gleich zu Beginn der Schwangerschaft; das Ergebnis – normale, fristgemäße Geburt, Mutter und Kind bleiben am Leben.
- Nichtaustragen von Schwangerschaften – Abstoßung der Frucht und als Ergebnis Fehl- bzw. Frühgeburten.
- Kaiserschnitte, die in dringlichen Fällen oder auch geplant vorgenommen werden. In dringlichen Fällen geschieht dies meistens aufgrund schwacher Geburtstätigkeit oder einer Hypoxie, d. h. Sauerstoffmangel der Frucht. Beide Pathologien sind Glieder einer Kette, da die schwache Geburtstätigkeit eine Folge chronischer Gebärmutterentzündung ist und die Hypoxie – chronischer Sauerstoffmangel der Frucht vor dem Hintergrund von Plazentagefäßthrombosen. Schuld daran ist wiederum die Trichomonade.

- Das Benutzen von Geburtszangen oder die Vakuumextraktion bei der Geburt.

- Totgeburten, Fehlbildungen der Frucht, Schäden der Entwicklung verschiedener Organe der Frucht, Säuglingskrankheiten und Frühsterblichkeit (als letztere gilt, wenn das Neugeborene innerhalb von sieben Tagen nach der Geburt stirbt).

All diese Komplikationen sind durch das Vorhandensein der Trichomonaden im System Mutter-Frucht verursacht. Die Unterschätzung dieses Parasiten nicht nur in der Gynäkologie und Geburtshilfe, sondern auch in der Medizin allgemein führt zu dem bekannten Ergebnis – Entartung und Aussterben.

Die Ärztin Melnikowa schätzte die Trichomonade und den von ihr verursachenden Schaden richtig ein und beschloß, ihren Patientinnen eine Reihe vorbeugender Maßnahmen anzubieten. Der Ausgang von Schwangerschaft und Geburt in der Gruppe von Frauen, die das Angebot ablehnten, war identisch mit dem bei anderen Ärzten. Die Schwangeren aber (es war die Mehrheit), welche der angebotenen Behandlung zustimmten, hatten weder Fehlgeburten, noch schwere Toxikosen, noch litten sie unter Anämien, Nierenbeschwerden, schwerer chronischer Hypoxie der Frucht oder anderen ernsthaften Komplikationen. Die von ihnen geborenen Kinder waren ebenfalls gesund.

## *Jenseits der engen Spezialisierung*

Erfolge kommen nicht von alleine. Valentina Melnikowa gehört zu den Menschen, die sich nicht mit fertigen, veralteten Methoden und auf Vorrat hergestellten Medikamenten zufriedengeben. Diese Ärztin hat die Fähigkeit zu beobachten, zu analysieren und Zusammenhänge zwischen dem von ihr entdeckten Erreger und der Reaktion des Organismus darauf zu erkennen. So konnte sie sehen, daß der Organismus nicht auf die Trichomonade reagiert, und dafür mit vielfachen Krankheiten – oft auch mit dem Tode – bestraft wird.

Gemäß der festgefügten Situation in der Medizin ist der Gynäkologe ein enger Spezialist, der sich nur mit dem Geschlechts- und Gebärsystem von Frauen zu befassen hat und nicht dazu berechtigt ist, andere Krankheiten zu heilen. Valentina Melnikowa beanspruchte auch keine fremden Tätigkeitsbereiche, darunter auch keine administrativen. Ihr Ziel war es, die Patientinnen richtig zu heilen, deshalb richtete sie ihre Energie auf das Erforschen der Natur der Erkrankung von Patientinnen und das Schaffen einer Methodik effektiver Diagnose und Behandlung.

Während sie die Dynamik der chronischen Trichomoniasis in Krankheitsgeschichten und an eigenen Untersuchungsergebnissen studierte, sah Melnikowa, daß diese gynäkologische Erkrankung zu ausgeprägten anatomischen Veränderungen in den Organen und Geweben führt: Bildung von Polypen, Zysten, Fibromen. Sie beobachtete, wie die Pathologie der Milchdrüsen gebildet wurde: Zystoadenome – Fibroadenome – und nachfolgend auch Brustkrebs. Es wurde verständlich, warum Trichomonaden, wenn sie sich in den Blutbahnen befinden, Thrombosen vieler kleinen Gefäße verursachen, deren Folge Infarkte in verschiedenen Organen, darunter auch in der Gebärmutter, sind. Wenn sich unerkannte Trichomonaden aber in der Harnblasenwand niederlassen, führt das schließlich zum Intraepitelialkarzinom.

Die Trichomonade ist keine ausschließliche „Frauenhasserin"; sie hat sich auch ganz gut im Urogenitalsystem von Männern eingerichtet. Unerkannt geblieben und von niemandem belästigt, vermehrt sich die Trichomonade dort, verstopft die Blutbahnen und verursacht Impotenz oder wird zur Ursache chronischer rezidivierender Prostatitis und danach auch eines Prostataadenoms und, schließlich, der Krebskrankheit. In Kenntnis dessen sorgt Melnikowa, wenn sie sich um ihre Patientinnen kümmert, auch für die Behandlung ihrer Ehemänner.

Trotz der überragenden Erfolge in der Behandlung von Kranken hat es die Ärztin Melnikowa nicht leicht. Die Trichomonade, die noch nicht einmal vom Immunsystem des Menschen erkannt wird, zu entdecken und sie dann zu vernichten ohne den Organismus zu traumatisieren – das ist das Ergebnis langwieriger und hartnäckiger Arbeit, ständiger Suche und treuer Hingabe. Valentina Melnikowa überschritt die allgemeine Schwelle der Mediziner: „Schädige nicht!“ Sie schreitet an der Spitze und arbeitet nach ihrem eigenen Gesetz, das da lautet: „Heile!“ Das aber erschwert ihr Leben und das Leben ihrer Kollegen.

Indem sie eine effektive Diagnosemethode „Verfahren aktiver Entdeckung von Trichomonaden“ entwickelte und einführte, überschritt sie alle Barrieren der Entdeckbarkeit dieses Parasiten und kam auf 90% bei der Gesamtzahl der untersuchten Patientinnen. Dies erschreckte die höherstehenden Instanzen: Es folgten zahlreiche Überprüfungen des Labordienstes, der einer Hyperdiagnostizierung von Trichomonaden beschuldigt wurde. Denn für die medizinische Leitung wurde zur Offenbarung, daß praktisch alle Frauen, und folglich auch Männer, von diesem Parasiten befallen sind.

Die Ärztin Melnikowa diagnostiziert nur die vaginale Trichomonade. Ich aber untersuchte Menschen auch auf die Mundhöhlentrichomonade hin, außerdem untersuchte ich das Blut von Menschen aus verschiedenen Regionen des Landes. Das gab mir zusätzliches Material und das Recht zu behaupten, daß nicht 90% sondern 100% der Bevölkerung unseres Landes mit der Trichomonade infiziert sind. Jeder, der daran zweifelt, kann einen Tropfen seines Blutes für eine Untersuchung zur Verfügung stellen. Besonders gern hätte ich das Blut unserer leitenden medizinischen Bosse gesehen – ich hätte deren Trichomonaden nicht nur im Mikroskop angesehen, sondern Farbfotos von ihnen gemacht ... auf meine Rechnung! Aber die Mediziner sind auch nicht mehr das, was sie einmal waren. Früher hat manch ein Arzt oder Wissenschaftler neue Impf- und Arzneimittel an sich selbst erprobt, mit erheblichem Risiko für die eigene Gesundheit. Heute haben sie sogar Angst davor, ihr eigenes Blut zu prüfen und ziehen es vor, in dem angenehmen Irrtum bezüglich ihrer Gesundheit zu verbleiben. Was können denn andere von ihnen erwarten, eingeschlossen ihre Enkel und Urenkel, die wahrscheinlich mit ihrer Gesundheit für das Mißachten der Trichomonade bezahlen werden.

Die Blutbahnen sind die Wege, die die Trichomonade für ihre Ausbreitung und Kolonisierung des gesamten Organismus nutzt. In Abhängigkeit von verschiedenen Ursachen kann es viele oder wenige von ihr geben, doch die Trichomonade ist in jedem Menschen enthalten. Und es ist nicht ihre Schuld, sondern unser Pech, daß die Kliniker die Trichomonade im Blut nicht erkennen. In das unbegeißelte Stadium wird die Trichomonade nicht nur von den Abwehrkräften des Organismus gezwungen, sondern auch von den vielfältigen Pilzen, Bakterien und Viren, die den Parasiten begleiten. Während ich die Blutpräparate untersuchte, entdeckte ich bei etwa 5% aller untersuchten Personen neben den Trichomonaden kleine Mikroben, die die roten und weißen Blutkörperchen zerstören. Sie verhalten sich alle verschieden: Die einen bilden Kolonien-Sphäroide, andere lassen sich auf Erythrozyten nieder, wieder andere umkreisen die Erythrozyten an ihren Konturen, dann gibt es noch solche, die nicht einmal bei einer 1250fachen Vergrößerung zu sehen sind, deren Existenz aber aufgrund eigenartiger Pathologie der Erythrozyten und Zerstörung von Leukozyten vermutet wird. Die Natur der Mikroflora kann nur auf dem Wege der Pflanzung des Blutes in spezielle Nährmedien oder mit der Immunofluoreszenz-Methode bestimmt werden. Das alles bestätigt, daß der Mensch nicht steril ist. Deshalb ist es vor der Behandlung von Krankheiten „unbekannter Ursache" notwendig, den krankheitsbewirkenden Erreger zu entdecken.

## *„Trichomonadenbestattungen"*

Melnikowa studierte die Trichomoniasis in allen ihren Erscheinungen und kam zu der Überzeugung, daß sie immer wie eine gemischte Mikrobeninfektion verläuft. Die aktivsten begleitenden Agenten der Trichomonade werden bei einer Mikroskopanalyse der gefärbten Abstriche auf der Glasscheibe oder als Ergebnis eines stürmischen Wachstums in einem Nährmedium entdeckt. Aber der Teil der phagozytierten, das heißt verschluckten, jedoch von den Parasiten nicht verdauten Mikroben kann nur nach Zerstörung der Trichomonaden entdeckt werden. Dazu gehören: Chlamydien, Gonokkoken, Mikroplasmen, Ureaplasmen, Hefepilze, Herpesvirus, Zytomegalievirus, Gardnerellen, Staphylokokken, Streptokokken und andere.

Während der Chemotherapie sowie unter dem Einfluß anderer Faktoren können Trichomonaden gemeinsam mit den in ihnen niedergelassenen Bakterien und Viren in Organe, Gewebe und Darm- sowie Magenwände gelangen. Um den Organismus vor der Invasion der Parasiten zu schützen, bedeckt das Bindegewebe seinerseits die Trichomonaden und bildet Narben und Schwarten, unter denen die Parasiten „bestattet" werden. Diese „Bestattungen" sind jedoch nicht sicherer als die über dem Unfallblock in Tschernobyl errichtete Grabstätte: Oben zwar verdeckt, setzt sich innen jedoch der Zerstörungsprozeß fort. Während einer Behandlung mit Antitrichomonadenmitteln können diese Trichomonaden und ihre Mikroflora nicht erreicht werden. Nach einer gewissen Zeit kann es aber unter dem Einfluß verschiedener Faktoren zur Zerstörung der Schwarten kommen, die Trichomonaden werden freigesetzt und mit ihnen auch die Mikroben.

Die moderne Medizin berücksichtigt diese Erscheinungen nicht und kann deshalb die Rückfälle z. B. derselben Chlamydiose nicht erklären, die, wie es schien, geheilt war. Darin besteht der Grund für die Rückkehr von Geschlechtskrankheiten bei älteren Menschen, die in jungen Jahren erkrankt waren, behandelt wurden und längst keine sexuellen Kontakte mehr haben. Die Trichomonade ist in der Lage nicht nur den Immunkräften zu entkommen, sondern auch der Behandlung. Einen großen Fehler machen Patienten, die versuchen, eine Heilung durch 1-2 Trichopolgaben zu erreichen. Natürlich wird ein Teil der Parasiten von den Antitrichomonadenmitteln vernichtet, doch die am Leben gebliebenen werden resistent gegen diese Mittel und somit widerstandsfähig gegen Behandlungen.

All das berücksichtigte Melnikowa, als sie ihre Methode „Verfahren zur Behandlung chronischer Trichomoniasis" entwickelte. Wie effektiv diese Behandlung ist, wissen Sie bereits. Eine solche Behandlung erfordert aber viel Zeit und Geduld vom Arzt und vom Patienten, und nicht jeder ist dazu bereit. Zunächst erfolgt eine Diagnose der Krankheit, die gleichzeitig die erste Etappe der Behandlung darstellt. Sie wird nicht durch Provokation, sondern mit antimykotischen Antibiotika durchgeführt: Nystatin oder Levorin in einer Dosis von 500 000 ED 3-4 mal am Tag im Verlauf von zwei Wochen, ab der Mitte des Menstruationszyklus. Dann folgt die Antitrichomonadentherapie, in dessen Verlauf eine Unterdrückung der Trichomonaden geschieht, die wiederum eine Aktivierung der begleitenden Mikroflora nach sich zieht. Es ist notwendig, die Natur dieser Infektion zu bestimmen und sie mit einer entsprechenden Behandlung zu unterdrücken. Das wird sieben bis zehn Tage nach Beendigung der ersten Antitrichomonadenbehandlung gemacht. Nach einer solchen Behandlung bleibt ein Teil der Trichomonaden immer noch unerreichbar; deshalb ist eine weitere Behandlungsetappe notwendig, die eine Resorptions-, sprich eine Rückbildungstherapie für Narben und Scharten und eine Immunostimulation beinhaltet.

Die Gynäkologin Melnikowa schloß richtig, daß es der geschlechtslosen Trichomonade gleich bleibt, wer ihr Wirt ist: ein Mann oder eine Frau. Der Parasit löst bei beiden dieselbe Pathologie aus, auch wenn er wegen der Verschiedenartigkeit in der Physiologie der Urogenitalsysteme unterschiedliche Gestalt annimmt. Die einheitliche Betrachtungsweise der Trichomonade, unabhängig vom Geschlecht des Wirts, erlaubte Valentina Melnikowa, auch eine Methode der Behandlung von Männern mit Impotenz zu entwickeln. Sie ist überzeugt, daß zwei bis drei Monate sexueller Enthaltsamkeit und die Behandlung nach ihrer Methode die Wiederherstellung der Potenz bei Männern gewährleisten.

Ein nicht unwichtiger Faktor dabei ist weniger das Alter, sondern die Vernachlässigung der Krankheit und das Vorhandensein schädlicher, die Immunkraft beeinträchtigender Gewohnheiten. Dabei dürfen die Patienten nicht vergessen, daß sie bei Kontakten mit Trägern der Trichomonade wieder infiziert werden. Deshalb muß die Behandlung gleichzeitig auch am sexuellen Partner durchgeführt werden.

## *Gynäkologisches Veto*

Unzweifelhaft wird der Bericht über die Ärztin Melnikowa viele Männer und Frauen interessieren und den Wunsch nach einer Behandlung wecken. Doch das ist unmöglich. Die Frauenärztin ist während ihrer Arbeitszeit mit der Behandlung ihrer Patientinnen am Arbeitsplatz beschäftigt und behandelt keine Patienten in privater Praxis. Sie träumt aber von einer großen Klinik, in der sie ihre Erfahrungen und Kenntnisse an jüngere Kolleginnen und Kollegen weitergeben könnte. Sie hat während ihrer verschiedenen Moskau-Aufenthalte dreimal versucht, den Chefgynäkologen des Landes zu sprechen. Vergeblich. Deshalb nutzt sie jede Gelegenheit, das von ihr Erarbeitete anderen Ärzten zugängig zu machen.

Eine der Teilnehmerinnen der Konferenz der Geburtshelfer und Gynäkologen in St. Petersburg Ende 1994 schilderte mir den Eindruck, den der Vortrag von Melnikowa auf die Zuhörer gemacht hatte. Viele schenkten ihren Worten über die Pathogenität der Trichomonade einfach keinen Glauben. Und erst recht waren sie nicht bereit, ihre Arbeit mit Methoden zu komplizieren, die außerhalb der Grenzen ihres Verständnisses lagen. Meine Gesprächspartnerin aber, die Leiterin einer Frauenberatungsstelle in Rostow-am-Don, bat Valentina Melnikowa um ihren Bericht und blieb die halbe Nacht wach, um ihn abzuschreiben. Sie führte viele der Empfehlungen in ihre Arbeit ein.

Letztes Jahr versuchte ich, in Rostow-am-Don ein Zentrum zur Behandlung von Impotenz nach der Melnikowa-Methode zu gründen. Es fand sich sogar ein Sponsor. Doch das Projekt ist gescheitert: Das Territorium ist aufgeteilt unter anonymen Praxen, deren Behandlungseffektivität zu wünschen übrig läßt. Mitarbeiter staatlicher medizinischer Einrichtungen klagten, daß die in diesen zahlungspflichtigen anonymen Praxen „behandelten" Männer anschließend zu ihnen zur Behandlung kommen. Dies sei dann keine leichte Aufgabe.

Meine Kenntnis der Trichomonade, Laboruntersuchungen, Untersuchungen von Patienten und die reiche praktische Erfahrung der Frauenärztin Valentina Melnikowa zeigten, daß Impotenz, Unfruchtbarkeit bei Frauen und Männern, chronische Erkrankungen mit Trichomonaden als Ursache, Krebs und Infarkt – Glieder einer Kette sind, erzeugt von einzelligen Parasiten. Wir alle sind kranke Menschen, aber in unterschiedlichem Maße. Wenn im Blut die Trichomonade festgestellt wird, dann ist auch ein praktisch gesunder Mensch potentiell krank. Und Trichomonaden werden heutzutage bei allen festgestellt. Folglich muß dieses Problem auf Staatsebene gelöst werden. Mit diesen Gedanken im Hintergrund beschloß ich, Valentina Melnikowa zu helfen, indem ich die Aufmerksamkeit der höchsten Leitung auf ihre Behandlungsmethoden und die erreichten Ergebnisse in der Heilung von Patienten lenken wollte. Mit diesem Ziel kam ich zum Chefgynäkologen des Landes Professor W. Serow mit dem Vorschlag, ihn über die Erfolge von V. A. Melnikowa zu informieren. Ich sagte: „Schauen Sie mal, wie Ihre Spezialistin in Woronesh arbeitet", und hinterließ ihm das Referat der Ärztin sowie farbige Fotos von Blutproben mit Trichomonaden im begeißelten Stadium. Eine Woche später erhielt ich das Resümee: „Es sind alles nur Phantasien." So mußte ich gehen, ohne etwas erreicht zu haben. „Wenn Kranke sich an Melnikowa wenden werden, schicken wir sie zu Ihnen", sagte ich zum Abschied.

Doch aufgeben wollte ich nicht. Deshalb schrieb ich sofort einen Brief an den Direktor des wissenschaftlichen Zentrums für Geburtshilfe, Gynäkologie und Perinatologie, Akademiker V. I. Kulakow, dessen Stellvertreter in Fragen der Wissenschaft Serow ist, und leitete die Unterlagen zur Durchsicht an den Chefgeburtshelfer des Landes, der für den Schutz von Mutter und Kind in Rußland verantwortlich ist. Zwei Wochen später erhielt ich eine Ablehnung meines Vorschlags, Valentina Melnikowa anzuhören. Hier deren Wortlaut:

*„Sehr geehrte Tamara Jakowlewna!*

*Im Wissenschaftlichen Zentrum für Geburtshilfe, Gynäkologie und Perinatologie des RAMN hat man Ihr Schreiben, das beigefügte Schreiben von V. A. Melnikowa und den Bericht unter der Bezeichnung „Trichomonade und ihre Folgen" aufmerksam zur Kenntnis genommen.*

*Zunächst muß bemerkt werden, daß die von V. A. Melnikowa angeführten Materialien einer irgendwie gearteten Argumentation oder Begründung entbehren. Eine Reihe von Thesen scheint unlogisch. Beispielsweise über die erbliche Weitergabe der Trichomoniasis, obwohl gesagt wird, dies hätte keinerlei Beweise nötig. Eine ähnliche Bemerkung betrifft auch das „Überleben" von Mikroplasmen, Chlamydien, Viren und anderer Mikroorganismen bei ihrer Phagozytose durch die Trichomonaden. Die Bedeutung der Trichomoniasis in der Pathogenese verschiedener Geburtspathologien und gynäkologischen Krankheiten scheint übertrieben. Völlig ignoriert werden zufällige Gesetzmäßigkeiten beim Zusammenwirken genitaler und extragenitaler Pathologien.*

*Vollständiges Material, das man einer entsprechenden Überprüfung unterziehen könnte, ist faktisch nicht vorhanden. In diesem Zusammenhang ist die Anhörung der Ärztin V. Melnikowa in diesem Stadium nicht zweckmäßig.*

*Direktor des Zentrums der Akademie RAMN V. I. Kulakow"*

Die wissenschaftlichen Formulierungen des Akademikers sind für manchen Leser vielleicht schwer verständlich, doch deren Sinn läuft darauf hinaus, daß die von Valentina Melnikowa vorgestellten Unterlagen einer „irgendwie gearteten Begründung“ entbehren.

In der Tat, die hohe Heilungsrate der Patientinnen bei Melnikowa wurde nicht nach Methoden erreicht, die von „oben“ gekommen sind, sondern als Ergebnis von Heilverfahren, die die Ärztin selbst entwickelt hat. Ihre Patientinnen tragen ihre Kinder wohlbehalten aus, und diese werden gesund geboren; bei Akademiker Kulakow dagegen sind die Krankenhäuser mit kranken Gebärenden und Wöchnerinnen sowie behinderten Säuglingen überfüllt. Sogar Onkologen begannen, Trichopol in großem Ausmaß anzuwenden, Gynäkologen aber halten die Bedeutung der Trichomoniasis in der Ätiologie gynäkologischer Krankheiten für übertrieben. Professor Serow ist dermaßen besorgt über die Ausbreitung der Chlamydiose, daß er sich sogar einmal versehentlich bei mir beklagte. Im Brief des Akademikers aber wird das „Überleben“ der Chlamydien in den Trichomonaden bei deren Phagozytose, also bei deren Verschlucken durch die Trichomonaden als unlogisch hingestellt. Ja, darüber haben sowjetische Parasitologen bereits vor 30 Jahren geschrieben, und moderne Wissenschaftler im Ausland präzisieren, daß Chlamydien ihre Vermehrungsperiode in den Trichomonaden erleben, wo sie Mikrokolonien bilden. Das heißt, Chlamydien nutzen die Trichomonaden als Entbindungsheim. Dabei gelangen sie auf zwei Wegen in die Trichomonaden. Der erste ist die Phagozytose: Die Trichomonade verschluckt Chlamydien, um sie zu verdauen und gesättigt zu werden, diese aber bilden um sich herum eine Vakuole und überleben darin. So werden Chlamydien zu Parasiten der Trichomonaden, in denen sie sich vermehren. Bei Bedarf gelangen Chlamydien über die Außenmembran wieder nach außen. Genauso können sie auch ins Innere der Trichomonade gelangen – das ist der zweite Weg. Chlamydien können freiwillig in die Trichomonade gelangen – zur Fortsetzung ihres Geschlechts – und unfreiwillig – unter der Einwirkung von Arzneimitteln, beispielsweise Tetrazyklin, das für Chlamydien tödlich ist, den Parasiten aber nichts anhaben kann. Deshalb können die Mediziner, solange sie die wahre Bedeutung der Trichomonade in der „Pathogenese verschiedener Geburtspathologien und gynäkologischer Erkrankungen“ nicht anerkennen, nicht solche Erfolge erreichen wie die Ärztin aus Woronesh, Valentina Melnikowa.

Was die Verneinung der Möglichkeit des „Überlebens“ von Mikroplasmen, Ureaplasmen und anderen Mikroorganismen bei ihrer Phagozytose durch die Trichomonaden angeht, so irren der Akademiker Kulakow und Professor Serow auch hier. Widerlegt werden diese hochkarätigen Wissenschaftler durch „einfache“ Ärzte wie L. Kosmina aus Belgorod und eben V. Melnikowa aus Woronesh sowie medizinische Karteikarten ihrer älteren Patienten, die ohne sichtbaren Grund plötzlich an Geschlechtskrankheiten erkrankten. Es stellte sich heraus, daß sie in jungen Jahren Trichomoniasis und andere Geschlechtskrankheiten hatten, die seinerzeit behandelt wurden. Einige Jahrzehnte später jedoch gab es Rückfälle, da die Patienten seinerzeit nicht vollständig geheilt worden waren und die Erreger all diese Zeit im Organismus „überlebten“, und zwar genau in denselben „Trichomonadenbestattungen“, bis die Bedingungen für ihre Aktivierung vorlagen. Letztere sind natürlich mit der Schwächung des Immunsystems der Kranken verbunden.

Traurig, daß die medizinischen Führungskräfte keine Rückkoppelung haben. Sie lassen von oben ihre veralteten Methoden herab und sind absolut nicht bereit, das Neue, was von unten durchzubrechen bemüht ist, aufzunehmen.

Melnikowa hat nicht die Möglichkeit, mit ihrer höchsten Leitung in Diskussionen zu treten, die sich nicht einmal die Mühe gibt, den Sinn ihrer Aussagen über „angeborene Trichomoniasis“ und „Weitergabe von Trichomonaden auf dem Vererbungswege“ zu verstehen. Die Gynäkologin meinte die Infizierung der Frucht im Mutterleib, die längst von Parasitologen bewiesen ist. Die führenden Herren aus der Hauptstadt aber legten, wie es scheint, in das Wort „Vererbung“ ihre eigene Bedeutung: „genetisch“, die in der Onkologie sehr beliebt ist. Doch Melnikowa wird so etwas nicht behaupten, da sie unwidersprochen meine biologische Konzeption unterstützt, die die genetischen Mutationen und Zellverwandlungen widerlegt. Eine erfahrene Ärztin ist bemüht, die von ihr entdeckte Wahrheit an die Kollegen weiterzugeben: Die wichtigste Verursacherin von Geburts- und Gynäkologiekrankheiten ist die Trichomonade. Sie möchte ihre Diagnose- und Behandlungsverfahren, die sie noch 1989 gemeinsam mit Wissenschaftlern des Medizinischen Instituts in Woronesh entwickelte, mit anderen teilen. Ist es nicht die Pflicht des Chefgynäkologen und des Chefgeburtshelfers des Landes, körnchenweise das aufzusammeln, was an Nützlichem und Hilfreichem in ganz Rußland geschaffen wird, um nach Systematisierung der neuen Kenntnisse auf ein höheres Niveau der wissenschaftlichen und praktischen Medizin zu gelangen? Die Erfolge solcher Spezialisten wie Valentina Melnikowa zu verschweigen ist ein Verbrechen. Vor dem Hintergrund der allgemeinen Routine muß jeder progressive Keim bemerkt und gehegt werden. Besonders wenn es die Gesundheit von Menschen betrifft, erwachsenen Menschen und was noch wichtiger ist, die Gesundheit von Kindern.

# Kapitel 7

# „FÜR“ und „WIDER“

Über meine Entdeckung der parasitären Natur der Krebskrankheit wurden über fünfzig Artikel veröffentlicht, es gab Auftritte im Rundfunk und Fernsehen. Sie haben für Aufregung gesorgt; aus allen Teilen Rußlands, aber auch aus anderen Ländern erhalte ich Briefe, Telegramme, Anrufe. Die Leserinnen und Leser setzen sich mit der neuen Sicht der Krebsentstehung auseinander. Patienten, die von der Schulmedizin für hoffnungslos erklärt wurden, stellen Fragen, um im Alleingang den Kampf gegen den Krebs zu führen. Nur diejenigen, von denen die Theorie und Praxis der Gesunderhaltung der Bevölkerung abhängt, schweigen... Doch manchmal erscheinen in der Presse kritische Artikel von Wissenschaftlern, zum Beispiel Dr. med. A. Lichtenstein („Was kostet eine Sensation", Medizinische Zeitung Nr. 36/92), Dr. med. W. Starinskij („Die Nation in Gefahr", Prawda Rossiji Nr. 3) und Belizkij („Pustyschka", Moskowskij Komsomolez Nr. 177a/95).

Diese Publikationen haben für mich, so kritisch sie auch sind, erstaunlicherweise doppelten Wert. Erstens bestätigen sie die Priorität für die von mir gemachten und für die gesamte Welt bedeutenden Entdeckungen für mich und damit für Rußland. Die Autoren dieser Publikationen sind Männer, die an der Spitze der Wissenschaft stehen, sie sind über den aktuellen Stand der Forschung im Westen informiert. Wenn sie also der parasitären Natur der Krebsentstehung widersprechen, dann ist man im Westen noch nicht darauf gekommen. Heute erkennt unsere offizielle Wissenschaft die Entdeckung des Krebserregers – und damit auch deren Entdeckerin – nicht an. Wenn aber die Wissenschaftler aus den USA und aus Westeuropa die Existenz des biologischen Krebserregers anerkennen werden, können Anwärter auf die Urheberschaft dieser Entdeckung auftauchen, wie es schon oft in der Geschichte der Wissenschaft der Fall war. Nicht selten verlor Rußland die Urheberschaft für wichtige Entdeckungen und Erfindungen. So hoffe ich, daß das Gewicht unserer gelehrten Onkologen und ihre kritischen Veröffentlichungen bezüglich der Trichomonadentheorie der Krebsentstehung später als Schutz der Priorität unseres Landes auf meine Entdeckungen dienen können, wenn der Westen sie anerkennen wird. Ich glaube, daß dies bald geschehen wird.

Zweitens sind diese kritischen Artikel der etablierten Onkologen gar keine echte Kritik. Normalerweise werden bei kritischen Auseinandersetzungen mit einer fremden Entdeckung die Vorteile eigener Theorien dargestellt. In Ermangelung solcher Theorien laufen die Artikel auf Beleidigungen und Beschimpfungen hinaus. Ein solcher Artikel wurde in der Zeitung „Moskowskij Komsomolez“ Nr. 177a vom 17.09.1995 veröffentlicht. Ihr Autor ist Doktor der medizinischen Wissenschaften Gennadij Belizkij.

Und obwohl dieser Artikel nur in der Sonntagsausgabe publiziert wurde, die eine um ein Vielfaches geringere Auflage hat und nur im Straßenverkauf angeboten wird, fand sie dennoch Beachtung bei meinen Freunden. Auf den einsamen Schuß von G. Belizkij folgte eine dreifache Antwort in Form von Artikeln von T. Lebedewa „Krebs – das ist gar nicht einfach“, M. Dmitruk „Über die Unaufrichtigkeit moderner Wissenschaft“ und W. Lagowskij „Die Rolle der Fliegen in der Onkologie“.

Hier also der erste von drei Zeitungsartikeln:

## Pustyschka[11]

# Krebs – ist das so einfach?

Gennadij Belizkij

Wenn ein hungriges Baby weint, gibt man ihm ein Fläschchen mit Milchnahrung oder einen Schnuller. Bei Erwachsenen wird dieses Verfahren auch gerne angewandt. Hast du kein Auskommen? Sei still, kauf dir ein paar Aktien und warte, bis du Millionär wirst! Fehlen Medikamente? Kein Problem, schau, was für ein intelligenter Wunderheiler im Fernsehen auftritt, glaube an ihn und warte auf deine Heilung!

---

[11] *Pustyschka* - Schnuller (das russische Wort *Pustyschka* ist abgeleitet von *pusto* - leer)

Es ist altbekannt, funktioniert aber immer noch ausgezeichnet, besonders jetzt, da Fernsehen und Rundfunk in einer Stunde die ganze Welt über das neue Wunder informieren können. Über ein solches wurde zum Beispiel in der Sendung „Guten Abend, Moskau!“ berichtet. Diese Sendung hat sich mit dem Thema „Onkologie“ befaßt: Was ist Krebs und woher kommt er?

Kurz zur Erinnerung: Vor einigen Jahren hat eine gewisse Chemikerin T. Lebedewa beschlossen, daß die Krebszellen nicht bösartige Zellen des menschlichen Organismus, sondern einzellige Parasiten – Trichomonaden – sind. Das ist so ungefähr dasselbe, als würde man behaupten, daß die einfache Fliege sich in eine Wespe oder Bremse verwandeln kann. In der Natur gibt es so etwas nicht, und im Falle der Fliege wäre ein solches Märchen nicht durchgekommen.

Was die Zellen betrifft, wenige von den Lesern haben je in ein Mikroskop gesehen und wissen, wie stark die Zelle einer Leber sich von den Zellen des Blutes oder der Lunge unterscheidet, und erst recht von einem einzelligen Organismus – der Trichomonade.

Übrigens, die mirkoparasitäre Theorie der Krebsentstehung gab es bereits in unserer Geschichte – zu Zeiten von Lyssenko, als befohlen wurde, zu glauben, daß Roggen sich in Hafer verwandeln kann und die Tanne in eine Fichte. Als dann die Biologie wieder eine Wissenschaft wurde, verschwand diese Theorie aufgrund völliger Unbeweisbarkeit. T. Lebedewa hat auch keine wissenschaftlichen Beweise und kann keine haben, dafür hat sie jede Menge Zeitungsveröffentlichungen, die die neue „Entdeckung“ direkt in die Massen streuen.

## *Ungelöstes Problem*

In unserer Gesellschaft hält sich standhaft die Meinung, Krebs sei unheilbar. Dies geschieht zum großen Teil deshalb, weil es bei uns nicht üblich ist, dem Patienten diese Diagnose mitzuteilen.

Infolgedessen glaubt er, wenn er gesund wird, daß er ein Geschwür oder einen entzündlichen Prozeß überstanden hat; wenn er stirbt, erfahren alle die Ursache.

So gewinnt man den Eindruck, daß man Krebs bei uns angeblich nicht heilen würde. In Wirklichkeit aber gibt es bei den meisten im Frühstadium entdeckten Tumoren dank moderner Behandlungsmethoden eine hohe Heilungsrate.

Soll man dem Patienten die Diagnose mitteilen oder nicht? Hierzulande ist es üblich anzunehmen, daß es besser sei, die Psyche des Patienten nicht damit zu belasten, doch genau aus diesem Grund ist Krebs bei uns zu einer fatalen Krankheit geworden. Außerdem macht es die Gründung einer Gesellschaft für geheilte Krebspatienten unmöglich.

## *Ignorante „Erneuerer"*

Die Rede ist nicht von den zahlreichen Betrügern, die die unglücklichen Patienten bewußt belügen und um ihr Geld bringen, sondern von Menschen, die in ihrem Irrtum verharren. Ich habe einige von ihnen in meiner Zeit als Arzt erlebt und kann mir also Verallgemeinerungen erlauben.

In der Regel gelangen „einfache" Lösungen des Krebsproblems in Köpfe, die nicht mit Fachkenntnissen erschwert sind. Dies erleichtert den Flug der Phantasie und verhindert etwaige Zweifel. Beispielsweise durfte die Chemikerin Lebedewa zur Entwicklung ihrer „Trichomonadentheorie" die Wissenschaft über Vererbbarkeit – Genetik, die Wissenschaft über die Zellen – die Zytologie und natürlich die Parasitologie nicht kennen. Wichtig war auch, die Geschwulst nicht unter dem Mikroskop zu untersuchen, wo man sieht, daß Krebszellen in der Lunge – veränderte Lungenzellen sind, und Krebszellen der Leber aus veränderten Zellen der Leber bestehen usw. Wenn man das alles nicht weiß, dann ist es tatsächlich nicht schwer sich einzubilden, daß Krebszellen Trichomonaden ohne Schwanz sind.

„Erneuerer" sind nie kleinlich, ihre Ideen sind global: Sieben auf einen Streich! Bei T. Lebedewa bestehen die für Infarkt und Schlaganfall verantwortlichen Plaques und Thromben in den Blutgefäßen ebenfalls aus Trichomonaden, in den selben entwickelt sich auch der AIDS-Erreger usw. Eine solche Globalität hat auch ihr Positives: der Autor führt seine Idee selbst ad absurdum.

Die von einer hyper- und super-wertvollen Idee besessenen Schreibwütigen sind ein äußerst hartnäckiges Volk. So hat der Wissenschaftliche Rat des Onkologischen wissenschaftlichen Zentrums Tamara Lebedewa eine geschlagene Stunde erklärt, warum die der Natur widersprechenden Hypothesen unfruchtbar sind, doch vergeblich... Nachdem sie keine Anerkennung in den wissenschaftlichen Kreisen fand, geht die Schreibwütige auf einem Umweg um die Wissenschaft herum, das heißt, sie sucht Unterstützung bei denen, die die Ergebnisse ihrer Sucherei nicht kritisch beurteilen können.

Am häufigsten belagern Schreibwütige die Büros von Machtinhabern, denn diese können befehlen. Früher konnte die Macht Wissenschaftlern befehlen, eine verlogene Idee anzuerkennen, heute kann sie sie finanzieren. Immer wenn eine hochgestellte Person die Belagerung nicht aushält oder sich denkt: „Wer weiß?", gibt sie ihr „OK" zu Forschungen, deren Idee nicht nur heute, sondern schon zwei Jahrhunderte vorher keiner wissenschaftlichen Kritik hätte standhalten können. Auf irgendeinem Wege bekam auch T. Lebedewa die notwendige Unterschrift unter den Brief, in dem der Leiter des Moskauer Investitionsfonds empfiehlt, für ihr Projekt ganze 50 000 Dollar zu bewilligen.

Besondere Beachtung der Schreibwütigen verdienen Presse, Rundfunk und Fernsehen, die ihnen ermöglichen über den Kopf der Wissenschaft zu springen.

Ist denn die wissenschaftliche „Pustyschka" harmlos? Oder sollten wir den Menschen das kindliche Vergnügen lassen? Sicher, wenn es um fliegende Untertassen, sechsfingerige Aliens oder den Schneemenschen geht, soll jeder seine Theorie entwickeln. Aber für die Krebskranken, die an die wunderwirkende Kraft der „Pustyschka“ glauben, kann das den Verlust wertvoller Zeit bedeuten, was in der Onkologie häufig dem Verlust des Lebens gleichzusetzen ist.

*Soweit der erste Artikel.*

## Krebs – das ist gar nicht einfach!

Das Leben von Erfindern und Entdeckern ist nicht einfach. Doch auch sie erhalten manchmal Geschenke des Schicksals. Natürlich keine materiellen – diese werden von ihnen auch kaum geschätzt. Für mich war das Treffen mit der berühmten Moderatorin der Fernsehsendung „Guten Abend, Moskau!“ ein solches Geschenk. Es entwickelte sich fast wie ein moderner Krimi.

Anelia Merkulowa nahm während eines dienstlichen Fluges die Zeitung „Trud“ in die Hand. „Mal sehen, was so geschrieben wird“, sagte sie sich und begann zu lesen. Ihre Aufmerksamkeit wurde von meinem Artikel gefesselt: „Eine süße Beere kann stärker als eine bittere Pille sein“, aus dem sie von der Entdeckung des biologischen Krebserregers in Rußland erfuhr und die Empfehlungen zur Prophylaxe dieser grausamen Krankheit kennenlernte.

Da sie mit vielen Menschen verkehrt und weiß, wie stark das Thema Krebs die Fernsehzuschauer berührt, beschloß Anelia Merkulowa sofort, eine ihrer Sendungen diesem Thema zu widmen. Nun ist Merkulowa keine begeisterte Debütantin, sondern eine erfahrene und hochqualifizierte Journalistin, die sich ihrer Verantwortung für das Geschehen in ihren Sendungen durchaus bewußt ist. Sie beauftragte ihre rechte Hand, L. Romanenko, Verbindung mit mir aufzunehmen und unterzog mich einem umfangreichen „Einweihungsritual“. Zunächst hielt ich einen Vortrag über die von mir durchgeführten Forschungen vor der Belegschaft ihrer Abteilung. Dann haben wir nach Feierabend gemeinsam das Forschungsinstitut aufgesucht, in dem ich innerhalb einiger Monate praktisch heimlich, um nicht den Mißgönnern aufzufallen, die meine Experimente verbieten könnten, meine Untersuchungen durchführte. Der Regisseur und der Kameramann beherrschten ihr Werk meisterhaft, sie drehten schnell und ohne in ihrem Film die Institution preiszugeben, die mir in ihrem wissenschaftlichen Labor die Forschungen ermöglichte. Erst danach wurde ich mit der Moderatorin bekannt gemacht. Es gab ein weiteres Gespräch mit Demonstration der Unterlagen, die die Echtheit meiner Aussagen und Entdeckungen bestätigten.

Anelia Merkulowa war sich der Ernsthaftigkeit und Kompliziertheit der zu eruierenden Frage bewußt und lud meine Befürworter und Opponenten zu ihrer Sendung ein. Unter den ersteren war der bekannte Wissenschaftsjournalist Michail Dmitruk, der einige Artikel über meine Forschungen veröffentlichte, auf Seiten der Opponenten waren der kommissarische Direktor des Instituts für Virologie und Karzinogenese des WONZ (Russisches wissenschaftliches Zentrum für Onkologie), Dr. med. G. Belizkij, und der Leiter der Verwaltung für wissenschaftliche Forschungen des Minsdrawmedprom (Ministerium für Gesundheit und medizinische Industrie), Professor O. Nifantjew. Doch eine wissenschaftliche Diskussion hat es nicht gegeben allein schon deshalb, weil die Opponenten keine Kenntnis vom Gegenstand des Gesprächs hatten – der Trichomonade als Krebserreger. Einer von ihnen war von Hause aus Virologe, der andere Chirurg. In der Sendung gestand der Virologe, daß er im zweiten Studienjahr seiner Hochschulausbildung etwas über die Trichomonade gehört habe. Möglicherweise versuchte Belizkij deshalb die Debatte auf Anekdoten zu bringen, die Merkulowa glänzend abwehrte.

Die Fernsehzuschauer blieben dieser Sendung gegenüber nicht gleichgültig, es gab viele positive Anrufe an meine Adresse und nur einen – beleidigenden – an die Adresse von Belizkij. Wohl um diese Ungerechtigkeit zu kompensieren beleidigte Gennadij Belizkij mich zwei Monate später in der Sonntagsausgabe des „Moskowskij

Komsomolez" indem er mich eine „ignorante Erneuererin" nannte und meine Entdeckung „Pustyschka" (Schnuller).

Es wäre interessant zu erfahren, ob er diesen Artikel selber geschrieben hat, oder griff ein Journalist für ihn zur Feder? Die Frage ist nicht müßig. Vor drei Jahren habe ich mich auf Anraten eines mir Wohlgesonnenen an diese Zeitung gewandt. Lange erzählte ich den Journalisten alles, was ich auf steinigem Wege der Forschungen erreichten konnte, um so mehr als die Mutter des einen an Krebs litt. Nachdem ich aber den Inhalt des so entstandenen Artikels gelesen hatte, lehnte ich seine Veröffentlichung kategorisch ab. Ich erinnere mich noch, wie ich dachte: „Wenn mich Akademiker Trapesnikow jetzt schon wegen meiner Entdeckung haßt, dann wird er mich nach einer solchen Veröffentlichung einfach verachten." Die Richtigkeit meiner Entscheidung wurde noch bestätigt, als ich erfuhr, daß die Redaktion aus dem für viele Leser schmerzhaften Thema eine ganze Zeitungsshow geplant hatte unter der Bezeichnung „Krebs im Zeichen des Zodiak", wo dem von mir abgelehnten Artikel ein Platz zwischen den nächsten beiden Sternzeichen zugewiesen werden sollte – den Zwillingen und dem Löwen. Was soll man sagen, eine originelle redaktionelle Idee, aber wieviel Zynismus birgt sie in sich!

Wenn man das Zitat aus der Krylow-Fabel berücksichtigt, könnte dieser Artikel am ehesten von dem Liebhaber von Anekdoten und Geschichten Belizkij stammen. In seinem Artikel „Pustyschka" ist alles dabei: ein Schnuller um schreienden Babies den Mund zu stopfen, Aktien, Fliegen und Dollar, ignorante Schreibwütige und Pulverchen gegen Krebs – aber kein Wort darüber, ob die Onkologen Licht am Ende des Krebstunnels sehen.

Herr Belizkij erinnert an Zeiten, als befohlen wurde zu glauben, daß Roggen sich in Hafer verwandeln kann und die Tanne in eine Fichte. Diese Zeiten sind vorbei. Welche Gewalt zwingt dann G. Belizkij zu behaupten, daß menschliche Zellen sich in Tumorzellen verwandeln können? Jeder sich respektierende Wissenschaftler bestätigt seine Behauptungen mit Experimenten. Ist es Gennadij Belizkij – oder seinen Kollegen – gelungen, in ihren Laboratorien normale Zellen in Tumorzellen zu verwandeln? Nein! Und es wird auch nie gelingen. Denn die Natur hat 800 Millionen Jahre gebraucht, um aus einzelligen Geißeltierchen den Menschen, den Träger normaler Zellen, zu schaffen. Das war progressive Entwicklung. Ein Regreß, eine Rückentwicklung ist in der Natur nicht möglich, behaupten die Biologen. Doch genau diesen wollen die Onkologen in ihren Labors erreichen, während sie viel Zeit... und nicht nur Zeit investieren.

Und wieviel Verachtung spürt man im Artikel des gelehrten Mannes „einer gewissen Chemikerin T. Lebedewa" gegenüber, die sich „am liebsten mit fremdem Handwerk" beschäftigt und der „der Wissenschaftliche Rat des Onkologischen wissenschaftlichen Zentrums eine geschlagene Stunde erklärte, warum ihre Hypothesen unfruchtbar sind". Doch dies ist eine kleinliche Lüge, die, wenn sie hunderttausend Lesern geboten wird, zu einer großen Lüge wird. Wahr ist, daß ich tatsächlich am 16.12.1991 vor dem Wissenschaftlichen Rat des WONZ vortragen durfte. Für meinen Vortrag wurden nur 15 Minuten eingeplant, danach habe ich aber eine „geschlagene Stunde" auf Fragen aus dem überfüllten Konferenzsaal geantwortet. Bei dieser Gelegenheit habe ich in Beantwortung der Angriffe mancher Mediziner erklärt, worin der Unterschied zwischen einem Chemiker und einem Arzt besteht: „Ein Mediziner, der ein Schienbein sieht, wird immer wieder behaupten, daß dies ein Schienbein und kein Stirnbein sei, und ein Chemiker ... wird viele Gemeinsamkeiten zwischen dem Schienbein und dem Stirnbein sehen." Die Fähigkeit, die Tiefe eines Problems zu sehen, hindert mich daran, das „Handwerk" von Belizkij zu betreiben – ich betreibe meine eigene Sache, die Sache der Rettung meines eigenen Lebens vor Krebs, der fast alle meine Verwandten hinwegtrug. Wenn dies auch noch anderen hilft, werde ich nur froh sein.

Was die „ganzen 50 000 Dollar!" betrifft, die mir angeblich vom Moskauer Investitionsfonds (MIF) für mein Projekt bewilligt werden sollten, so ist dies schon keine kleine Lüge mehr, sondern ein ernsthafter Hinweis für Erpresser jeglicher Art. Gott sei Dank hat niemand darauf angebissen und Geld von mir verlangt – um so mehr, als ich es nie bekommen habe. Ich selbst habe zwei Voucher (Anteilscheine) erworben und bin Aktionärin dieses Fonds. Die Geschichte dieses Briefes ist folgende: Vor drei Jahren wurde von mir ein kleines Kollektiv zur Schaffung einer Anlage gegründet, die Tumoren ohne Traumatisierung des Patienten zerstören sollte. Wir brauchten Mittel für dieses Projekt. Es gab damals viel Lärm um die Gründung von Voucher-Fonds. Man vermutete, daß einige von ihnen einen gemeinsamen Sponsorenfonds würden gründen können zur Unterstützung von verschiedenen Vorhaben, darunter auch für Entdeckungen. So kam die Idee über die Möglichkeit einer finanziellen Unterstützung also von einem MIF-Mitarbeiter. Gleichzeitig wurde ich der Abteilung Wissenschaft des Russischen Unternehmerverbandes vorgestellt, die zwar kein Geld hatte, bei der aber ein Schreiben mit der Unterschrift des Präsidenten A. Wolskij vorbereitet worden war. Ich gebe zu, daß ich erstaunt war über den Scharfblick des Herrn Wolskij und seiner Mitarbeiter, der den Onkologen gänzlich fehlte. Leider hat diese Geschichte ein trauriges Ende: Der Mechaniker mit „goldenem Händchen", der die Anlage montieren sollte, starb an Herzinfarkt, und unser Theoretiker wird nächstes Jahr 80. Ob er es noch erlebt, daß genügend Geld zusammen kommt, um die Ideen der so dringend gebrauchten Anlage in die Praxis umzusetzen?

Im Hinblick auf die „ignoranten Neuerungen von Lebedewa", die „nicht mit speziellen Fachkenntnissen erschwert" ist, für die es „wichtig war, nicht zu wissen, zu erforschen, zu sehen...", stimmt die Hypothese von Belizkij genauso wenig wie auch die Theorie von Zellmutationen, der er huldigt. Die „speziellen Fachkenntnisse" von Gennadij Belizkij haben ihn daran gehindert, in den Tumorzellen unbegeißelte Trichomonaden zu sehen und also eine Entdeckung von Weltmaßstab zu machen. Ich aber, die ich nicht unter dem Druck fremder Theorien und Ideen stand, konnte auf dem Wege von Vermutungen und Überlegungen den Krebserreger entdecken und meine Konzeption über die Entstehung onkologischer Krankheiten entwickeln. Und erst zu dem Zwecke, es anderen – darunter Onkologen und solche Menschen wie die Akademiker N. Trapesnikow und A. Lichtenstein sowie G. Belizkij – beweisen zu können, studierte ich Genetik und Zytologie, bereitete Präparate normaler Zellen von Organen verschiedener Tiere, Tumorzellen sowie Trichomonaden vor und führte Vergleiche unter dem Licht- und elektronischen Mikroskop durch.

Der Weg von G. Belizkij in die Wissenschaft verlief auf eingefahrenen Gleisen: Hochschule – Aspirantur – Doktorarbeit – eigenes Laboratorium, und das alles unter der teilnahmsvollen Führung erfahrener Wissenschaftler, für deren Ideen und ihre Realisierung er den größten Teil seines Lebens tätig war. Nie wird er eine „gewisse Lebedewa“ verstehen, die im Selbststudium Hunderte von Artikeln und Büchern über Parasitologie, Onkologie, Kardiologie und Aids studierte, Sponsoren und Laboratorien für wissenschaftliche Untersuchungen fand, Untersuchungsmethoden entwickelte, Zellkulturen von Tumorzellen sowie Trichomonaden züchtete, Präparate herstellte und sie unter dem Mikroskop erforschte, Berichte schrieb, Anträge auf Erfindung formulierte, Zeitungsartikel verfaßte. Man wirft mir vor, daß meine Berichte nicht in Fachzeitschriften erscheinen, doch um in diesen publiziert zu werden, braucht man eine Empfehlung solcher Wissenschaftler wie Belizkij. Deshalb ist mir der Weg zu diesen noch verwehrt. Dafür gibt es aber in Moskau viele talentierte Regisseure und bekannte Fernseh- und Rundfunkmoderatoren, die den Wert der in Rußland gemachten grandiosen Entdeckung richtig einschätzen und dem Volk darüber berichten. Unter ihnen sind: M. Dmitruk, W. Below, B. Ukrainzew, W. Demin, W. Beloserow, A. Merkulowa und viele andere.

Nur ein undankbarer Mensch wird den Fernsehsender, der ihn zu einer Begegnung mit den Fernsehzuschauern eingeladen hat, schmähen. Merkulowa bot G. Belizkij in ihrer Sendung „Guten Abend, Moskau“ die Möglichkeit, sie als Sprachrohr der Ideen des wichtigsten Onkologischen Zentrums des Landes zu nutzen. Doch diese Zeit wurde von ihm für Anekdoten verschwendet. Schade. Ein solches Geschenk des Schicksals wird sich vielleicht nicht wiederholen.

## Wer ist hier unaufrichtig?

Michail Dmitruk

Abend des 20. Juli 1995. Die einstündige Sendezeit ist beendet und die Teilnehmer der Fernsehsendung „Guten Abend, Moskau" verlassen das Studio. Drei von ihnen zünden sich eine Zigarette an, zum großen Erstaunen der übrigen beiden. Wie soll man das verstehen, verehrte Herren Gelehrte? Sie zum Beispiel, geehrter Herr Dr. Belizkij aus dem Onkologischen wissenschaftlichen Zentrum, haben gerade behauptet: Die furchtgebietende Krankheit ist eine Art Strafe für schlechte Gewohnheiten, Raucher erkranken 20 mal häufiger an Lungenkrebs als Nichtraucher. Oder Sie, Herr Leiter der Verwaltung wissenschaftlicher Forschungen des Minsdrawmedprom Nifantjew, stimmten dem Doktor der medizinischen Wissenschaften zu und dementierten andere Konzeptionen der Krebsentstehung... Und nun, noch nicht richtig abgekühlt nach der Diskussion, demonstrieren Sie diese schädliche Gewohnheit. Vielleicht haben Sie ein Gegengift gefunden, wollen es aber nicht mit anderen Rauchern teilen? Oder glauben Sie in Wirklichkeit nicht an die Schädlichkeit des Rauchens?

### *Vorsicht vor Rauchern!*

Ich würde nicht von der Unaufrichtigkeit der gelehrten Herren sprechen, wenn diese nicht zuerst eine gelehrte Dame dieser Sünde beschuldigt hätten – die Heldin der Fernsehsendung, Tamara Lebedewa.

„Seien Sie nicht unaufrichtig, Tamara Jakowlewna“, sagte der Leiter der Verwaltung wissenschaftlicher Forschungen, O. Nifantjew. „Unser Ministerium sandte Sie an das Onkologische Institut St. Petersburg, doch Sie sind aus irgendeinem Grund verschwunden, ohne die Arbeit zu beenden.“

Laut Aussage von Lebedewa – und diese Aussage wird durch ihren Bericht über Experimente, durchgeführt am genannten Institut, bestätigt – verdreht Nifantjew die Tatsachen: Niemand sandte Lebedewa in das Institut, sie führte ihre Untersuchungen dort auf eigene Initiative durch. Zunächst besuchte Lebedewa alle Labore mit dem Vorschlag, Untersuchungen zur Überprüfung der parasitären Natur der Krebskrankheit durchzuführen. Alle lehnten ab. Nur Dr. med. Filow, dessen Ehefrau in jungen Jahren an Krebs starb, gab ihr diese Möglichkeit und stellte ihr zwei Laborassistenten zur Verfügung. Das Vivarium mit Mäusen aber gehörte zu einem anderen Labor, in das Lebedewa keinen Zugang hatte unter der Drohung, die zuständigen Mitarbeiter zu entlassen. Hier stieß Lebedewa zum ersten Mal auf offensichtlichen Widerstand und den Widerwillen, die Wahrheit zutage zu fördern: Gleich in den ersten Tagen tauschte jemand die Mäuse aus – anstatt zehn Mäuse waren es plötzlich acht, neun und elf, und beim Übertragen von Aszitestumoren auf Mäuse hat man – ungeachtet ihres Widerspruchs – nur tödliche Dosen von Tumorzellen verabreicht, weshalb es unmöglich war in vollem Maße die Heilwirkung von Trichopol in den verschiedenen Krankheitsstadien zu prüfen. Lebedewa hinterließ ein Exemplar des nur von den beiden Laborassistenten unterzeichneten Berichts beim Abteilungsleiter Filow und verließ das Institut, um ihre Untersuchungen in anderen Forschungsinstituten von St. Petersburg fortzusetzen.

Wenn die Experimente auch inoffiziell, ohne eine Anweisung des Gesundheitsministeriums erfolgten, so haben sie doch die parasitäre Natur von Krebs, Infarkt und Aids bewiesen. Erst danach wandte sich Lebedewa an das Gesundheitsministerium mit der Bitte um ein

Gutachten für ihre Entdeckungen. Der stellvertretende Leiter der Verwaltung wissenschaftlicher Forschungen, N. Samko, bereitete einen Brief an die Leitung des Onkologischen Instituts von St. Petersburg vor mit der Bitte um Erstellung eines spekulativen Gutachtens der Arbeiten von Lebedewa ... auf ihre eigenen Kosten. Sie konnte sich allerdings – nach den Erfahrungen im Labor dieses Instituts – gut vorstellen, wie das Gutachten ausfallen würde. Außerdem konnte sie es kaum bezahlen – sie bekommt kein Gehalt. Deshalb nutzte sie die Fernsehsendung, um vor Millionen Zuschauern die Bitte zu äußern, ihr die Arbeit in einem Labor zu ermöglichen, damit sie ihre „Untergrundforschungen" offiziell beenden könne.

Nifantjew lehnte die Bitte von Lebedewa kategorisch ab. Die Fernsehzuschauer sahen mit eigenen Augen: Sie will arbeiten, er aber lehnt ab. Als sie aber auf Klagen über mangelnde Finanzierung erwiderte, daß ihre Forschungen durch die „Guta-Bank" gesponsort würden, war seine Antwort erneut ablehnend. Wer also ist hier unaufrichtig, verehrter Herr Nifantjew?

Nicht weniger paradox waren die Ausführungen des Leiters des Labors für Screening-Methoden des Forschungsinstituts für Karzinogenese des ONZ, Gennadij Belizkij. Der Doktor medizinischer Wissenschaften versuchte Lebedewa der Inkompetenz zu überführen: Sie würde der modernen Wissenschaft hinterherhinken, im 19. Jahrhundert hätten wir die Erreger von Pocken, Pest usw. entdeckt und Tausende von Krankheiten, für die man keinen Erreger gefunden habe, würden für nicht ansteckende Krankheiten gehalten. Alle Onkologen der Welt hätten die Trichomonade in den Krebszellen nicht gesehen, und irgendeine Chemikerin aus Sibirien soll es geschafft haben? Will sie behaupten, nur sie würde mit der Zeit gehen?

Der Professor hielt ihren Anspruch auf Entdeckung des Krebserregers für unseriös. Tamara Lebedewa setzte dem entgegen, daß gerade die enge, einseitige Spezialisierung die „Leuchten" der Onkologie daran hindere, Parasiten in der Krebsgeschwulst zu entdecken. Der gelehrte Herr gab zu, im zweiten Studienjahr kurz Bekanntschaft mit den Trichomonaden gemacht zu haben und erklärte selbstsicher: Im Elektronenmikroskop werden keine Geißeln und andere Organellen von Trichomonaden gesehen. Aber Krebstumoren bestehen aus Trichomonaden im unbegeißelten – zystenförmigen – Stadium, in dem nur Parasitologen die Einzeller von menschlichen Zellen unterscheiden können.

## *Forscher im Untergrund*

Große Kenntnisse sowohl in der Onkologie als auch in der Parasitologie besaß Professor M. Newjadomskij, der vor einem halben Jahrhundert die parasitäre Krebskonzeption vorschlug. Er erklärte, daß das Verhalten von Krebszellen dem Verhalten einzelliger Parasiten und die Krebssymptome den Symptomen parasitärer Krankheiten glichen. Der Professor konnte nicht feststellen, welcher Parasit Krebs auslöst; auch seinen Schülern gelang es nicht: Die Newjadomskij-Schule wurde in den 60er Jahren zerschlagen. Die Entdeckung des Krebserregers wurde bei Vorgängern von Lebedewa verhindert, und auch in ihrem Fall versucht man es. Warum eigentlich?

Manche glauben, es gäbe eine medizinische Mafia, die die Wissenschaft im Interesse des Clans verfälscht, daß diese Mafiosi mit Skalpell in der Hand die Ursachen vieler furchterregender Krankheiten kennen und gelernt haben, sie zu beseitigen, dies aber vor dem Volk geheimhalten und ihre Kenntnisse benutzen, um die Elite zu heilen, das gemeine Volk aber zu vernichten... Diese finstere Variante wird durch Tatsachen widerlegt: Viele Präsidenten und Milliardäre erkranken an Krebs und sterben daran, darunter der französische Präsident Mitterand und die Witwe des US-Präsidenten John F. Kennedy. Auch viele hochgestellte Onkologen ereilt dieses Schicksal. Das bekannteste Opfer der Krebskrankheit unter letzteren ist der Begründer des Onkologischen wissenschaftlichen Zentrums Akademiker der AMN N. Blochin.

Sind diese Beispiele nicht ein Zeugnis für die Machtlosigkeit der Wissenschaft? Woher kommt aber die Überheblichkeit ihrer noch lebenden Vertreter? Mit den stolzen Wissenschaftlern, die nicht in der Lage sind den Krebs zu besiegen, werden auch wir, einfache Sterbliche, gezwungen den Krebstod hinzunehmen.

Um die Streitigkeiten zu beenden schlug ich Herrn Belizkij vor, die Konzeption von Lebedewa in seinem Labor zu überprüfen – wenn schon die Banken Geld dafür zur Verfügung stellen. Irrt Tamara Lebedewa – dann wird sie sich selbst entlarven.

„O nein“ sagte Gennadij Belizkij heftig. „Wenn Sie einem Architekten vorschlagen, ein Haus auf einem Bein zu bauen, wird er dieses Projekt nie gutheißen. So ist auch ein Onkologe nicht gewillt an Forschungen teilzunehmen, die von vornherein zum Scheitern verurteilt sind.“

Aber warum denn, Herr Professor? In der Wissenschaft ist doch auch ein negatives Ergebnis wertvoll. Falsche Konzeptionen können nur anhand von Experimenten widerlegt werden. Sie aber versuchen es rein verbal.

## *Karzinogene der Seele*

Ich habe den Eindruck gewonnen, daß der Leiter des wissenschaftlichen Labors und der Leiter der Ministeriumsverwaltung aufrichtig an die Richtigkeit ihrer Annahmen glauben. Daß sie überzeugt sind, daß menschliche Zellen unter der Einwirkung von Karzinogenen und Viren zu Krebszellen mutieren. Daß dies die wichtigsten Ursachen für Krebs sind, alles andere ist zweitrangig.

Das bedeutet, diese Wissenschaftler rauchen, obwohl sie sicher wissen, daß Rauchen die wichtigste Ursache für Lungenkrebs ist?

Ich unterhielt mich mit ihnen hinter den Kulissen des Fernsehsenders, da mich als Journalisten viele Fragen bewegten – es sind geistreiche, lebensfrohe Menschen, die weit davon entfernt sind, das Verweilen auf dieser Welt beenden zu wollen. Sie sind aber nicht in der Lage eine Gewohnheit aufzugeben, deren schädliche Wirkung ihnen am besten bekannt ist – schädigend nicht nur für sie selbst, sondern auch für passive Mitraucher. Zuhause blasen sie den Rauch ihrer Familie und den Gästen entgegen, am Arbeitsplatz ihren Mitarbeitern und Besuchern.

Es verblüffte mich immer, mit welcher Ruhe hartnäckige Raucher sich und andere vergiften. Ich glaube, bei diesen Menschen ist eine gewisse Entartung der Seele eingetreten, ähnlich der Entartung menschlicher Zellen in Tumorzellen, und so wurde das Natürliche für sie unnatürlich: sich und anderen zu schaden, und dabei Vergnügen zu empfinden. Ihr Bewußtsein ist dem von Besuchern aus anderen Welten ähnlich oder dem aus der Hölle Entronnener, wo die Atmosphäre aus Rauch besteht. Er ist für sie eine vertraute Umwelt. Bewußt oder unbewußt versetzen sie auch unsere Atmosphäre in diesen Zustand.

Meine Meinung klingt für andere Nichtraucher nicht fremdartig. Kürzlich haben amerikanische Wissenschaftler und Gesetzgeber Nikotin als Suchtmittel anerkannt.

Es stellt sich die Frage: Haben solche Menschen das Recht, an der Spitze der Krebsforschung zu stehen? Wir Steuerzahler erhalten ihre Verwaltungen und Institute nicht für Theorien und Doktorarbeiten, sondern damit sie das Volk von der grausamen Krankheit befreien. Und wie sieht die Praxis aus? Die gelehrten Herren behaupten, daß Krebs durch Rauchen erzeugt wird, frönen aber selbst mit Vergnügen diesem Laster. Sogar wenn ihre Theorie stimmt, können die Menschen das denn glauben? Sie werden entweder denken, daß die Wissenschaftler sie belügen oder daß es dem Menschen nicht möglich ist, diese unheilvolle Gewohnheit abzulegen.

Alle Weltreligionen behaupten: Der Mensch kann durch persönliches Beispiel erzogen werden. Wenn aber die Taten den Worten widersprechen, ist dies keine Erziehung mehr, sondern Demoralisierung. Aus Sicht der Religion dürften Onkologen nicht rauchen. Ein solches Beispiel wirkt auf die Seelen der Patienten karzinogen-ähnlich, es ruft eine Entartung hervor. Die Ärzte infizieren Patienten mit fahrlässigem Verhalten sich und anderen gegenüber.

Tamara Lebedewa aber ist überzeugt: Rauchen ist nicht die wichtigste Ursache für Lungenkrebs. Nikotin und andere Karzinogene sind nur deshalb gefährlich, weil sie die Trichomonaden reizen, sie aggressiv machen und zu stürmischer Vermehrung und Bildung von Kolonien bzw. Krebstumoren zwingen. Tamara Lebedewa selbst ist Nichtraucherin, sie betreibt die wissenschaftlichen Forschungen nicht für sich, sondern um andere Menschen zu retten. Ihre Verwandten starben an Krebs, der sich mit jeder Generation verjüngte – dieses Schicksal kann auch ihren einzigen Sohn ereilen. Um seinetwillen und aller anderen, denen der vorzeitige Tod droht machte sie sich auf die Suche, die ihr persönlich nur Unannehmlichkeiten brachte.

Die aufrichtigste Kämpferin an der wissenschaftlichen Front erhält weder Geld noch Ehre. Sie erntet Spott und Drohungen ihrer Gegner, setzt aber ihre Arbeit im Untergrund fort. Und wenn sie erfährt, daß irgendeine Gewohnheit oder ein Nahrungsmittel die Gefahr der Krebserkrankung auch nur geringfügig erhöht, läßt sie die Finger davon, um mit persönlichem Beispiel ihren Sohn, ihre Mitstreiter und alle, denen ihr Leben lieb und teuer ist, zu überzeugen. Allerdings hindert es sie nicht daran, alles was sie zur Krebsprophylaxe und -behandlung empfiehlt, an sich selbst zu testen.

Was aber die aus ihrer Sicht wichtigste Ursache für Krebs betrifft, so geht Tamara Lebedewa im Kampf gegen sie bis ins Extreme. In der Redaktion wird sie keinen Schluck Tee trinken, ohne eigenhändig die Tasse mit kochendem Wasser auszuspülen. Sie nimmt kein Brot, das von anderen Händen berührt wurde.

Wir können die herrschaftliche Reinlichkeit der bettelarmen Forscherin belächeln, doch mit der Aufrichtigkeit und Konsequenz im Kampf gegen die Krankheiten des Jahrhunderts besticht sie die

Anwesenden. Wissenschaftler, die mit ihr arbeiten, werden von ihrer Überzeugung durchdrungen und beginnen, Tumorzellen zu meiden, die sie früher für harmlos hielten, denn sie waren überzeugt, daß diese aus normalen Zellen transformiert werden.

Ich weiß nicht, wessen Theorie wahr ist – die von Lebedewa und ihren Mitstreitern oder die ihrer Opponenten. In der Praxis indes haben erstere sicherlich Recht: Sie helfen anderen Menschen durch ihr persönliches Beispiel, indem sie schädliche Gewohnheiten aufgeben. Die Enthusiasten haben auch nach der offiziellen Theorie Recht, die diese Gewohnheiten für die wichtigsten Risikofaktoren hält. Das Verhalten der Befürworter der alternativen Theorie ist um so überzeugender, als sie dem unheilstiftenden Vergnügen entsagen, obwohl sie es für einen zweitrangigen Risikofaktor halten.

## *Krankheit des Jahrhunderts – Strafe der Götter?*

Die Wissenschaft kennt die Wahrheit nicht in letzter Instanz, deshalb wird die momentane „offizielle Lehrmeinung" immer wieder von der Wissenschaft selbst widerlegt. Früher nannten Wissenschaftler die Atomenergie eine „rettende", und nun wissen sie nicht, wie sie sich von der „Rettung" retten sollen: Es gibt keine Methode, radioaktive Abfälle unschädlich zu machen. Früher galten die Theorien von Darwin und Einstein als absolut richtig, heute werden sie in gemeinsamer Anstrengung entthront. Davor glaubten Wissenschaftler, daß die Sonne sich um die Erde dreht und daß vom Himmel keine Steine fallen können...

Wenn aber die Wahrhaftigkeit der wissenschaftlichen Entdeckungen nicht garantiert werden kann, welchen Nutzen haben sie dann? Nun, sie haben natürlich einen Nutzen, wenn sie Wahrheiten höherer Ordnung bestätigen, die von den Religionen längst entdeckt wurden und die dem Wohl einzelner Menschen und ganzer Völker dienen.

Die wichtigste Ursache bedrohlicher Leiden kannten schon vor Tausenden von Jahren die Begründer der Weltreligionen. Sie alle hielten Unzucht und Ehebruch für eine Todsünde und verherrlichten die Keuschheit als höchste Tugend. Die Theorie von Tamara Lebedewa stimmt damit überein und bestätigt: Je mehr sexuelle Partner der Mensch hat, desto höher ist sein Risiko an Krebs, Herz-Kreislauf- und anderen Krankheiten zu erkranken. Außerdem werden die Trichomonaden aber auch im Mutterleib weitergegeben. Mit Hilfe dieser „Dämonen der Mikrowelt“ löschen die Götter dasjenige menschliche Geschlecht aus, in dem die Menschen sein Gebot übertreten: Du sollst nicht ehebrechen.

Die Entdeckung der parasitären Natur von Krebs und anderen Krankheiten verspricht aber nicht die sofortige und einfache Entledigung dieses Problems. Ist es schwierig, nur ein Gebot einzuhalten? Aber diese Konzeption bestätigt auch die Richtigkeit anderer religiöser Wahrheiten. Zum Beispiel empfehlen alle Weltreligionen den Menschen, in kritischen Lebenssituationen zu beten und zu fasten. Und Forschungen bestätigen: Während der Hungerzeit wird der menschliche Körper aktiviert und verschlingt seine „Haustiere“, darunter auch die Trichomonaden. Mit dem Gebet aber zieht der Mensch die höhere Macht auf sich – die Feuerenergie der höheren Welt, die ihn heil macht. Deshalb werden die Menschen in Kirchen auch nicht infiziert, wenn sie Ikonen oder Kreuze küssen oder aus einem Gefäß trinken. Ein Gläubiger wird nicht ständig die heiligen Gegenstände waschen und desinfizieren, sondern einfach ein Gebet sprechen und sich bekreuzigen. Und erreicht damit denselben Effekt wie ein reinlicher Wissenschaftler. Diese einfachen Regeln haben die Überprüfung der Jahrhunderte bestanden, aber wie schwierig ist es, ihnen in unserer heutigen gottlosen Zeit zu folgen.

In moralischer Hinsicht sehe ich keine Widersprüche zwischen der parasitären und der karzinogenen Krebstheorie. Beide beweisen sie, daß der Grund menschlichen Leidens menschliche Schwächen und Fehler sind. Deshalb hat der verehrte Professor Tamara Lebedewa und ihre Mitstreiter ganz unnötigerweise beschuldigt, die Menschen zu belügen, indem man ihnen einen leichten Sieg über die

Krebskrankheit verspricht. Nach dem Motto: Trink etwas Trichopol und die Erreger der Krankheit verschwinden. Na und? Wenn du wieder in sexuellen Kontakt trittst, sind sie wieder da. An die Arzneimittel aber gewöhnen sich die Trichomonaden und werden resistent gegen sie.

Und doch träumt Tamara Lebedewa von der Entwicklung neuer Arzneimittel und Vakzinen gegen Krebs, die endlich den vollen Sieg über die Krankheit gewährleisten werden. Aber... wer weiß ob das möglich ist. Und zwar aus folgenden Gründen.

Die Autorin und Moderatorin der Fernsehsendung Anelia Merkulowa sagte hinter den Kulissen ihre Meinung: Krebs und andere Krankheiten des Jahrhunderts wären eine Art Instrument für die Reinigung der Erde vor Sündern. Wenn man Gott dieses Instrument wegnähme, würden die Sünder unseren gesamten Planeten vernichten. Damit das nicht geschehen kann, wird er den Menschen eine noch grausamere Plage schicken. Welche? Denken Sie mal an die Verse aus der „Apokalypse"; dort wird prophezeit, daß am Ende der Zeiten die Sünder von pferdeähnlichen „Heuschrecken" gefressen werden. Mit diesen Versen begann Anelia Merkulowa ihre Sendung. Und nachdem sie die Sendung beendete... steckte sie sich eine Zigarette an. Kann es sein, daß auch sie sich für eine Selbstmörderin hält?

Nein, es ist etwas anderes. Sie ist skeptisch, was die Theorie über den Schaden von Nikotin und anderen chemischen Karzinogenen betrifft. Als Journalistin kennt sie eine Menge Fakten, die dieser Theorie widersprechen. Viele Raucher wurden über 90 Jahre alt, zum Beispiel Winston Churchill. Und die älteste Einwohnerin Frankreichs hörte vor kurzem mit dem Rauchen auf im Alter von ... 124 Jahren. Sie erklärte ihre Entscheidung nicht mit schlechter gesundheitlicher Verfassung, sondern mit dem Unwillen, vom Nikotin abhängig zu werden. Aus demselben Grund trinkt sie seit drei Jahren keinen Wein mehr... Andererseits sind uns keine langlebigen Prostituierten bekannt.

Merkulowa versteht, daß sie vom religiösen Standpunkt aus eine Sünde begeht und eine Strafe verdient. Doch sie ist bestrebt, ihre Schuld vor Gott durch fleißige Arbeit zum Wohle der Allgemeinheit zu sühnen: Ihre talentierten Sendungen helfen Millionen von Zuschauern auf der Suche nach Wahrheit. Leider kann das von manchen Teilnehmern der Sendung nicht gesagt werden: Sie sind unaufrichtig vor den Zuschauern im Interesse persönlichen Profits oder um für ihren Clan Vorteile herauszuschlagen, die ihnen ein Leben in Annehmlichkeiten ermöglichen.

## Die Rolle der Fliegen in der Onkologie

W. Lagowskij

Der russische Mediziner Gennadij Belizkij „entdeckte" die Ursache der Unheilbarkeit von Krebs: „In unserer Gesellschaft hält sich standhaft die Meinung, Krebs sei unheilbar. Dies geschieht zum großen Teil deshalb, weil es bei uns nicht üblich ist, dem Patienten diese Diagnose mitzuteilen." Diese sensationelle Neuigkeit wurde den Lesern der Zeitung „Moskowskij Komsomolez" (Nr. 177a vom 17.09.95) vom Leiter des WONZ-Labors Gennadij Belizkij präsentiert. Fachleute werden den besonderen wissenschaftlichen Wert seiner Entdeckung sicherlich verstehen, wenn sie noch einmal darüber nachdenken. Doch nicht nur deshalb publizieren wir dieses Zitat noch einmal.

Unsere Zeitung „Golos[12]" hat in einer Publikationsserie zu erklären versucht, daß das menschliche Geschlecht einen natürlichen biologischen Gegner hat – die Trichomonade. Und daß der Mensch durch diesen Parasiten viele unheilbare Krankheiten bekommt, darunter Krebs. Mehr noch, gerade eine Ansammlung von Trichomonaden stellt eine Krebsgeschwulst dar – Parasiten, die wie

[12] *Golos* - zu deutsch: Stimme

Ameisen eine Kolonie in einem menschlichen Organ bilden. Gerade diese, und nicht menschliche Zellen, bilden Tumoren.

Entdeckt wurden die aggressiven und heimtückischen Eigenschaften des Mikroorganismus, den die Mediziner für völlig harmlos halten, von Tamara Lebedewa. Und natürlich schlug sie Alarm. Da „seriöse Wissenschaftler" aufgrund ihrer Beschäftigung mit anderen Problemen dem keine Beachtung schenkten, wandte sie sich an die Presse. Das Fernsehen bekundete sein Interesse von sich aus. Die Moderatorin Anelia Merkulowa lud Lebedewa in ihre Sendung „Guten Abend, Moskau!" ein. Es gelang ihr, auch die Opponenten einzuladen – solche, die nicht an die parasitäre Natur der Krebskrankheit glauben. Gennadij Belizkij war einer der Ungläubigen und im Grunde der Verhinderer von – unserer Meinung nach – vielversprechenden Forschungen.

Vermutlich wird der Doktor der Wissenschaften sich selbst in der Sendung nicht gefallen haben. Schwacher Auftritt. Sonst hätte er das Fernsehen mit einigen dankbaren Worten erwähnt für die Möglichkeit, seine wissenschaftlichen Ansichten äußern zu dürfen, anstatt es später in der Zeitung mit folgenden philosophischen Überlegungen anzugreifen:

„Wenn ein hungriges Baby weint, gibt man ihm ein Fläschchen mit Milchnahrung oder einen Schnuller. Bei Erwachsenen wird dieses Verfahren auch gerne angewandt... Hast du kein Auskommen? Sei still, kauf dir ein paar Aktien und warte, bis du Millionär wirst! Fehlen Medikamente? Kein Problem, schau was für ein intelligenter Wunderheiler im Fernsehen auftritt, glaube an ihn und warte auf deine Heilung!

Es ist altbekannt, funktioniert aber immer noch ausgezeichnet, besonders jetzt, da Fernsehen und Rundfunk in einer Stunde die ganze Welt über das neue Wunder informieren können. Über ein solches wurde zum Beispiel in der Sendung 'Guten Abend, Moskau!' berichtet. Diese Sendung hat sich mit dem Thema 'Onkologie' befaßt: Was ist Krebs und woher kommt er?"

Na sicher, an allem ist das böse Fernsehen schuld und die von ihm präsentierten Erneuerer nach Art von Tamara Lebedewa, die in diesem Falle angeblich bei der Heilung der Patienten stören. Aber auch wir, laut bildhafter Aussage von Belizkij die „nicht besonders von der Wissenschaft berührten Journalisten", haben unser Fett abgekriegt. Das einfache Volk für dumm verkaufen, wie kann man nur...

Ich zitiere nicht umsonst die philosophischen Wortspielereien des Laborleiters. Denn sowohl in der Fernsehsendung als auch im Zeitungsartikel gab es außer der Philosophie nichts mehr. Weder Belizkij noch seine Kollegen erklärten, warum Krebs, der inzwischen in der ganzen Welt als ansteckende Krankheit anerkannt ist, keine parasitäre Natur haben kann. Und warum die Geschwulst keine Kolonie von Trichomonaden ist. Lebedewa zum Beispiel beweist ihre Konzeption anhand von Forschungsergebnissen und Mikroskopaufnahmen. Ihre Opponenten aber beantworten dies mit Anekdoten.

Lebedewa legt Berichte über Experimente vor, in denen die sogenannten Tumorzellen, in Wirklichkeit aber getarnte Trichomonaden, in einem Nährmedium sich in offensichtliche Parasiten verwandelten – mit Geißeln, Fühlern und sonstigen dazugehörigen Attributen.

Die Opponenten geben zu, sich schlecht mit Parasiten auszukennen. Aber sie erklären: Tumorzellen für Parasiten zu halten ist – ich zitiere – „so ungefähr dasselbe, als würde man behaupten, daß die einfache Fliege sich in eine Wespe oder Bremse verwandeln kann. In der Natur gibt es so etwas nicht, und im Falle der Fliege wäre ein solches Märchen nicht durchgekommen."

Bedauere, aber gerade in der Onkologie kommt dieses Märchen durch. Und zwar ein wesentlich irreführenderes. Angeblich war da eine menschliche Zelle, aus unserem eigenen Körper, und plötzlich wurde sie zu einer fremdartigen – zur Krebszelle. Um die Analogie von Belizkij zu verwenden: dieselbe Fliege nahm die Gestalt eines Krokodils an.

„In der Regel gelangen 'einfache' Lösungen des Krebsproblems in Köpfe, die nicht mit Fachkenntnissen erschwert sind. Dies erleichtert den Flug der Phantasie und verhindert etwaige Zweifel. Beispielsweise durfte die Chemikerin Lebedewa zur Entwicklung ihrer 'Trichomonadentheorie' die Wissenschaft über Vererbbarkeit – Genetik, die Wissenschaft über die Zellen – die Zytologie und natürlich die Parasitologie nicht kennen. Wichtig war auch, die Geschwulst nicht unter dem Mikroskop zu untersuchen."

In der Fernsehsendung hat Belizkij dies nicht gesagt – er veröffentlichte es in der Zeitung. Damit nahm er der „Chemikerin" die Möglichkeit, die Beschuldigungen in einem direkten Dialog zurückzuweisen. Ich mache es hier. Lebedewa ist in den oben erwähnten Fachgebieten weiß Gott keine Dilettantin. Tumoren hat sie im Mikroskop zu Genüge gesehen. Sie hätte ihrerseits das volle Recht, dem Laborleiter Vorwürfe zu machen, der nach eigenem Geständnis die Trichomonade zuletzt im zweiten Studienjahr an der Hochschule gesehen hat.

Aber mal angenommen, die opponierenden Onkologen, besonders solche, die die oberen Etagen der medizinischen Hierarchie erklommen haben, hätten die Weisheit in solch wichtigen Fragen mit Löffeln gegessen. Was haben wir denn davon? In den Onkologiezentren sterben die Patienten, wobei sie die medizinische Wissenschaft und ihre einzelnen Vertreter im wörtlichen Sinne bereichern. Während Patienten, die die Methoden von Lebedewa anwenden, wieder gesund werden. Und sie schlägt bei weitem keine „einfache" Lösung des Krebsproblems vor. Die seit Jahrmillionen ihre Überlebensstrategien optimierende Trichomonade zu vernichten ist sicher keine leichte Aufgabe. Es wird eine komplizierte ganzheitliche Methode benötigt, bei deren Entwicklung Onkologen helfen könnten. Untersuchungen der letzteren stehen – man staune – nicht im Widerspruch zur „Trichomonadenkonzeption". Im Gegenteil, sie ergänzen das Spektrum schädlicher Wirkungen der Parasiten. Ohne dies zu bedenken, fürchten die Onkologen um ihre Arbeitsplätze.

Der berühmte Heiler Amstrong bemerkte seinerzeit: „Krankheit wird – ob bewußt oder unbewußt – zum Gegenstand kommerzieller Interessen. Es ist kein Geheimnis, daß Ärzte Leiden schaffen. Überhaupt sind unser gesamtes Behandlungssystem und seine Methoden falsch." Dem zu widersprechen ist schwierig, denn bezahlt wird in unserem Gesundheitswesen für Behandlung, nicht für das Liquidieren der Krankheit. In den Onkologiezentren zahlt man für einen Tod unter anständigen Bedingungen, und manch einer muß dafür alles im Leben Erarbeitete verkaufen.

Ein grausamer Gedanke, aber er drängt sich auf: Ein effektives Mittel gegen Krebs zu haben ist nicht profitabel. Es wäre das Ende eines Monopols, sowohl auf Behandlung als auch auf Forschungen.

Eine solche Situation haben wir nicht allein in der Medizin. Auch in anderen Wissenschaften werden argumentierende Diskussionen entweder durch Schweigen ersetzt oder die Erneuerer werden lächerlich gemacht, ihre Vorschläge für dumm und naiv erklärt, der Sinn ihrer Theorien entstellt. Es werden nicht nur Journalisten für dumm verkauft, sondern auch einfache, in der Wissenschaft nicht bewanderte Menschen. Kaum wird beispielsweise die Rede auf alternative Energiequellen gebracht, erinnern Vertreter der Atom- bzw. der Thermonuklearindustrie an Windmühlen.

Breit grinsend fragen sie: Ist das denn technischer Fortschritt? Lohnt es sich, das zu finanzieren? Wir aber, durch radioaktive Strahlung vergiftet und um Milliarden Dollar ärmer geworden, die wir für Versuche ausgegeben haben, Wasser mittels thermonuklearer Energie anzuzünden, glauben ihnen. Weil uns diejenigen, die reale technische Lösungen anbieten, beispielsweise das Nutzen der Vakuum- oder der Elektronenenergie, kalte Synthese, von den „seriösen Wissenschaftlern" als Armleuchter abgestempelt werden.

„In Wirklichkeit haben wir bei der Mehrheit der im frühen Stadium festgestellten Tumoren dank moderner Behandlungsmethoden eine hohe Heilungsquote", schreibt Belizkij. Und vergißt zu erwähnen, daß die Tumoren etwas später in ähnlich hoher Anzahl erneut auftauchen.

Vielleicht ist nicht die Lösung von Lebedewa, sondern die von Onkologen eine „einfache" Lösung? Schneiden, bestrahlen, mit Chemikalien betäuben – das ist schon alles. Mehr gibt es nicht, trotz des mit Hochmut aufgeblasenen Luftballons des technischen Fortschritts. Diese Situation erinnert an unsinnige Militärübungen, wenn Millionen von Bomben auf unbewohnte Gebiete abgeworfen werden.

Onkologen kämpfen gegen den menschlichen Körper. Lebedewa schlägt vor, gegen seinen Feind zu kämpfen. Sie verteidigt einen schlichten Gedanken: Wenn es eine Krankheit gibt, muß es einen biologischen Erreger geben. Es ist der „Chemikerin“ unbegreiflich, warum solch Offensichtliches auf so viel Widerstand stößt.

***

Das Problem der Krebskrankheit und anderer unheilbarer Krankheiten des 20. Jahrhunderts ist umfangreich und vielseitig. Es bedarf einer vielseitigen Betrachtungsweise. Die Mediziner aber haben, nachdem sie die wahre Ursache von Krebs und Infarkt nicht fanden, die Verantwortung auf uns, ihre Patienten geladen. Ihrer Meinung nach werden unsere eigenen Zellen zu unseren Feinden, indem sie zu Tumorzellen mutieren bzw. die Blutgefäße verstopfen und zu unseren Mördern werden.

Dabei ist der Mensch ein Teil der Natur. Er ist nicht von der ihn umgebenden Umwelt isoliert; ständig ist er bestrebt, diese Umwelt für sich zu nutzen, sie zu beherrschen. So ist auch die vielfältige Mikrowelt innerhalb des Menschen immer bestrebt, den menschlichen Organismus zu ihren Zwecken zu nutzen. Das Immunsystem wehrt sich dagegen – so entstehen Krankheiten, die bei Fahrlässigkeit der Medizin zu unheilbaren werden...

# Kapitel 8

# Sie können den Krebs besiegen!

# Moosbeeren und Knoblauch gegen Trichomonaden

Krebs kann besiegt werden. Doch um den Kampf gegen ihn aufzunehmen, muß man zwei Wahrheiten erkennen. Erstens: Krebs hat einen biologischen Erzeuger – die Trichomonade, und zweitens, diese parasitäre Krankheit gewinnt, von den Menschen unbemerkt, an Kraft im Verlauf unseres ganzen Lebens. Bei Neugeborenen mit Tumor geschieht dies im Mutterleib innerhalb einiger Monate, bei Kindern im Verlauf einiger Jahre, bei Erwachsenen im Verlauf einiger Jahrzehnte. Daraus wird klar: um einen Menschen von Krebs zu heilen, muß der Prozeß einen rückwärtigen Gang bekommen – was viel Zeit in Anspruch nehmen wird – und seine Bemühungen in den Kampf gegen die Krebserreger, nicht gegen die eigenen menschlichen Zellen richten. Die Einwirkung auf die Trichomonade kann direkt sein – mit Antitrichomonadenmitteln – und indirekt – mittels Stärkung des Immunsystems. Heilung von Krebs – das ist nicht nur Verringerung oder Resorption der Geschwulst und der Metastasen, sondern auch die Reinigung des Körpers von Giften, Wiederherstellung der Blutzusammensetzung und Normalisierung der Tätigkeit aller Organe und Systeme.

Onkologen aber verwenden, wie wir wissen, für die Behandlung von Krebs nur einige Stunden: bei einem chirurgischen Eingriff einmalig, bei einer Bestrahlungs- und Chemotherapie verteilt auf einige Wochen. Sie beschäftigen sich nur mit dem Tumor, doch bei Angriffen gegen die Geschwulst werden die körpereigenen Abwehrkräfte noch mehr unterdrückt, der Körper mit Toxinen vergiftet und die Blutzusammensetzung verschlechtert. Die Ergebnisse einer solchen Behandlung sind uns bekannt.

Die Medizin ist noch nicht bereit, die Infizierbarkeit der Krebskrankheit anzuerkennen. Denn das würde bedeuten, die gesamte ideologische Plattform der Onkologie, der Kardiologie und vieler anderer -logien für fehlerhaft zu erklären. Wenn aber die Ideologie umgebaut wird, muß auch der Behandlungsprozeß umgestellt werden, wobei man von den teuren chemischen Arzneimitteln zu einer ökonomisch günstigen Prophylaxe mit günstigen Mitteln, die uns Mutter Natur in Hülle und Fülle zur Verfügung stellt, wechseln würde. Nachdem sie die Macht über menschliches Leben gekostet haben, werden die Mediziner sie vermutlich nicht freiwillig abgeben. Es scheint, als würde ihnen das Aussterben und die Entartung der eigenen Nation, die sie von den Fernsehbildschirmen und im Rundfunk, in der wissenschaftlichen Literatur und in den Printmedien schon für den Beginn des 21. Jahrtausends prognostizieren, wenig Sorgen machen.

Deshalb muß jeder von uns eine eigene Entscheidung treffen: Entweder alles so lassen, wie es ist, und sich in allem auf die Mediziner zu verlassen, an die wir uns im Krankheitsfalle wenden, oder selber mit vorbeugenden Maßnahmen zu beginnen, damit die Hilfe der Medizin gar nicht erst nötig wird. Gestützt auf zahlreiche wissenschaftliche Veröffentlichung russischer und ausländischer Wissenschaftler sowie auf eigene Beobachtungen habe ich eine Methode zur Vorbeugung und Heilung von Krebs entwickelt. Vieles von dem, was ich hier Ihrer Aufmerksamkeit anbiete, habe ich an mir selbst getestet. Die Prophylaxe von Krebs ist nicht schwierig, doch sie muß ein unzertrennlicher Bestandteil Ihres Lebensstils werden.

Im Verlauf von acht Jahren konnte ich die Onkologen nicht davon überzeugen, daß ich Recht habe. Möglicherweise können wir es mit gemeinsamen Kräften eher schaffen. Das wichtigste ist aber Folgendes: Ich hoffe, daß bei der gesund gewordenen nächsten Generation keine Kinder mit Tumoren oder Herzinfarkten geboren werden und die Erwachsenen nicht mehr gezwungen sein werden, ihre Kinder oder jüngeren Geschwister zu beerdigen, die an „unheilbaren“ Krankheiten gestorben sind.

## *Vielzeller gegen Einzeller*

Einzellige Parasiten sind in der Natur weit verbreitet. Sie parasitieren im Menschen, in Pflanzen und Tieren, wobei sie die für sich günstigen Plätze wählen und große Kolonien bilden. Beispielsweise bei Pflanzen: Auswüchse an Stämmen, Beulen an den Wurzeln von Bäumen und Sträuchern. Und bei Mensch und Tier: Krebstumoren, verformte Gelenke, Thromben und so weiter. Doch im Prozeß der Evolution haben vielzellige Organismen Schutzmittel gegen die Expansion der Einzeller entwickelt. Solche Mittel können eine rückläufige Entwicklung der Neubildungen bis zu ihrem völligen Verschwinden bewirken. Beim Mensch und bei den Tieren kämpfen Antikörperchen gegen die Mikroben. Pflanzen dagegen sondern flüchtige Stoffe – Phytonzyde – aus. Diese können wir im Kampf gegen unsere einzelligen Gegner verwenden.

Sehr hilfreich ist die Verwendung von phytonzydreichen Nahrungsmitteln wie Knoblauch und Zwiebel, Rettich, Senf, die Schale von Zitrusfrüchten, Wurzel der wilden Pfingstrose, die weichen Gewebe von Klette und Wacholder, Birkenblätter und so weiter. Ihre flüchtigen Stoffe töten nicht nur die Mikroben, sondern aktivieren zusätzlich das Immunsystem, das dann seine Angriffe gegen die Parasiten verstärkt.

Unter den phytonzydreichen Pflanzen verdient Knoblauch besondere Aufmerksamkeit. Es gibt ein Rezept tibetischer Mönche für eine Tinktur aus Knoblauch, die bei Atherosklerose und zur Vorbeugung von Stenokardie, Herzinfarkt und Neubildungen empfohlen wird.

300 Gramm frischer Knoblauch werden gründlich zerdrückt und eine halbe Stunde bei Zimmertemperatur stehengelassen. Danach wird die obere Knoblauchschicht entfernt, die übrigen 200 Gramm des saftigeren Produkts im Gefäß belassen, und dann in eine Flasche aus grünem Glas umgefüllt. Hinzu kommen 200 Gramm 90prozentigen Spiritus. Die Flasche wird verschlossen und an einem dunklen, kühlen Ort aufbewahrt. Zehn Tage später wird die Masse

durchgeseiht, die Flüssigkeit wieder in die Flasche gefüllt und für weitere drei Tage weggestellt.

Diese Tinktur wird dreimal am Tag 20 Minuten vor dem Essen nach folgendem Schema getrunken: Man beginnt mit zwei Tropfen und erhöht die Dosis jeden Tag um zwei weitere Tropfen, bis man auf 24 Tropfen kommt, dabei wird die Tinktur mit 50 Gramm kalter Milch eingenommen. Diese Dosis wird eingenommen, bis die Tinktur restlos verbraucht ist.

Wir können auch andere Schutzstoffe von Pflanzen verwenden – rote und purpurfarbige Pigmente (Anthozyan). Sie haben eine tödliche Wirkung auf Darminfektionen, darunter die Darmtrichomonade. Die meisten solcher Pigmente sind in der Haut von dunklen Weintrauben, schwarzer Johannisbeere, Roter Bete, Heidelbeere und anderen Beeren, Früchten und Gemüsesorten roter Farbe enthalten. Untersuchungen haben ergeben, daß Trichomonaden sofort – oder innerhalb von 20-30 Sekunden – sterben im Saft von Moosbeeren, wilden Trauben und Steinbrombeeren. Experimente an Tieren zeigen, daß man die spontane Trichomoniasis bei Mäusen schnell mit dem Saft von Moosbeeren, Preiselbeeren, Schneeballbeeren, roter und schwarzer Johannisbeeren, Sauerampfer liquidieren kann. Diese Säfte töten außerdem Trichomonaden und Lamblien, die künstlich in den Organismus von Nagetieren eingeführt wurden.

Manche Pflanzen aber enthalten in großer Menge auch solche Stoffe, die die Eigenschaft besitzen, die Entwicklung von Tumoren zu stoppen. Dieser Schutzfaktor von Pflanzen – Phytoöstrogene – ist das Analogon zu unseren Hormonen. Am meisten davon findet man in Soja, Bohnen, Granatapfel und Brokkoli. Menschen, die sich mit diesen Produkten ernähren, haben ein weit geringeres Risiko an Krebs zu erkranken als andere. In Japan beispielsweise ist Soja ein traditionelles Nahrungsmittel, deshalb erkranken Japanerinnen selten an Brustkrebs. Wenn sie aber in die USA auswandern und sich auf amerikanische Ernährungsweise umstellen, erhöht sich die Häufigkeit dieser Erkrankung drastisch.

Die Behandlungspraxis hat eine universelle Wirkung von Naturmitteln sowohl bei gynäkologischen als auch onkologischen und kardiologischen Krankheiten gezeigt, was ein zusätzlicher Beweis ihrer gemeinsamen Entstehungsursache ist. So helfen zum Beispiel Brühen oder Tinkturen aus Knospen und jungen Spitzen der Edeltanne bei bösartigen Tumoren, Atherosklerose, Leukämie, Parodontose, Skrofel und Skorbut. Wenn man das Edeltannenwasser auf nüchternen Magen einnimmt, kann man Adenome, Zysten, Erosionen des Gebärmutterhalses und die Trichomonaskolpitis heilen, wenn dabei gleichzeitig innerhalb von zwei Monaten Applikationen aus Edeltannenöl gemacht werden. Eine tödliche Wirkung auf Trichomonaden hat auch eine Brühe von Schafgarbe, Johanniskraut, Eichenrinde und besonders der Saft grüner Fruchtgehäuse von Walnüssen, die zu Beginn oder mitten im Sommer geerntet werden, verdünnt im Verhältnis 1:2. Im Sommer zubereiteter Blütenstaub, der mit Buchweizenhonig aufgegossen wird, verringert Tumoren, verhindert die Entwicklung von Schlaganfällen.

Äußerst gesund ist einfacher Weißkohl, dieser muß zum täglichen Nahrungsmittel auf unserem Tisch werden. Seine Heilkraft erkannte schon Alexander der Große: Er ernährte seine Krieger vor der Schlacht mit Weißkohl. Diese Information ist für unsere Landsleute wichtig, die jetzt ums Überleben kämpfen. Ein Viertel eines Weißkohls täglich oder der Saft davon wird Ihnen Kraft für diesen Kampf verleihen. Denn aus dem Kohlsaft wird Vitamin U gewonnen, das der Abheilung beschädigter Bereiche im Magen-Darm-Trakt förderlich ist und bei der Bekämpfung von Geschwüren hilft. Und Vitamin C ist im Sauerkraut in einer noch größeren Menge als in Zitronen vorhanden. Der Weißkohlsaft hilft bei Tumoren und Geschwüren, wenn man 2-3 Mal am Tag ein-zwei Gläser davon trinkt. Man nehme ihn warm ein, jeweils eine Stunde vor den Mahlzeiten.

Roher Möhrensaft ist ein natürlicher Verdünner bei Geschwüren und Neubildungen. Doch für die Erreichung des erwünschten Effektes werden große Dosen empfohlen: von 0,5 l bis zu 3-4 l am Tag. Der Saft soll gleich nach der Zubereitung mit einem Strohhalm oder in kleinen Schlucken getrunken werden.

Auch die Wirkung der Roten Bete (Rübe) gegen Tumoren ist bekannt. Der Rübensaft ist sehr wertvoll für die Bildung roter Blutkörperchen und zur Verbesserung des Blutes im allgemeinen. Die reinigende Wirkung ist so stark, daß man von einem Glas Saft Schwindelgefühle oder Übelkeit bekommen kann. Zu Beginn nimmt man besser eine Mischung aus Möhren- und Betensaft, man trinkt 1 – 1,5 Glas zweimal pro Tag. Den Betensaft stellt man für einige Stunden in den Kühlschrank, schöpft den Schaum ab und trinkt ihn gemixt mit Möhrensaft im Verhältnis 1:4. Das Gemüse muß frisch sein und gründlich gewaschen werden. Allmählich soll die Einnahme von Bete auf bis zu 250 Gramm pro Tag erhöht werden. Man nimmt die Bete nicht nur als Saft, sondern auch in geraspelter Form zu sich: frisch oder gekocht.

Hebt man der geraspelten Bete Sauerkraut im Verhältnis 1:1 unter oder bereitet man einen Salat aus Bete, Weißkohl und Möhren und macht ihn mit Öl, Zitronensaft, Grapefruit an, so ist sie nicht nur gesund, sondern auch noch wohlschmeckend.

## *Basis und Überbau des Organismus*

Der Mensch ist die Krönung der Schöpfung von Mutter Natur. Sie hat ihn bestens ausgestattet: mit einem Hormon- und Nervensystem, einem Immunsystem und dem Intellekt. Warum aber geriet der Mensch in eine Hilflosigkeit vor den Trichomonaden und setzte sich furchtbaren und unheilbaren Krankheiten aus: Krebs, Infarkt, Aids? Es geschah, weil eine Überbewertung des Intellekts die Schwächung des Überlebensinstinkts bewirkte.

Den Schutz der Gesundheit betreiben die Mediziner, doch, wie wir wissen, nicht immer erfolgreich. Der Grund besteht darin, daß die moderne Medizin das wichtigste Postulat ihrer Vorgänger vergaß: Wenn es eine Krankheit gibt, muß es auch einen Erreger geben. Mehr noch, man sollte darüber nachdenken, daß ungeachtet der bedrohlichen einzelligen biologischen Gegner bis in unsere Zeit viele Vielzeller überlebten, die nur über ein Hormonsystem verfügen. Das heißt, dieses ist eher geeignet, die Parasiten zu bekämpfen. Diese Tatsache, das heißt, die Aktivierung des Hormonsystems, muß der Mensch für seinen Kampf nutzen.

Die in einem bestimmten Stadium der evolutionellen Entwicklung entstandene hormonelle Regulierung existiert bereits länger als die Regulierung auf Nervenbasis. Sie spielt die Rolle eines Verbindungsgliedes zwischen dem zentralen Nervensystem und den Geweben als Unterstützung der Homöostasis, der eingespielten Zusammenarbeit aller Organe, und der Adaptation (Anpassung) des Organismus an die sich verändernden Bedingungen der äußeren und inneren Umwelt. Die Adaptation erfolgt mittels Veränderung der Hormonsekretion als Antwort auf äußere und innere Einwirkungen. Wenn man berücksichtigt unter welchen extremen Bedingungen wir leben, wird ihre wahre Bedeutung deutlich.

Ausgehend von der Reihenfolge der Entstehung lebenswichtiger Systeme während der Evolution von Vielzellern kann man behaupten, daß das Nerven-, Blut- und das Immunsystem der Überbau sind, dessen Basis das Hormonsystem bildet. Bei geschwächter Basis können die Parasiten leicht auch den Überbau schädigen: Sie zerstören das Nervensystem, schwächen die Abwehrkraft, besiedeln ungestraft die Blutbahnen und zerstören, indem sie sie mit ihren Toxinen vergiften, die Blut- und Gewebezellen, wobei sie zahlreiche Kolonien bilden – Thromben und Tumoren.

Das Hormonsystem ist ein einheitlicher, universaler, im Verlauf der Evolution gebildeter Mechanismus, der die Widerstandsfähigkeit des Organismus gegen alle Krankheiten erhöht. Die wichtigsten Elemente eines solchen Mechanismus sind die Hormone der Schilddrüse, zum Beispiel Thyroxin. Sie erhöhen die Widerstandsfähigkeit von Geweben gegen Infektionen, verstärken die Fähigkeit von Zellen, sich giftiger Stoffe zu entledigen, und regulieren ihre Atemintensität und ihren Energieaustausch. All diese Fähigkeiten hat Thyroxin deshalb, weil es zu 65% aus Jod besteht. Denn genau dieses Spurenelement gewährleistet die Resistenz des Körpers gegen schädliche Einflüsse der Außenwelt: radioaktive Strahlung, chemische Gifte, Traumata usw.

Der Körper eines erwachsenen Menschen enthält 20-25 mg Jod, davon über die Hälfte in der Schilddrüse. Diese extrahiert organische Jodverbindungen aus dem Blut, synthesiert daraus die verschiedensten Hormone, die die allgemeine physische und psychische Entwicklung des Menschen regulieren.

Man müßte meinen, daß im hohen Alter, wenn das Risiko von Erkrankungen erhöht ist, sich auch das relative Gewicht der Schilddrüse erhöhen würde. Es ist aber genau umgekehrt. Bei Neugeborenen wiegt diese Drüse 200 Gramm, was 0,5% der Masse ihres Körpers beträgt. Im fortgeschrittenen Alter aber verringert sich ihr relatives Gewicht um ein Mehrfaches. Übrigens haben Wissenschaftler, die eine Methode der Bestimmung positiver Jodione im menschlichen Körper entwickelten, eine seltsame Tatsache festgestellt: Bei Brustkrebspatientinnen war praktisch kein Jod im Körper zu finden. Die Wissenschaftler haben keine Erklärung für dieses Phänomen.

Ich persönlich glaube, daß unser Organismus die Größe der Schilddrüse deshalb nicht entsprechend dem steigenden Bedarf anpaßt, weil diese Drüse nicht ausgelastet ist, denn es herrscht ein katastrophaler Jodmangel in unserem Körper. Deshalb wird es in den Körpern von Krebskranken nicht gefunden. Woher soll es denn kommen, wenn die Jodreserven nicht mit der Nahrung aufgefüllt werden, und das wenige, was wir besitzen, restlos für den Kampf gegen Mikroben aufgebraucht wird? Urteilen Sie selbst.

In der am meisten verwendeten Nahrung ist Jod nur in geringen Mengen vorhanden. Es sind beispielsweise Getreide, Kartoffeln, Hafer, Weißkohl, Steckrübe, Mohrrübe, Zuckerrübe, Knoblauch, Tee, Steinsalz sowie Milch, Eier und Fleisch, wenn die Tiere ausreichend Jod mit pflanzlicher Nahrung bekommen haben. Kann unsere Schilddrüse aus diesen Nahrungsmitteln die notwendige Menge hormonelles Jod – 300 Mikrogramm am Tag – extrahieren? Nein!

Hier ein typisches Beispiel. Bei uns werden viel Kartoffeln gegessen, die 45 Mikrogramm Jod pro Kilogramm enthalten. Folglich müßten wir, um die notwendige Menge des Spurenelements zu bekommen, täglich über 7 kg Kartoffeln essen! Ähnlich ist es auch bei anderen Lebensmitteln. Das ist natürlich nicht zu schaffen. Dazu kommt noch, daß wir Jod mit dem Schweiß, Urin und mit der Muttermilch verlieren.

Kein Wunder, daß wir an Jodmangel leiden. Wegen des akuten Jodmangels kann der Körper die Organe nicht vor krankmachenden Mikroorganismen schützen, nicht einmal das Organ, welches die für den Kampf gegen Infektionen notwendigen Schutzhormone produziert. An Krebs, Kropf, Basedow-Krankheit, Myxodem und anderen Störungen der Schilddrüse leiden Millionen von Menschen. Die meisten haben keine Ahnung von der wichtigsten Ursache ihrer Leiden.

Untersuchungen aber haben gezeigt: Jod steigert die Fähigkeit von Leukozyten, krankmachende Mikroorganismen zu verschlingen, was die Grundlage des natürlichen Widerstands gegen Krankheiten ist. Bei Patienten, die an Atherosklerose erkrankt sind, sinkt bei Einnahme von Jod der Cholesterin- und Lithoproteidgehalt, die Blutwerte wie auch teilweise der Gehalt an Hämoglobin und die Erythrozytenanzahl verbessern sich.

Im Ausland ist diesen Tatsachen Rechnung getragen worden, indem man verschiedenen Speisen Jod zusetzt. So gibt es spezielles jodiertes Salz im Handel, und die Bevölkerung kann ihren Jodgehalt dadurch verbessern.

Bei Tieren, deren Nahrung Jod und andere Spurenelemente zugesetzt wurden, konnte eine Aktivierung aller Lebensprozesse beobachtet werden, insbesondere der Erzeugungsfunktion. Bei Männchen erhöhte sich Umfang und Konzentration von Sperma, die Widerstandsfähigkeit und Beweglichkeit der Spermien wurde verstärkt, bei Weibchen fand eine heftige Erhöhung der Befruchtungsfähigkeit statt, die Anzahl von Fehl- und Totgeburten verringerte sich. Außerdem wurden erhöhte Gewichtszunahme, bessere Milch- und Wollproduktion beobachtet. Da stellt sich natürlich die Frage: Warum sollten wir selbst nicht eine Gesundung mit Jod versuchen?

Es stellt sich heraus, früher haben Ärzte den Patienten häufig eine Jodtherapie verordnet. Sie wurde mit einem Tropfen fünfprozentiger Jodlösung begonnen, dann kam jeden Tag ein weiterer Tropfen hinzu bis man auf 20 Tropfen kam. Ab da wurde die Dosis in umgekehrter Reihenfolge bis zu einem Tropfen reduziert. Die Einnahme von über 8 Tropfen pro Tag wurde in zwei, über 12 Tropfen in drei Einnahmen am Tag geteilt. Wenn aber die Krankheit verschleppt ist, darf man pro Tag nicht mehr als drei bis vier Tropfen nehmen, um eine abrupte Reaktion zu vermeiden. Meistens wird die Jodlösung in einer kleinen Menge Milch verdünnt (30-50 ml) und 30 Minuten vor dem Essen eingenommen. Man trinkt danach abgekochtes Wasser, um eine Reizung der Schleimhaut in der Speiseröhre und im Darm zu vermeiden.

Die Jodtherapie wird gewöhnlich mindestens dreimal pro Jahr durchgeführt, wenn keine andere Möglichkeit der Jodzufuhr besteht, z. B. über das Essen von Seekohl oder Seetang. Besonders notwendig ist die Jodzufuhr im Frühjahr, wenn die Nahrung jodarm ist, und im Sommer, wenn beim Schwitzen viel Jod verloren wird.

Noch zu Beginn des 20. Jahrhunderts stellten Wissenschaftler den Nutzen des blauen Jods fest. Es verringert den Cholesterin- und Zuckergehalt im Blut, reinigt die Gefäße, erhöht die Aktivität der Leukozyten und den Gehalt von Erythrozyten im Blut, stärkt die Abwehrkräfte. Er wird wie folgt zubereitet: In 50 ml warmem abgekochtem Wasser wird ein Teelöffel fünfprozentiger Jodlösung aufgelöst, gründlich umgerührt und ein gehäufter Teelöffel Kartoffelstärke dazugegeben. Dann werden der Lösung bei schwacher Hitze und ständigem Umrühren 200 ml heißes Wasser zugeführt und zum Kochen gebracht. Es soll noch zwei bis drei Minuten kochen, bis eine blaue breiige Masse entsteht. Diese wird nach dem Essen einmal am Tag eingenommen, je vier bis acht Teelöffel. Bei einer Herz-Kreislauf-Pathologie ist es besser, die Dosis auf bis zu zwei Teelöffel zu reduzieren, zunächst einmal am Tag einzunehmen, nach zwei Wochen dann zweimal am Tag. Blaues Jod wird jeden zweiten Tag eingenommen. Dauer der Einnahme – zwei Monate. Im Jahr sollen zwei bis drei solche Jodtherapien gemacht werden.

## *Die wahre Bestimmung der Nahrung*

„Die wahre Bestimmung der Nahrung besteht in der Lieferung von elektrischen Ionen an den Organismus. Diese elektrische Energie findet man nur in rohen Früchten, Nüssen, Getreide und grünen Blättern in der unveränderten Form, in der sie die Sonnenenergie in sich fixierten. Das ist der Grund, warum rohe pflanzliche Nahrung das Ideal der menschlichen Ernährung sein sollte“ – diese Worte stammen vom Verfechter der vegetarischen Ernährung, Jack Leb.

Doch es ist nicht mein Ziel, Sie zu vegetarischer Ernährung aufzurufen – nicht jeder möchte es oder kann es sich leisten –, sondern den Wert pflanzlicher und tierischer Nahrungsmittel aus der Sicht der Vorbeugung unheilbarer Krankheiten aufzuzeigen, wie Krebs, Infarkt, Diabetes, Insult u. a. Die Erfahrung mit Trichomonadenkulturen ergab, daß sie sich gut im sauren Milieu bei bis pH 6,3-5,8 vermehren. Die Lebensprozesse im menschlichen Organismus aber verlaufen besser im basischen (Alkali-) Milieu. Säuren wirken immer bremsend auf unsere Lebensfunktionen. Nun, zu den Lebensmitteln, die Säuren im Körper bilden, gehören: Fleisch, Fisch, Eier, tierische Fette, Käse, Nudeln, Brot. Sie verringern die Menge basischer Salze sowohl im Blut als auch in den Zellen und senken damit die Lebenskraft. Gleichzeitig ist diese Nahrung Lieferant für Cholesterin, das für die Vermehrung von Trichomonaden lebensnotwendig ist. Die Parasiten verdauen diese Fett- und Eiweißnährstoffe und sondern Milchsäure, Superoxyde und Toxine in das menschliche Blut ab, womit sie es übersäuern und vergiften. Um die von säurebildenden Speisen und Trichomonaden abgesonderten Säuren zu neutralisieren, wird rohe pflanzliche Nahrung benötigt, die Alkali im Körper bildet. Nützliche Pflanzen enthalten biologisch wichtige Stoffe, darunter natürliche Mineralsalze und Vitamine, und beugen damit vielen Krankheiten vor oder heilen solche Krankheiten, die durch Übersäuerung und Vergiftung des Organismus ausgelöst werden.

Die Natur hat in den Wäldern, Gärten, auf den Feldern nahezu 600 Fruchtarten, etwa 200 Nußarten und über 300 Sorten Gemüse, Wurzel-, Knollen- und Hülsenfrüchte, Blätter, Stengel, Knospen, Körner und Blumen zu bieten. Ihrer Zusammensetzung nach kann die pflanzliche Nahrung kohlenhydrat-vitamin-mineralhaltig genannt werden, sie enthält aber auch Fett und Eiweiß.

Die größte Eiweißmenge enthalten Nüsse, Bohnen – insbesondere Sojabohnen –, Linsen, Erbsen, Spinat, Blumenkohl, Kohlrabi, Weizen und andere Pflanzen. Eine ausreichende Menge Fette ist in den pflanzlichen Ölen enthalten: im Öl von Sonnenblumen, im Leinen-, Hanf-, Senf-, Kokosöl sowie Bohnen-, Mais-, Nuß-, Mohn-, Mandel-, Baumwollsamenöl und anderen.

Was den Gehalt der Sonnenenergie, der Vitamine, Mineralsalze und Aromastoffe betrifft, stehen Früchte an erster Stelle. Sie lösen keine Fäulnis- und Gärungsprozesse im Darm aus. Besonders makellos sind pflanzliche Nahrungsmittel, die durch eine Schutzhülle oder -haut gut gegen Einflüsse von Luft und Bakterien isoliert sind: Nüsse, Mandeln, Kastanien, Apfelsinen, Mandarinen, Zitronen, Granatäpfel, Melonen, Kürbis, Gurken. Von allen pflanzlichen Nahrungsmitteln ist Soja am nahrhaftesten: Sie enthält 41% Eiweiß, 21% Fette, 23% Kohlenhydrate und 40 Nährsalze. Ein Kilogramm Soja entspricht in seiner Nahrhaftigkeit 58 Hühnereiern oder 6,5 l Milch oder 3,5 kg Fleisch ohne Knochen.

Man sollte wissen, daß Ernährungsfachleute folgende Mischungen für ungeeignet halten: Blattgemüse mit süßen Früchten; Nüsse mit Milch; pflanzliche Fette mit tierischen Fetten; Milch mit Eiern, mit Butter, mit Käse; Kornprodukte mit Blattgemüse; pflanzliches Eiweiß mit tierischem Eiweiß; Getränke zu Speisen.

Es wurde eine Trennkosttabelle entwickelt, bei der man drei Gruppen von Nahrungsmitteln unterscheidet:

1. Gruppe: Fleisch, Fisch, Fleischbrühen, Eier, Pilze, Bohnen, Nüsse, Kerne.

2. Gruppe: Fette, Salate, Früchte, Trockenfrüchte, Säfte, Gemüse (ausgenommen Kartoffeln).

3. Gruppe: Kohlenhydrate, Brot, Graupen, Kartoffeln, Zucker, Tee, Marmeladen, Honig.

Vereinbar sind nur die 1. Gruppe mit der 2. Gruppe oder die 2. mit der 3. Gruppe von Nahrungsmitteln, die 1. Gruppe ist aber mit der 3. nicht vereinbar. Wie man sieht, wird empfohlen, die Vorspeisen ohne Kartoffeln zuzubereiten, das Fleisch mit Salaten zu essen und Brot mit Butter, Tee mit Marmelade. Fette werden besser morgens verdaut, Kohlenhydrate abends. Deshalb soll man fetthaltige Nahrungsmittel in der ersten Tageshälfte zu sich nehmen und die Kohlenhydrate erst gegen Abend.

## *Unersetzbare Makro- und Spurenelemente*

Zur Stärkung und Stabilisierung des Abwehrsystems braucht unser Körper die gesamte Palette unersetzbarer Makro- und Spurenelemente. Solche Spurenelemente wie Jod, Kupfer und Eisen verhindern Blutarmut und stimulieren die blutbildende Funktion des Gehirns und die Hämoglobinsynthese. Eine natürliche Quelle von Kupfer sind Bohnen- und Buchweizenkulturen. Diese Nahrungsmittel müssen wir in ausreichender Menge auf dem Speisezettel haben, wenn wir vermeiden wollen, daß der Kupfergehalt in unserem Körper gefährlich sinkt – was die Gefahr der geistigen Beschränktheit, der Verlangsamung des Wachstums, Störungen des Pigmenthaushalts, der Elastizität der Gefäße und des Muskeltonus in sich birgt. Schließlich verringert Kupfermangel die Aufnahmefähigkeit von Eisen, was zu Blutarmut, ständiger Schwäche, Senkung der Körpertemperatur bis zu 34-35°C und anderen Störungen führt.

Natürliche Lieferanten von Eisen sind: Linsen, Süßkirschen, frische Erdbeeren und schwarze Johannisbeeren sowie Apfelmarmelade. Der Tagesbedarf an Eisen ist relativ hoch: Um ihn zu erreichen, müßte man täglich mindestens ein Kilogramm Beeren essen. Doch wer hat solche physiologischen und finanziellen

Möglichkeiten? Nicht viele, wenn man noch das saisonbedingte Vorhandensein dieser Lebensmittel berücksichtigt. Dafür sind Eisenpräparate mit Folsäure (Vitamin $B_6$), erhältlich in der Apotheke, allen zugänglich. Zur Behebung des Kupfermangels im Körper und besseren Verwertbarkeit des Eisens im Darm müssen Leber, Nüsse, Eigelb, Roggenbrot, Milch auf dem Speisezettel stehen, oder man kann eine einprozentige Kupfersulfatlösung verwenden. Dafür werden 5-15 Tropfen Kupfervitriol in 30 ml Milch aufgelöst und dreimal am Tag nach dem Essen eingenommen. Diese Behandlung erfolgt innerhalb von 10 Tagen und wird 2-4 mal im Jahr wiederholt.

Wenige von uns wissen, daß unser Körper solche Spurenelemente benötigt wie Kobalt, Molybdän, Selen, Zink und andere. Zum Beispiel verstärkt der Mangel des wenig bekannten Selens die Gefäßkrankheiten und verringert die Widerstandsfähigkeit gegen onkologische Krankheiten. Das in Kürbiskernen vorhandene Zink heilt einige Prostata-Erkrankungen und beugt der Alterssenilität vor. Allerdings muß man wissen, daß Spurenelemente die Rolle von Katalysatoren chemischer Prozesse in unserem Körper spielen. Deshalb werden sie in geringen Dosen benötigt, müssen aber ständig aufgenommen werden. Selen ist im Natriumselenid enthalten, das in der Veterinärmedizin angewandt wird. Es ist außerdem in Hefe vorhanden. Die Tagesdosis Selen ist in 2 Gramm Hefe enthalten.

Sehr viele Spurenelemente und Vitamine können in der Apotheke gekauft werden. In letzter Zeit gibt es sogar Polyvitamine im Handel, doch leider werden sie aus dem Ausland importiert und sind deshalb sehr teuer. Sie können aber auch zu Hause hergestellt werden: Zink, Eisen, Phosphor, Magnium, Vitamine der Gruppe E und B sind in Weizenkeimen enthalten. Die Herstellung ist einfach: In zwei etwa 0,5 l große Gläser werden je 3-5 Eßlöffel gewaschener Weizen geschüttet. Das erste Glas wird mit Wasser aufgefüllt und 24 Stunden an einem warmen Ort aufbewahrt. Dann wird das Wasser im ersten Glas abgegossen; der Weizen im zweiten Glas aber mit

Wasser aufgefüllt. Am nächsten Tag wird das Wasser aus dem zweiten Glas abgegossen, im ersten ist der Weizen – unter einem Deckel – bereits gekeimt. Dieser ist nun zur Verwendung bereit, man muß ihn nur noch mit kochendem Wasser abspülen. Auf diese Art kann man jeden Tag die nötige Portion Weizenkeimlinge erhalten und mit ihnen die für uns wichtigen Elemente. Wenn Sie aber größere Keime bekommen wollen, nehmen Sie 3-4 Gläser. Dabei müssen die Keimlinge nur täglich mit warmem Wasser durchgespült werden.

Unersetzliche Makroelemente, die für die Entwicklung des Organismus und Stärkung seiner Abwehrkräfte gebraucht werden, sind: Kalzium, Magnesium, Phosphor, Silizium und Schwefel. Sie bilden nicht nur unsere Gewebe und Knochen, sondern verstärken die Fähigkeit des Organismus, krankmachende Mikroben und Parasiten zu töten. Beispielsweise ist das wenig bekannte Silizium wichtig bei Sklerose und Rheumatismus. Es ist in Sellerie, Gurken, Löwenzahnblättern, Porree, Rübe, Radieschen und Milch enthalten.

Und wer in Rußland kennt nicht die seltsame Gewohnheit kleiner Kinder, stückchenweise den Kalk von den geweißelten Wänden abzubrechen und zu essen? Oder schwangerer Frauen, die mit Vergnügen Kreide essen? Wundern Sie sich nicht. Es ist nur so, daß die gesunden Instinkte ihrer Vorfahren in den Kindern noch nicht verschwunden und bei Schwangeren wieder aufgewacht sind: Sie sind dabei, ihre Kalziumvorräte aufzufüllen. Dieses Makroelement ist ein wichtiger Bestandteil der Knochen, des Gewebes und des Blutes. Er beträgt 1,4% des menschlichen Körpergewichts. Kalzium steigert die Fähigkeit von Leukozyten, krankmachende Mikroorganismen zu verschlingen, verringert die Durchlässigkeit von Gefäßen und die Empfindlichkeit gegen Allergene, erzielt eine entzündungshemmende Wirkung, ist ein Faktor der Blutgerinnung usw.

Es ist also nicht verwunderlich, daß Kalziummangel oder Kalziumverlust während einer Krankheit bzw. Schwangerschaft zu einer Schwächung der körpereigenen Abwehrkräfte führt. Nicht selten geschieht es, daß werdende Mütter, deren Kalziumvorräte für die Entwicklung der Frucht benötigt werden, ihre Zähne verlieren.

Deshalb müssen die Kalziumreserven kontinuierlich aufgefüllt werden. Doch nur wenigen ist bekannt, daß die beste Quelle für leicht aufnehmbares Kalzium nicht Kreide ist und auch nicht Wandfarbe, sondern Eierschalen. Gründlich gewaschen und mit kochendem Wasser überbrüht, werden sie im Mörser zerkleinert und entweder in die Nahrung gegeben oder einfach so zerkaut und verschluckt.

Ein nicht weniger effektives Mittel zur Steigerung der Abwehrkraft ist Schwefel. Das Vorhandensein von Schwefel in organischen Verbindungen steigert deren Fähigkeit, Mikroben und Parasiten zu vernichten und die Produkte der Eiweißfäulnis im Darm unschädlich zu machen. Die Schwefelreserven können beim Verzehr von Trockenmilch, Leber, Eigelb oder Schweinefleisch aufgefüllt werden. Es gibt aber auch viel leicht verdaulichen Schwefel in pflanzlicher Nahrung – im Weizen und Roggen, in Erbsen und Bohnen sowie anderen Getreiden und Hülsenfrüchten und im Blumenkohl. Schwefel ist ein Bestandteil des Insulins und ist an seiner Bildung beteiligt. Deshalb muß der tägliche Bedarf an Schwefel – ein Gramm pro Tag – regelmäßig aufgefüllt werden.

Das seinem Gehalt nach zweite Makroelement im Körper – nach Kalzium – ist Phosphor: 600-900 Gramm, wobei der größte Teil davon sich in den Knochen konzentriert. Phosphor hat eine führende Rolle in der Tätigkeit des zentralen Nervensystems. Die stabilsten Knochen hat man bei einem Verhältnis von Kalzium und Phosphor 1:1,7. Ungefähr in diesem Verhältnis findet man sie in Erdbeeren und Walnüssen. Der Tagesbedarf liegt bei 0,5 Gramm.

Das Makroelement Magnesium ist im Körper eines erwachsenen Menschen mit nur 25 Gramm vertreten. Aber es ist wichtig, denn es ist Bestandteil höherer differenzierter Gewebe. Seine größte Menge ist im Gehirn zu finden, im Thymus, in den Geschlechtsdrüsen, Nebennieren, Erythrozyten, Muskeln. Bei Magnesiummangel entwickelt sich eine Nierendegeneration. Bei Herzinfarkttoten ist der Magnesiumgehalt im geschädigten Bereich des Herzens um 40% geringer als im gesunden Herz. Im Falle von Magnesiummangel entstehen: Arrhythmie, Herzjagen, schnelle Erschöpfbarkeit, Schlaflosigkeit und Wetterfühligkeit. Der Tagesbedarf an

Magnesium beträgt 400 Milligramm. Einen hohen Magnesiumgehalt haben grüne Blattkulturen, weil es beim Chlorophyll dieselbe Rolle spielt wie Eisen im menschlichen Hämoglobin. Den maximalen Gehalt an Kalzium, Phosphor und Magnesium enthalten unter anderem folgende Nahrungsmittel: Quark, Walnüsse, Bohnen, Buchweizen (Kerne), Getreide, Roggenbrot.

Eine große Unterstützung bei der Versorgung mit Vitaminen, Makro- und Spurenelementen sind wildwachsende Pflanzen. Während in den Gärten die ersten zaghaften Pflanzen sprießen, bietet die Natur bereits eine große Vielfalt an Gräsern und Blättern. Sammeln sollte man die Kräuter in der zweiten Tageshälfte und vor dem Blühen.

Zum Beispiel ist die junge Brennessel mit zarten Blättern reich an Kalzium, enthält sehr viel Eisen, Kalium, Schwefel und Chlor. Der Saft roher Brenneseln ist ein sehr wirkungsvolles Mittel zur Verbesserung des Blutes und Entschlackung des Organismus. Stärkend auf das Nervensystem wirken im Frühling gesammelte Löwenzahnblätter, Melde-, Giersch-, Engelwurz- und Schafgarbeblätter; daraus können hervorragende Salate zubereitet werden – man fügt noch Wegerich, Schachtelhalm oder Lungenkraut hinzu. Linden- und Escheblätter sind auch gut für Salate geeignet, sie sind sehr nahrhaft und haben eine mildernde Wirkung auf den Verdauungstrakt.

Kleeblüten, Salbei- und Akazienblüten sind gut geeignet für Rohgerichte – sie enthalten süße Säfte und ätherische Öle. Blätter und Stengel von Hirtentäschel, Primel und Veilchen besitzen blutreinigende Eigenschaften und die jungen Blätter von Himbeersträuchern reinigende und belebende Wirkung auf die Geschlechtsdrüsen. Nicht vergessen sollte man auch die wilden Aromakräuter, deren junge und saftige Blätter in geringsten Dosen wertvolle belebende Stoffe enthalten. Dazu gehören: Salbei, Minze und Pfefferminze, süßes Basilikum, Majoran, Thymian, Bohnenkraut, Steinklee und Beifuß.

In Rußland gibt es endlich Menschen, wie zum Beispiel den Moskauer A. Gratschow, die die Heilkraft der wildwachsenden Kräuter erkannt haben und sie nun allen zugänglich machen wollen. Eines dieser Kräuter ist Weidenröschen, das im Volk den Namen Iwan-Tee trägt. Diese Pflanze enthält kein Koffein, Alkaloide oder Purinsäuren, die den menschlichen Körper verunreinigen. Sie ist aber die beste aller auf der Welt bekannten Honigpflanzen und die beste Pflanze zur Wiederherstellung von Brandstellen im Wald, brachliegendem Land, Sumpf- und Torfmoor. Weidenröschen enthält viele Spurenelemente und Vitamine der Gruppe B, das Vitamin C und Karotin.

Das Weidenröschen ist kaum bekannt: In den Lexika über Heilkräuter wird es fast nie erwähnt, in der Großen Sowjetischen Enzyklopädie wurden ihm nur wenige Zeilen gewidmet. Doch der aus dieser Pflanze zubereitete Tee erfrischt, befreit Krebskranke von Intoxikation, indem er verschiedene Gifte unschädlich macht bzw. aus dem Körper entfernt. Das Weidenröschen hat eine positive Wirkung auf das Immun- und Inkretsystem und reguliert den Blutdruck. Schließlich wurde aus den Bestandteilen der Weidenröschen in den 70er Jahren das Antitumorpräparat Chanerol hergestellt, das in einem Monat Lungenkrebs zum Stillstand brachte.

Ich hoffe, daß dieser Ausflug in unsere Natur uns beim Kampf gegen die Trichomonaden hilft. Als Schlußakkord möchte ich Ihnen eine vorbeugende Behandlung mit zwei starken Antitrichomonadenmitteln empfehlen: wilde Moosbeeren und Knoblauch. Ich biete folgende Art der Verwendung an: morgens auf nüchternen Magen 1-2 Knoblauchzehen essen. Danach 2-3 Eßlöffel gewaschene Moosbeeren in einem Glas zerdrücken, heißes Wasser darübergießen und kurz vor dem Frühstück trinken. Vor dem Abendessen wird diese Prozedur wiederholt. Wenn Sie keine Moosbeeren haben, essen Sie nur Knoblauch, haben Sie keinen Knoblauch, dann nehmen Sie Moosbeeren, Preiselbeeren, eine (ungespritzte) Zitrone mit Schale oder Mohrrübensaft.

Die positive Wirkung der empfohlenen Behandlung werden sie unbedingt spüren. Ich wünsche Ihnen Gesundheit und ein langes Leben!

# Intellekt und Arbeit gegen Krebs

Die von den Medizinern verachtete Trichomonade verdient viel mehr Aufmerksamkeit. Schon die Tatsache, daß sie Hunderte von Jahrmillionen als Zelle existieren und Millionen und Abermillionen Menschenleben vernichten konnte, ohne von ihnen bemerkt zu werden, ist es wert, beachtet und allseits erforscht zu werden. Wir müssen der Trichomonade mehr Beachtung schenken: Je früher sie entdeckt wird und je mehr Bemühungen in die Dekolonisierung des Menschen von einzelligen Parasiten gesteckt werden, um so früher und sicherer wird der Sieg über Krebs, Infarkt und Aids gelingen.

Noch ist aber die offizielle Medizin nicht bereit, unseren wichtigsten biologischen Gegner zu bekämpfen: Sie bekämpft den menschlichen Körper, seine „entarteten" Zellen. Deshalb erleidet sie Niederlagen.

Die von mir durchgeführten Untersuchungen an Tieren und Beobachtungen bei Menschen ergaben, daß wir alle Trichomonadenträger sind, daß heißt, potentielle oder faktische Herz- und Krebskranke. Die Medizin beschäftigt sich nicht mit der Vorbeugung dieser Krankheiten, und die kurzfristige traumatisierende Behandlung ist nicht geeignet, diesen Prozeß zu unterbinden; im Gegenteil, sie beschleunigt den pathologischen Prozeß. Deshalb müssen diejenigen von Ihnen, die bereit sind, den Schutz ihrer Gesundheit in die eigene Hand zu nehmen, bewaffnet mit dem Intellekt, die Mühen des Kampfes auf sich nehmen, um den Abwehrkräften des Körpers bei der Bekämpfung der Trichomonade und der sie begleitenden pathogenen Mikroflora zu helfen.

Es wird nicht empfohlen, die Leistungen der offiziellen Medizin abzulehnen – sie besitzt mächtige wissenschaftlich-technische Reserven. Ich rate Ihnen aber, nachdem Sie mein Buch gelesen haben, nicht angsterfüllt und wie gelähmt die nächste angekündigte Maßnahme, zum Beispiel einen operativen Eingriff, abzuwarten, sondern sich zu Hause aktiv darauf vorzubereiten: wenigstens die Reinigung ihres Körpers durchzuführen und ihn mit lebenswichtigen Spurenelementen zu versorgen. Dafür genügt es, auf die Erfahrung unserer Vorfahren zurückzugreifen, die bei Kriegshandlungen mit nüchternem Magen in den Kampf gingen: Bei einer Verletzung im Bauch hatten sie dann größere Chancen, zu überleben. Oder auf die Scharfsichtigkeit Alexander des Großen, der seine Soldaten während der Feldzüge mit dem heilsamen Weißkohl ernährte.

Die Heilung von Krebskranken ist ein langwieriger Prozeß. Er muß – mindestens – aus vier Etappen bestehen. Die erste Etappe – Reinigung des Körpers von Toxinen und Schlacken. Die zweite – Versorgung des Organismus mit Vitaminen und Spurenelementen. Die dritte Etappe ist die Reinigung des Organismus von Trichomonadenpilzen und begleitender Mikroflora. Die vierte schließlich ist die Stimulation, also die Stärkung des Immunsystems.

## ERSTE ETAPPE

Der Reinigung des Körpers von Giften muß eine Reinigung der Seele von Sünden vorangehen. Der bekannte Vertreter der Jodbehandlung, B. A. Storoshuk, ein tief gläubiger Mann, empfiehlt: Die Ungetauften sollen sich taufen lassen, die Getauften – die Beichte ablegen, um Vergebung ihrer Sünden zu bekommen; die Totenmesse für ihre verstorbenen Verwandten in Auftrag geben, wenn es nicht gleich nach ihrem Tod geschehen ist; und den Sorokoust – eine 40tägige Gebetsmesse für den Frieden verstorbener und die Gesundheit lebender naher Verwandter sowie die eigene Gesundheit – einleiten. Nachdem der Kranke den Frieden mit seiner Seele fand, kann er die Reinigung seines Körpers in Angriff nehmen, so die Empfehlung von Storoshuk.

### *Reinigung der Mundhöhle*

Die Mundhöhle ist für die dort lebenden Mundtrichomonaden wie das Gelobte Land: Die pflanzlichen Eiweiße werden bereits im Mund unter Einwirkung des Speichels bis zum Stadium der Kohlenhydrate zerlegt, und auch die verschiedenen Zuckerarten oder die an Cholesterin reiche Nahrung, die zwischen den Zähnen hängenbleibt, sind eine Delikatesse für die Parasiten. Die Reihen der Mundtrichomonaden werden bei jedem Kuß aufgefüllt. Wenn aber die Partner gewechselt werden, dann werden die Parasiten mit jedem neuen Partner immer aggressiver und bösartiger. Nicht umsonst warnten unsere Vorfahren die jungen Menschen: „Stirb eher, aber küsse niemanden den du nicht liebst!“ Die Trichomonade lebt in den Zahnfleischtaschen, im Zahnbelag, im Speichel, den Geweben der Mundhöhle, den Mandeln. Die von den Parasiten ausgesonderten Toxine zerstören das Zahnfleisch und die Zahnemaille, lösen die Mandelentzündung aus.

Bei intensivem Kauen der Nahrung geht praktisch das ganze Blut des Organismus durch die Mundhöhle. Im Mund eines Menschen wird im Verlauf eines Tages bis zu zwei Liter Speichel produziert, der eine strukturierte, an Bioplasma reiche Flüssigkeit darstellt. Die Trichomonaden lockern mit ihren Enzymen das Gewebe und die Gefäßwände auf und gelangen in das Blut oder gemeinsam mit dem Speichel in die Speiseröhre und dann weiter in den Darm. Deshalb ist es sehr wichtig, den Fluß von Trichomonaden und ihren Giften aus der Mundhöhle in den Organismus zu verringern.

Dafür gibt es ein einfaches Volksmittel: morgens nach dem Aufstehen einen Löffel Sonnenblumenöl in den Mund zu nehmen und es etwa zehn Minuten wie einen Lutscher im Mund zu behalten. Danach wird es ausgespuckt und und der Mund gründlich mit gekochtem Wasser ausgespült. Diese einfache Prozedur kann auch vor dem Schlafen und sogar vor jeder Mahlzeit durchgeführt werden, wenn es die Lebensumstände erlauben. Das Geheimnis der Wirksamkeit dieser Prozedur besteht darin, daß die Toxine der Trichomonade fettlöslich sind. Das im pflanzlichen Öl enthaltene Fett Liponsäure ist ein Wachstumsfaktor der Trichomonaden. Deshalb kann das Öl auch als Köder für die Parasiten dienen, wobei sich der Mensch nicht nur der Gifte, sondern auch der Trichomonaden selbst entledigen kann.

Als Beispiel für die Effektivität dieser einfachen, aber regelmäßigen Prozedur kann die Langlebigkeit meiner Tante, M. W. Jermolajewa, der einzigen noch am Leben gebliebenen Verwandten aus der älteren Generation, dienen, die im November 1997 das stolze Alter von 92 Jahren erreichte. Sie war die älteste unter ihren Geschwistern und die einzige, die an einer Herz-Kreislauf-Krankheit litt. Im Alter von 50 Jahren wurde bei ihr mit Spritzen ein Herzblock ausgelöst. Vermutlich in diesem Zusammenhang erfuhr sie über den Nutzen der Öltherapie, glaubte daran und macht es bis heute; sie konnte ihre Beweglichkeit und ein gutes Gedächtnis behalten. Sie überlebte ihren Sohn und viele jüngere Verwandte, die gesünder schienen, da sie nicht an Herzkrankheiten litten. Doch ich möchte betonen: Für die Reinigung der Mundhöhle muß unbedingt Sonnenblumenöl verwendet werden, das 38% Liponsäure enthält, aber für die Zubereitung von Salaten nimmt man besser andere Ölsorten: Oliven- oder Sojaöl, das nur ein Fünftel Liponsäure enthält.

## *Reinigung des Körpers*

Die Heilung von Trichomoniasis oder Krebs, die von einer starken Aussonderung giftiger Stoffe begleitet wird, soll nur nach der Reinigung des Organismus von Toxinen, Radionukliden und Chemopräparaten durchgeführt werden.

Zunächst muß der Darm, nach einer Reinigung mittels Einlauf, wie mit einer Bürste mit Weizenkleien gereinigt werden. Dafür werden 2-3 Eßlöffel Weizenkleie mit Wasser zweimal täglich eingenommen. Die Behandlung wird einige Tage durchgeführt.

Dann wird die Reinigung mit Hilfe eines natürlichen einhüllenden Sorptionsmittels fortgesetzt. Die in der Medizin angewandten künstlichen Sorptionsmittel schädigen unsere Zellen, weil sie dabei ihre natürliche Regulierung verlieren. Die Zellamplitude fällt drastisch, was zu einer allgemeinen Schwächung des Körpers führt. In diesem Fall kann auch bei normaler Ernährung eine Unterernährung beobachtet werden, da die Nahrungsverwertung zu gering ist: Es beginnt eine Nahrungsmittel- und Intrazellintoxikation. Dies wiederum führt zur Entstehung entzündlicher Prozesse, zur Gefäßdystonie und Schwächung des Immunsystems, was den pathologischen Prozeß verschärft. Das effektivste natürliche Sorptionsmittel ist Leinsamenbrühe.

Sie wird wie folgt zubereitet: 2/3 Glas vorher etwas zerkleinerter Leinsamen werden mit 2 Liter kochendem Wasser aufgegossen und im Wasserbad 2 Stunden gekocht. Die Brühe wird bis auf 40°C abgekühlt und reichlich, ohne Mengenbeschränkungen, im Verlauf von 2-3 Wochen getrunken – als Richtwert nehme man einen Liter pro Tag. Auch die Samenkörner selbst sind wertvoll.

Danach geht man daran, die Blutzusammensetzung mit Hilfe einer Dostkraut-Brühe, deren Heilkraft von altersher bekannt ist, zu verbessern. Das Zubereitungsrezept: Auf 300 ml Wasser nimmt man einen gehäuften Eßlöffel zerkleinertes Dostkraut, es wird aufgekocht, über Nacht durch Einwickeln in eine Decke warm gehalten. Die Einnahme erfolgt 3-4 mal pro Tag je 50-100 ml. Dostkraut ist bei jeder Krebsart zu empfehlen, insbesondere aber bei Blutkrebs – Leukämie, die Einnahme sollte in diesem Fall aber die Menge von 150 ml pro Tag nicht überschreiten.

Dostkraut wirkt beruhigend auf den Körper, lindernd bei Schlaflosigkeit, es macht unempfindlich gegen äußere Reize.

Schließlich gibt es noch ein mächtiges reinigendes Mittel – Vollkornhaferbrei. Um ihn zuzubereiten, füllt man einen 2-3-Liter-Topf bis etwa zur Hälfte mit gewaschenem ungeschältem Hafer und gießt den Topf mit Wasser auf. Man läßt ihn über Nacht stehen, morgens wird er zum Kochen gebracht und 30-40 Minuten bei mittlerer Hitze gegart. Dann wird das Wasser schnell abgegossen, man fügt Ringelrosenblüten hinzu und hält den Topf wiederum über Nacht warm. Am nächsten Morgen wird die Brühe durchgeseiht und warm getrunken, 1-1,5 Liter pro Tag innerhalb von zwei Wochen. Dieses mächtige einhüllende Mittel reinigt den Organismus, heilt Nierenentzündungen, Nierenbecken- und Blasenentzündungen.

Während der Reinigung des Körpers muß der Verzehr von Fleischwaren und scharfen Speisen sowie tierischen Fetten stark eingeschränkt werden. Alkohol ist strikt zu meiden. Sehr hilfreich sind Diäten und Heilfasten. Tee, Kaffee und Kakao werden durch

Fruchtsaftgetränke aus Moosbeeren und Preiselbeeren oder Gemüse- und Fruchtsäfte (außer Apfel- und Melonensaft) ersetzt.

An dieser Stelle möchte ich daran erinnern, daß die ältesten Pflanzen auf der Erde – und somit die lebenstüchtigsten – die Nadelbäume sind. Dieses Heilmaterial ist jedem zugänglich. Zur Wiederherstellung des Gefäßsystems und zur Krebsvorbeugung nimmt man am besten junge Spitzen von Edeltannen, Tannen und Fichten. Sie können gut aufbewahrt werden, indem man sie in einem Gefrierbeutel in das Gemüsefach des Kühlschranks legt. Die Nadeln wirken auch einhüllend, sie vertreiben Radionuklide und wirken der Intoxikation der Zellen entgegen.

Die Brühe wird wie folgt zubereitet: 5 Eßlöffel zerkleinerte Nadeln, 2-3 Eßlöffel zerkleinerte Hagebutten und 2 Eßlöffel Zwiebelschalen (Zwiebelschalen heilen Nierenbeckenentzündungen) werden mit 0,7 Liter Wasser aufgegossen, aufgekocht und bei kleiner Hitze 10 Minuten gekocht. Man läßt die Brühe über Nacht ziehen, indem man sie in warme Decken einwickelt oder in eine Thermosflasche umfüllt. Dann wird die Brühe durchgeseiht und auf den Tag verteilt anstelle von Wasser 0,5-1,5 Liter pro Tag getrunken. Die Behandlung wird mindestens 4 Monate durchgeführt. Diese Brühe reinigt nicht nur den Organismus, sondern heilt gleichzeitig multiple Sklerose und funktionale Störungen, die mit Erkrankungen des Gefäßsystems in Verbindung stehen, Gangrän, Netzhautablösung, Nierenkrankheiten und Krampfzustände. Bei Insult wird eine Mischung von Zitronen mit der Nadelbrühe verwendet. Dafür wird eine halbe geschälte Zitrone feingeschnitten, in eine Schale oder Tasse gelegt, warme Nadelbrühe draufgegossen – und in einem Satz ausgetrunken. Diese Mischung wird eine Stunde vor der Mahlzeit oder eine Stunde nach der Mahlzeit viermal am Tag eingenommen.

Die Nadelbrühe wirkt auch ohne irgendwelche Zutaten, die für den einen oder den anderen nicht so leicht zu bekommen sind. Je nachdem, in welcher Region Sie wohnen und welche prophylaktischen Mittel Ihnen zugänglich sind, wird jeder das eine oder das andere Mittel verwenden. Für die einen sind das wilde Weintrauben und Hafer in Schale, für die anderen Moosbeeren und Spitzen von Nadelbäumen, wieder andere nehmen Steinbrombeere und Leinsamen. Natürlich ist es optimal, wenn man die Reinigung des Organismus in vollem Umfang durchführen kann, sofern dazu die Möglichkeit besteht. Es ist ein langandauernder Prozeß, der Ausdauer und Beharrlichkeit erfordert, doch er wird mit der Wiederherstellung der verlorenen Gesundheit entlohnt.

## *Reinigung der Organe*

Die oben empfohlene Reinigung des Körpers mit umhüllenden natürlichen Sorptionsmitteln ist besonders für junge Patienten geeignet, wenn die Leber noch gesund und der Darm wenig verschlackt ist. Für ältere Patienten, die an unheilbaren Krankheiten leiden, möchte ich eine Methode der Reinigung in sechs Etappen beschreiben, die von der Chemikerin Nadeshda Semenowa aus der Stadt Schachty, Gebiet Rostow, entwickelt und an ihr selbst getestet wurde.

1979, als Semenowa 39 Jahre alt war, wurde ihr im Gebietskrankenhaus Rostow folgende Diagnose mitgeteilt: kombinierter Herzklappenfehler, Gefäßrheumatismus in Verbindung mit Kolitis, Gastritis, Cholezystitis. Nach der Untersuchung sagte man Nadeshda Semenowa, sie hätte nur noch ... zwei Jahre zu leben.

Sie beschloß den Kampf um ihr Leben aufzunehmen und begann Fachliteratur zu lesen. Die Aussage des russischen Physiologen Pawlow blieb ihr in Erinnerung und nährte ihre Hoffnung: „Unser Organismus ist ein kompliziertes System, das sich selbst reinigt, sich selbst heilt, man darf ihn nur nicht dabei stören." Bei ihrer Suche stieß sie auf Informationen darüber, wie man die Nahrungsmittel so verwendet, daß sie den Körper nicht verunreinigen und eine Entschlackung der im Verlauf vieler Jahre angesammelter Schlacken ermöglichen, und begann mit ihrer Hilfe mit der Reinigung ihres Körpers.

Sie brauchte für diesen Reinigungsprozeß drei Jahre. In dieser Zeit reinigte sie das Blut und entledigte sich des Rheumatismus, obwohl die offizielle Medizin dies für unmöglich hält. Wohl wissend, daß die Gesundung des Herzens und die Reinigung des Blutes durch viel Bewegung gefördert werden, schloß sie sich einem Lauftreff an. Sie begann mit kurzen Strecken, doch bereits im Jahre 1983 schaffte sie die olympischen 42 Kilometer in 4 Stunden, 20 Minuten.

Nadeshda Semenowa arbeitete weiter an sich, trainierte im Verein und sammelte emsig Informationen über die Reinigung des Organismus. Es gelang ihr, viele ihrer unzähligen Leiden loszuwerden. Sie war überzeugt, daß nicht nur die Reinigung der bisher angesammelten Schlacke und Gifte wichtig ist, sondern genau so wichtig ist es, dem Körper keine neuen Gifte zuzuführen. Das angesammelte Wissen nutzte sie, um einen Gesundheitsclub zu gründen und zu führen. Semenowa empfiehlt jedes Vorhaben zum Zwecke der Gesundheitsverbesserung damit zu beginnen, den eigenen Körper in den Zustand innerer Reinheit zu bringen.

Nadeshda Semenowa empfiehlt sechs Etappen der Reinigung des Körpers, die unbedingt in einer bestimmten Reihenfolge durchgeführt werden müssen. Auf keinen Fall darf man die übernächste Etappe angehen, während man die davorliegende übergeht. Wenn man beginnt die Leber zu reinigen, ohne davor den Darm gereinigt zu haben, werden alle Steine, die dabei den Körper verlassen – bis zu 50-70 Stück – in den Darmdivertikeln steckenbleiben und pathologische Veränderungen auslösen, die sich nicht nur in einer Darmundurchlässigkeit und Verstopfungen äußern, sondern auch weitere ernsthafte Schäden verursachen können.

## *1. Stufe: Reinigung des Darms*

Man nimmt 2 Liter warmes aufgekochtes Wasser und gießt den Saft einer halben Zitrone hinzu. Die Flüssigkeit wird in einen Irrigator (Darmspülungsapparat) gegossen, das Ende des Rohres durch Eintauchen in Pflanzenöl eingefettet. Man nimmt eine Position ein, in der die maximale Effektivität der Prozedur gewährleistet wird: Vierbeinerposition auf Knien und Ellenbogen, der Bauch entspannt, Mundatmung. Wenn diese 2 Liter nicht auf einmal hineinpassen, wird der Einlauf in 2-3 Ansätzen gemacht. Die Darmreinigung führt man am besten abends vor dem Schlafen durch: in der ersten Woche täglich, in der zweiten alle zwei Tage, in der dritten alle drei Tage, in der vierten alle vier Tage, in der fünften einmal in der Woche.

Während der Darmreinigung wird eine große Anzahl von Kotsteinen aus Ihrem Körper ausgeschieden. Der riesige, ausgeleierte Dickdarm muß in den Normalzustand zurückversetzt werden. Dazu ist es unbedingt notwendig, morgens pflanzliche Nahrung zu sich zu nehmen: Trockenäpfel, Kleie-Grützen, ohne Milch zubereitete Breis, Vollkornbrot. Es müssen solche Nahrungsmittel sein, die alle Ecken des Darmtrakts wie mit einem Besen „ausfegen". Sehr gut sind Kleie geeignet, die die Wiederherstellung der Peristaltik für eine natürliche Entleerung des Darms fördern. Dabei darf nicht außer Acht gelassen werden: je schwerer die Erkrankung, um so vorsichtiger soll bei den Prozeduren aller Stufen der Reinigung vorgegangen werden.

## *2. Stufe: Bekämpfung der Blähungen im Magen-Darm-Trakt*

Unser Magen-Darm-Trakt ist von Bakterien und Parasiten besiedelt. Besonders Hefeprodukte schaffen eine Situation, in der die kohlehydratreiche Nahrung zum Gärungsmaterial wird. Was hier geschieht, ist nicht mehr Verdauung, sondern Gärung, was eine Aufblähung des Bauches auslösen kann.

Für den Kampf gegen Blähungen und Infektionen empfiehlt Nadeshda Semenowa Knoblauch. Eine Stunde vor dem Frühstück und zwei Stunden nach dem Abendessen wird je eine

Knoblauchzehe pur gegessen, ohne etwas dazu zu essen oder zu trinken! Knoblauch gilt als Vernichter der in unseren Schleimhäuten nistenden Kolonien von Bakterien und Parasiten. Außerdem enthält er ein Element, das die Elastizität des Klappensystems gewährleistet. Knoblauch wird sehr schnell eingesogen, es kommt quasi zu einem Brand und der Patient spürt einen Schmerz, besonders abends im Bett. Man sollte das in Ruhe über sich ergehen lassen. Jeder Mensch hat eine andere Schmerzempfindlichkeit, die von verschiedenen Faktoren abhängig ist, hauptsächlich aber vom Zustand des Darms. Die Behandlung mit Knoblauch wird beendet, wenn die Schmerzempfindungen nachlassen und keine Blähungen mehr entstehen, was immer Sie auch essen.

## *3. Stufe: Reinigung der Gelenke*

Viele fühlen ein Unwohlsein in den Gelenken, sind wetterfühlig, wachen nachts immer wieder vor Schmerzen auf – das sind die Zeichen einer Arthritis bzw. Polyarthritis.

Wenn die Reinigung der Gelenke ohne eine vorherige Darmreinigung begonnen wird, kommt es ziemlich sicher zu Allergien, dem Ausscheiden der Gifte durch die Haut, Erhöhung des Augendrucks und anderen unangenehmen Erscheinungen. Deshalb kann es nicht oft genug betont werden, wie wichtig die Reihenfolge der Organreinigungen ist.

Zur Zubereitung einer reinigenden Flüssigkeit nimmt man 5 Gramm Lorbeerblatt, gießt 300 Gramm Wasser darauf, kocht die Brühe 5 Minuten und läßt sie in einer Thermosflasche ziehen. Die Brühe wird in kleinen Portionen innerhalb von 12 Stunden getrunken. Trinkt man alles auf einmal, so kann es zu inneren Blutungen kommen. Man wiederholt diese Prozedur drei Tage nacheinander. Die Ernährung kann dabei wie üblich bleiben, muß aber unbedingt nach den Regeln der Trennkost erfolgen. Eine Woche später wird diese Behandlung wiederholt, für weitere drei Tage. Im ersten Jahr soll die Reinigungsbehandlung einmal pro Quartal erfolgen, in den darauffolgenden Jahren wird eine vorbeugende Reinigung der Gelenke je einmal im Jahr empfohlen.

## *4. Stufe: Reinigung der Leber*

Erst jetzt kann mit der Reinigung des wichtigsten „Labors für die Reinigung des Blutes“ begonnen werden – der Leber. Dafür nimmt man 300 Gramm Zitronensaft und 300 Gramm Olivenöl. Wenn Sie Schwierigkeiten haben, diese Nahrungsmittel zu bekommen, können Sie die Zitronen durch Moosbeeren und das Olivenöl durch Sonnenblumenöl ersetzen.

Am ersten Tag soll die Leber so vorbereitet werden, daß die Steine aufgeweicht werden und nicht kratzen, damit Sand aus der Leber herausfällt. Dafür wird morgens ein Einlauf gemacht und den ganzen Tag nur Apfelsaft getrunken, der ohne Thermobehandlung gewonnen wurde. Die Apfelsaftmenge ist nicht begrenzt.

Am zweiten und dritten Tag wird diese Prozedur wiederholt. Beendet wird die Einnahme von Apfelsaft am dritten Tag um 19.00 Uhr. Dies ist die Zeit der biologischen Entspannung der Leber. Um diese Zeit legt man sich ins Bett mit einer Wärmeflasche auf dem Bauch, um die Leber warmzuhalten, und beginnt mit der Einnahme der Zitronen-Olivenöl-Mischung.

In ein Glas werden 3 Eßlöffel Zitronensaft und obendrauf 3 Eßlöffel Olivenöl gegossen. Diese Mischung wird alle 15 Minuten getrunken, insgesamt sechsmal. Man bleibt im Bett liegen, und paßt auf, daß die Leber nicht zusammengedrückt wird. Der Drang zur Stuhlentleerung beginnt nach etwa 12-15 Stunden, vielleicht auch früher. Es werden mehrere Dutzend hellgrüne Steine aus dem Körper ausgeschieden sowie Pfropfe, die die Gänge verstopft hielten, schwarze oder grüne Galle – Sie werden Ihr wichtiges Organ gereinigt haben.

Nach dem Stuhlgang muß der Darm unbedingt durchgespült werden, damit nirgendwo der furchtbare Inhalt der Leber hängenbleibt, denn er kann die Schleimhaut des Darmes verletzen und Auslöser von Polypenbildung werden. Deshalb muß eine Stunde danach ein Einlauf gemacht und zwölf Stunden später wiederholt werden. Wenn die Gallenblase und die Leber nicht in Ordnung sind, sollte deren Reinigung einmal im Quartal durchgeführt werden. Vorbeugend genügt eine jährliche Reinigungsprozedur.

## *5. Stufe: Reinigung der Nieren*

Die Reinigung der Nieren kann durch verschiedene Methoden erfolgen. Eine davon wird in der Wassermelonensaison gemacht: Man ißt innerhalb einer Woche nur Wassermelonen und schwarzes Brot. Für das Austreten der Steine aus der Harnblase und den Nieren muß die biologische Stunde der Entspannung des Harnsystems genutzt werden, die zwischen zwei und drei Uhr nachts liegt. Zu dieser Zeit, wenn die Gänge erweitert sind, gibt es am häufigsten Nierenkoliken, das ist die Zeit, in der die Steine Ihren Körper verlassen. Zur Förderung dieses Prozesses nimmt man ein Nachtbad. Um zwei Uhr nachts läßt man angenehm warmes Wasser ins Bad einlaufen, setzt sich rein, läßt weiterhin einen mittleren Strahl Wasser einlaufen, um die Temperatur zu halten, und ißt Wassermelone. Sie werden bald einen Harndrang verspüren. In der Stunde des Nieren-Biorhythmus, bei Wärmebehandlung muß dieser Effekt erzielt werden: Mit dem Urin verlassen die Steine Ihren Körper.

Wenn Sie keine Wassermelonen haben, kann eine Mischung der Säfte von Möhren, Rüben (Beten) und Gurken im Verhältnis 3:1:1 angewandt werden, die man in einer Menge von 100-150 Gramm dreimal am Tag vor dem Essen zu sich nimmt. Dies wird 7-10 Tage fortgesetzt. Danach nimmt man das angenehm warme Nachtbad, währenddessen man in kleinen Schlücken die Saftmischung trinkt.

### *6. Stufe: Reinigung der Lymphe und des Blutes*

Mit Hilfe des elektrischen Entsafters werden 900 Gramm Grapefruitsaft, 900 Gramm Apfelsinensaft und 200 Gramm Zitronensaft hergestellt. Das alles wird mit zwei Litern warmem aufgekochtem Wasser in einen Topf gegossen.

Morgens nimmt man eine Glaubersalzlösung ein, 1 Eßlöffel Salz zu 100 ml Wasser. Alle 30 Minuten trinkt man 100 ml der Saftmischung. Dies wird drei Tage fortgesetzt.

Nachdem der Körper auf diese Art von den jahrelang angesammelten Schlacken befreit wird, kann der Patient spüren, welche Freude es macht, einen gesunden Körper zu haben.

## ZWEITE ETAPPE

Die zweite Etappe der Behandlung besteht darin, den Organismus mit Vitaminen und Spurenelementen zu versorgen. Sollten Sie schwere physische Arbeit verrichten, müssen Sie nicht unbedingt auf Fleisch und Fisch verzichten, wenn Sie die Richtlinien für Trennkost beachten. Aber Sie sollten dabei den Anteil an Gemüse, Salaten, Soja- und Buchweizenprodukten erhöhen und regelmäßig ihren Jodvorrat auffüllen.

Die zweite Etappe der Krebsbehandlung wird ausführlich im Kapitel „Moosbeeren und Knoblauch gegen Trichomonaden“ beschrieben, die gleichzeitig auch als vorbeugende Maßnahme gegen Krebs empfohlen wird. Deshalb kann die zweite Etappe parallel zur ersten beginnen, im Verlauf der dritten und vierten Behandlungsetappe – und bis zum Lebensende – beibehalten werden. Jeder kann sich aus den Empfehlungen diejenigen herausnehmen, die ihm am ehesten liegen oder entsprechend seinen materiellen und physiologischen Möglichkeiten am ehesten durchführbar sind.

Zum Beispiel habe ich mir aus der zweiten Etappe folgende Vorgehensweise zu eigen gemacht: Morgens setze ich als erstes

Teewasser auf. Während es kocht, nehme ich einen Löffel Sonnenblumenöl in den Mund und lutsche daran. Wenn das Wasser gekocht hat, tue ich einen Eßlöffel Iwan-Tee (Weidenröschen-Kräuter) in die Tasse, brühe so den Tee auf, decke ihn zu und lasse ihn 15 Minuten ziehen. Inzwischen bereite ich einen Salat aus Gemüse und Kräutern zu und mache ihn mit Sojaöl an. Ich decke den Tisch und bereite das Frühstück vor. Dann befreie ich meinen Mund vom Öl, spüle ihn mit warmem aufgekochten Wasser gut durch. Jetzt kann ich die Zähne putzen. Ich trinke meinen Tee aus und erst jetzt wird gefrühstückt.

Vorher hatte ich einen anderen Ablauf: Nach der Sonnenblumenöl-Prozedur führte ich eine Jodtherapie durch, indem ich vor dem Frühstück 4-5 Tropfen Jod, verdünnt mit einem halben Glas Milch, und nach dem Frühstück eine Eierschale zu mir nahm. Und in der Phase davor bestand mein Frühstück nur aus gekeimtem Getreide, wonach ich Tee mit Schwarze-Johannisbeer-Marmelade trank. Außerdem führte ich vorbeugende Maßnahmen mit Eisenpräparaten, Folsäure und einer einprozentigen Lösung Kupfervitriol durch. So versorgte ich meinen Organismus nach und nach mit Spurenelementen. Und der Markt, wo die Preise für die eine oder die andere Obst- und Gemüsesorte je nach Jahreszeit gesenkt werden, gab mir die Möglichkeit, den Körper mit lebenswichtigen natürlichen Vitaminen zu versorgen. Im Winter esse ich regelmäßig Sauerkraut, angemacht mit geriebener Bete und Möhre sowie Kürbiskernen.

Auf diese Art können Sie durch etwas Mühe und Einschalten des Intellekts Ihre Gesundheit ständig auf dem nötigen Niveau halten.

## DRITTE ETAPPE

Die dritte Etappe besteht in der Reinigung des Organismus von Pilzen, Trichomonaden und der begleitenden Mikroflora. Die von mir durchgeführten Untersuchungen an Tieren und Beobachtungen bei Menschen in bezug auf die Mund- und Vaginaltrichomonade ergaben, daß nicht nur Trichomonaden, sondern auch Pilze ständige

Parasiten in den Körpern von Mensch und Tier sind. Man braucht nur die eigene Zunge anzusehen. Der weiße Belag auf der Zunge – das ist der Soorpilz. Seine fadenartigen Plantagen bilden weiße Myzelien und führen weiter in die Tiefen von Speiseröhre und Darm. Die Pilze können Trichomonaden unterdrücken und sie in die widerstandsfähige Zystenform zwingen, wobei sie in das Gewebe eindringen, sich dort vergraben und für alle Einflüsse – darunter auch für medikamentöse Antitrichomonadenmittel – weniger zugänglich werden.

Deshalb muß der Behandlung zur Liquidation der Trichomonaden eine Pilzbehandlung vorausgehen. Die Gynäkologin Valentina Melnikowa aus Woronesh empfiehlt, antimykotische Polyen-Antibiotika gegen Pilze zu verwenden: Nystatin je 500 000 ED viermal am Tag oder Levorin je 500 000 ED dreimal am Tag innerhalb von 12-14 Tagen, beginnend in der Mitte des Menstruationszyklus bei Frauen. Gleichzeitig müssen die Frauen Scheidenspülungen mit einer zweiprozentigen Lösung Trinkwasser vornehmen und für die Nacht ein mit Levorinsalbe behandeltes Tampon einführen. Männer sollen ihre äußeren Geschlechtsorgane gründlich mit Seife waschen und, soweit es möglich ist, ebenfalls Spülungen bzw. Waschungen mit einer Levorinlösung vornehmen oder Levorinsalbe auftragen.

Nach Abschluß der Antipilz-Therapie folgt eine Stimulation der Immunität. Dazu werden Immunostimulatoren eingenommen.

Am 4.-5. Tag nach Beginn der Immunostimulation beginnt man mit der Antitrichomonadenbehandlung. Zu diesem Zwecke wird fünf Tage Trichopol eingenommen. In der Häufigkeit und Menge halte man sich an die Anweisungen im Beipackzettel. Ersatzweise kann auf Trinidasol ausgewichen werden, das je nach Verträglichkeit des Mittels vom Patienten zwei bis drei Tage genommen werden soll.

Alle empfohlenen Arzneimittel sind in der Apotheke frei verkäuflich und haben kaum Nebenwirkungen. Doch es ist notwendig, auf die Reaktionen des Körpers zu achten und sogar ein spezielles Tagebuch zu führen. Es sollte weiterhin berücksichtigt werden, daß nach der erfolgreichen Bekämpfung ständig im Körper lebender Parasiten das Gleichgewicht der Mikroflora gestört sein wird. Als Folge dessen wird die wechselseitige Mikroflora aktiviert: Manche Patienten bekommen Herpes, andere Chlamydien, einige erkranken an Erkältungsinfektionen, oder es werden erneut Pilze in Form von Mundschleimhautentzündung oder Soor usw. aktiviert. In diesem Fall wird die Natur der Infektion analysiert, indem man das aus der Ellbogenvene entnommene Blut in ein Nährmedium setzt. In Moskau wird das beispielsweise von einem speziellen Labor im Gamalej-Forschungsinstitut gegen Bezahlung angeboten. Doch Vorsicht: Ich hatte dieses Labor Patienten empfohlen – wie die Daten der Blutanalyse ergaben, läßt die Effektivität der Entdeckung von Infektionen aber zu wünschen übrig; auf meinen Fotos sind sie zu sehen, das Labor hat sie aber nicht entdeckt. Auch wenn keine Mikroflora entdeckt wird, sollte trotzdem eine 7-10tägige Behandlung mit Breitbandantibiotika sowie mit einem Immunostimulator durchgeführt werden.

Erst danach kann die Antitrichomonadenbehandlung durch das Blut erfolgen oder die vierte Etappe begonnen werden – was von der Art der Erkrankung bzw. von den finanziellen und sonstigen Möglichkeiten abhängig ist. Die Verabreichung von Metronidazol muß vom medizinischen Personal mittels Tropf in die Ellbogenvene des Patienten erfolgen. Die Behandlung dauert fünf Tage. Man führt zwei bis drei solche Behandlungen im Abstand von je zwei Wochen durch. Vor und nach der Behandlung muß eine Blutanalyse (aus dem Ringfinger) gemacht werden. Dabei ist zu beachten, daß diese Behandlungsetappe bei Krankheiten des Blutes – Leukämie und Granulomatose – sowie bei Thrombose oder Herzkrankheiten unzulässig ist. Es geht hier nicht um die Gefährlichkeit der Antitrichomonadenmittel, sondern um ihre Effektivität. Mit Absterben der Trichomonaden kann sich die Toxizität des Blutes noch erhöhen, was zur Vergiftung des Patienten führen kann. Außerdem kann es passieren, daß bei der Zerstörung von Thromben Teile davon zur Ursache von Venenverstopfung werden. Deshalb muß diese Etappe auf jeden Fall in Zusammenarbeit mit Ärzten erfolgen.

## VIERTE ETAPPE

Die vierte Etappe besteht in der Stimulation der Abwehrkräfte des Körpers. Dies ist eine sehr wichtige und verantwortungsvolle Behandlungsetappe. Nur das Immunsystem ist in der Lage, die in allen Winkeln des Körpers zerstreuten Parasiten zu entdecken. Es sind verschiedene Methoden der Immunostimulation bekannt. Ihr Wirkungsprinzip fußt hauptsächlich auf der Bildung von Reizen oder Streßsituationen für den gesamten Organismus oder der für den Kampf gegen krankmachende Mikroben zuständigen Organe und Gewebe. Damit werden diese aktiviert und zu aktiven Handlungen mobilisiert. Sie entdecken die fremdartigen Mikroorganismen und beginnen mit deren Vernichtung.

In der Volksmedizin sind Immunostimulationen schon sehr lange bekannt, darunter: Dampfbad mit Birkenzweig-Besen, der Phytonzide ausstrahlt, Winterbaden in eiskaltem Wasser sowie Heilfasten und Fasten als religiöser Brauch.

Moderne Heilkundler und Kenner der pflanzlichen Wirkstoffe, darunter der berühmte V. Tiscenko, behaupten: „Die Bekämpfung des Krebstumors ist Aufgabe Ihres Körpers, des Immunsystems. Unsere Aufgabe ist es, ihn dabei zu unterstützen, indem wir die Zellen mit Mikrodosen des Giftes reizen. Der Versuch, etwas zu erzwingen, führt zum entgegengesetzten Ergebnis.“ Als Immunostimulatoren verwenden Sie kleine Mengen von Arzneimitteln, die aus solchen giftigen Pflanzen wie roter Fliegenpilz, grüne Walnüsse auf Kerosin, Eisenhut aus der Familie der Hahnenfußgewächse, Klette, Warzenkraut, Früchte des schwarzen Holunders und anderen gewonnen werden.

Eine Reihe russischer Wissenschaftler und Ärzte begann nach dem Krieg intensiv an der Entwicklung von Immunostimulatoren zu arbeiten. Darunter waren: der Militärarzt U. Prodan, Chirurg A. Katschugin, Mikrobiologe Dr. A. Troizkaja, AMN-Mitglied M. Woroschilowa, Tierarzt A. Dorogow und andere. Jedes Präparat, jede Schutzimpfung, die sie geschaffen haben, ist ein Meisterwerk des menschlichen Geistes. Die Medikamente wurden auf der Basis verschiedener Mikroorganismen, Heilpflanzen, organischer Stoffe, Mineralsalzen und selbst des Blutes von Patienten geschaffen.

Nach der Schaffung biologischer Immunostimulatoren erarbeiteten die Wissenschaftler auch entsprechende Behandlungsmethoden. Sie heilten erfolgreich Krebspatienten, doch ihre Erfindungen sind von der etablierten Medizin bis heute nicht anerkannt, denn die „unspezifische" Wirkung der Präparate paßte nicht in die Theorien genetischer Mutationen und Zellentartungen. Aus der Position der Parasitentheorie des Onkologen M. Newjadomskij und meiner Trichomonadentheorie aber ist die Wirkung dieser Medikamente äußerst „spezifisch". Die in unseren Körper gelangten Giftstoffe reizen und aktivieren nicht nur unser Gewebe, sondern auch die Trichomonaden, die als Reaktion darauf aus dem Stadium der Ruhe herauskommen, aktiviert werden und deshalb geortet werden können. Das Immunsystem schafft daraufhin spezifische Antikörper und greift die Parasiten an.

Die Praxis erfolgreicher Behandlung von bereits für unheilbar erklärten Krebspatienten – die von der offiziellen Medizin mit ihren traumatisierenden Methoden erfolglos behandelt und zum Sterben nach Hause geschickt wurden – mit „nichtanerkannten" Immunostimulatoren bestätigt die spezifische Wirkung dieser Präparate. Diese Erfinder haben ihre Nachfolger, die auch heute das Medikament von Prodan, Blastophag und das Präparat von Dorogow, ACD-2, anwenden und nach der Heilmethode von A. Troizkaja behandeln. Die Nachfolgerin von A. Katschugin wurde seine Frau, die Ärztin Bella Katschugina.

# Rezepte des Überlebens

Ein altes aus den östlichen Kulturen stammendes Mittel zur Behandlung äußerer Tumoren ist Sublimat. Bei uns in Rußland wird Quecksilberdichlorid schon lange auch zur Behandlung innerer Neubildungen angewandt. Sublimat ist ein starkes Gift, das in erster Linie die Nieren schädigt. Doch in Mikrodosen ist es ein gutes Antitumor-Mittel bei der Behandlung von Magen-, Speiseröhren- und Darmkrebs. Sublimat ist das beste Mittel bei solch schweren Tumoren wie Gehirn-, Vorsteherdrüsen-, Harnblasenkrebs sowie Kehlkopf-, Mundhöhlenkrebs und Knochensarkom.

Die Autoren des Buches „Geheimnisse der Krebsheilung", der Onkologe und Gynäkologe S. Korepanow und der bekannte Heiler V. Tiscenko, schlagen folgende Behandlung vor: In zwei Litern destilliertem Wasser wird eine streichholzkopfgroße Menge Sublimat aufgelöst. Die so erhaltene Lösung wird in dunkle Flaschen gefüllt, die fest verschlossen und an einem dunklen, kühlen Ort fern von Nahrungsmitteln und für Kinder unerreichbar aufbewahrt werden.

Die Einnahme des Medikaments wird mit einem Teelöffel begonnen. In 100 Gramm Wasser wird 1 Teelöffel fertiger Sublimatlösung gegeben und zwei Wochen lang dreimal täglich 30 Minuten vor der Mahlzeit eingenommen. Danach wird die Menge auf einen Dessertlöffel erhöht. Diese Menge Sublimatlösung wird in 150 Gramm Wasser gerührt und ebenfalls zwei Wochen lang eingenommen. Danach wird die Dosis auf einen Eßlöffel erhöht und – in 200 Gramm Wasser verdünnt – bis zur Genesung getrunken. Bei äußeren Tumoren werden Applikationen verwendet: zwei Schichten Mull werden mit einer geringen Konzentration Sublimatlösung getränkt und für 20-30 Minuten 3-4 mal am Tag auf den Tumor aufgelegt. Allmählich wird der Gehalt des Quecksilberdichlorids erhöht.

Bei der Behandlung mit Sublimat muß beachtet werden, daß dieses Mittel sich im Körper ansammeln kann und deshalb ein Widerwillen dagegen entstehen könnte. Dann muß eine langsame Verringerung der

Dosis bis zu einem Teelöffel erfolgen; nachdem man 15 Tage diese kleine Menge eingenommen hat, wird sie wieder bis zur Norm erhöht. Mögliche Nebenwirkungen: Schwellung der Lider, Schmerzen in der Nierengegend, Harnstauung. Bei Nebenwirkungen wird die Dosis verringert und nicht mehr erhöht. Verstärkt sich die Nebenwirkung, wird die Einnahme von Sublimat für einige Tage unterbrochen und danach erneut mit einer geringen Menge begonnen.

Das beste Los aller von unseren Wissenschaftlern geschaffenen Immunostimulatoren traf das Präparat ACD-2, jedoch nicht seinen Autor. Das Präparat ACD-2, Fraktion 2, wird bei der Behandlung innerer Neubildungen angewandt, und einfaches ACD bei der äußeren. Die Herstellung dieser Arzneimittel wurde von der Industrie in der Ukraine und in Rußland – in der Stadt Armawir – aufgenommen. Laut offizieller Empfehlung sind diese Präparate für die Verwendung in der Tiermedizin geeignet. Doch sie werden in den Apotheken angeboten, und so verwenden viele Menschen sie zur eigenen Behandlung.

Bei einer Einsalbung äußerer Tumoren durch ACD verbrennen diese und lassen sich stückweise abschälen. Zur inneren Anwendung wird es nicht empfohlen. Doch es ist ein Fall bekannt, wo ein Krebskranker nichts anderes fand außer ACD und damit seine Krankheit heilte. Er nahm dieses Mittel mit Milch ein, wobei er die Dosis nach und nach von einem Tropfen bis 15 erhöhte und wieder verringerte. Milch trank er unbegrenzt, um die Magenwände nicht zu verbrennen.

# Nachwort

Nachdem Sie, liebe Leserinnen und Leser, dieses Buch gelesen haben, wissen Sie, wie schwierig es ist, die Trichomonaden loszuwerden und Krebs zu heilen. *Die Diagnose Krebs ist immer noch ein Todesurteil, auch wenn die Medizin noch so bemüht ist, uns zu beruhigen.* Und nur wenige werden den Mut aufbringen, den Kampf gegen Krebs und Herzinfarkt aufzunehmen, da es sich nicht um einen einmaligen Angriff, sondern um eine langwierige und hartnäckige Arbeit handelt, die in vielen Aspekten ungewohnt und unangenehm ist.

Was kann also dagegen unternommen werden? Die sexuelle Revolution der letzten Jahrzehnte in Rußland zeigt ihre Früchte: Männer unter 30 bekommen Prostatitis, viele leiden an frühzeitiger Impotenz, verbreitet sind männliche und weibliche Unfruchtbarkeit, spontane Fehlgeburten und die Geburt behinderter Kinder sowie die „Verjüngung" von Krebs und Infarkt und schließlich das Auftreten von Aids.

Welche Schlüsse ziehen wir daraus? Dieser Prozeß muß rückgängig gemacht werden. Was muß dafür getan werden? – Gar nicht mal so viel. Interessant ist, daß wir uns das Positive zum Beispiel nehmen können, was im Westen geschieht.

Erstens ist es dort üblich, kein Geheimnis mit sieben Siegeln daraus zu machen, was die Kinder im Heranwachsenenalter erwartet: Eltern und Schuleinrichtungen bereiten die junge Generation auf das Leben als Erwachsene vor. Es wird eine solide Aufklärung sowohl in der Schule als auch in den Medien betrieben.

Zweitens sind dort Gesetze gemacht worden – und werden streng eingehalten –, die den Geschlechtsverkehr mit Minderjährigen streng bestrafen, sogar im Falle, wenn keine Vergewaltigung vorliegt.

Drittens unterziehen sich die Brautleute vor der Heirat oft einer medizinischen Untersuchung, die bei ihrer zweckmäßigen Durchführung auch den Trichomonadenbefall feststellen könnte. Mit einer entsprechenden Behandlung könnte dann verhindert werden, daß tumorkranke Säuglinge geboren werden. Nebenbei gesagt würde eine solche Untersuchung auch die Fähigkeit der Eheleute, Kinder zu bekommen, ermitteln, womit Enttäuschungen und eventuellen Scheidungen vorgebeugt werden könnte.

Schließlich ist im Westen die Schließung von Eheverträgen durchaus üblich, die die Ernsthaftigkeit des Vorhabens unterstreicht und zum sorgfältigen Abwägen zwingt.

Ein auffälliges Beispiel sexueller Langlebigkeit ist der berühmte Charlie Chaplin. Er war mehrfach verheiratet, immer mit viel jüngeren Frauen. Vielleicht war es dieser Umstand, der ihm ermöglichte in seiner letzten Ehe, die er im hohen Alter geschlossen hatte, noch acht Kinder zu bekommen, wobei das letzte Kind das Licht der Welt erblickte, als der berühmte Schauspieler bereits 70 Jahre wurde.

Wir müssen damit aufhören, das Problem der Fortpflanzung unseres menschlichen Geschlechts schamhaft zu verschweigen. Davon hängt es ab, ob nach uns noch Enkel und Urenkel und überhaupt Menschen auf der Erde leben werden. Die Geschlechtsorgane des Menschen sind nicht minder wichtig als seine Leber oder sein Herz, denn ein Infarkt bedeutet einen schnellen Tod, die Impotenz aber langsames Dahinsiechen. Manch ein Mann zieht das erstere vor. Wenn aber der zweite Fall eintritt – nimmt er sich das Leben.

***

Die neue Sicht solcher Krankheiten wie Krebs, Herzinfarkt, Aids, Impotenz wird einen großen Leserkreis interessieren.

Ich hoffe, daß darunter nicht nur Krebs- und Herzkranke sein werden, die den Nutzen dieses Buches direkt selbst ziehen können. Sondern auch solche Menschen, die die Kraft und die Motivation in sich spüren, Veränderungen anzustoßen, die Dinge in die Hand zu nehmen.

Möglicherweise wird dieses Buch zu einem Katalysator und löst den Beginn einer vielschichtigen Kettenreaktion unserer körperlichen und geistigen Wiedergeburt aus.

Nach diesen Worten möchte ich hier, für dieses Buch, einen letzten Punkt setzen. Doch, wie man aus dem Inhalt des Buches sieht, ist es noch zu früh, den letzten Punkt hinter das Problem als solches zu setzen. Deshalb wurde das Buch zum ersten Teil einer Trilogie. Fortsetzung folgt.

# Heilen
# Geist und Körper

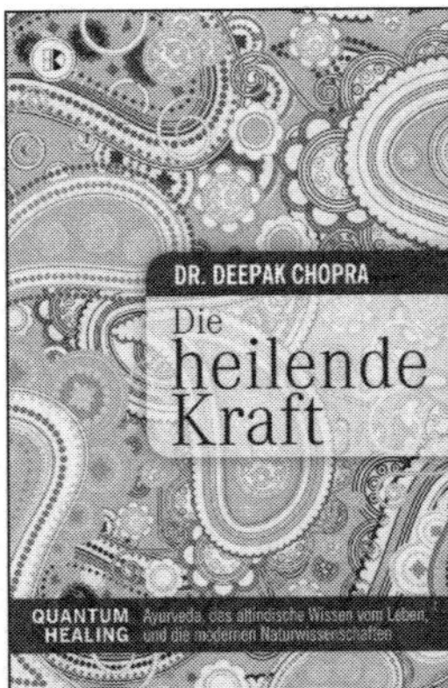


Deepak Chopra

**Die heilende Kraft**

*Quantum Healing: Ayurveda, das altindische Wissen vom Leben, und die modernen Naturwissenschaften*

Ungewöhnliche Heilungen schwerkranker Menschen brachten Dr. med. Deepak Chopra auf die Spur einer uralten Heilmethode. In seinem Buch verbindet er die Erkenntnisse der modernen Molekularbiologie und Vorstellungen der Quantenphysik, integriert sie in die Lehre des Ayurveda, der Wissenschaft vom Leben.

Der Geist ist stärker als die Materie – diese schlichte Weisheit bringt uns der Autor näher, indem er die Mechanismen der Entstehung von Krankheiten erklärt und aufzeigt, wie deren rückläufige Entwicklung eingeleitet werden kann.

Die Natur hat den menschlichen Körper so erschaffen, dass er alle Medikamente selbst erzeugen kann, und zwar in der richtigen Dosierung und ganz ohne Nebenwirkungen. Wenn wir lernen, die uns innewohnenden selbstheilenden Kräfte zur Entfaltung zu bringen, steht uns das wichtigste und wirkungsvollste Instrument der Heilung zur Verfügung.

304 Seiten, TB
978-3-932130-25-0

# Alternative Heilmethoden
# Neue Erkenntnisse

Tamara Lebedewa:

## REINIGUNG

**Entschlacken und entgiften Sie Ihren Körper**

Die Reinigung unseres Körpers von außen ist heute eine Selbstverständlichkeit. Doch wie steht es mit der Reinigung von innen?

Tamara Lebedewa geht es in diesem Werk um eine ganzheitliche Sanierung des Körpers, die einerseits den Schlüssel zur Heilung darstellt sowie andererseits eine Voraussetzung dafür ist, dass man an Krebs und Co. gar nicht erst erkrankt. Sie werden hier eine Reihe erprobter und bewährter Reinigungstechniken vorfinden.

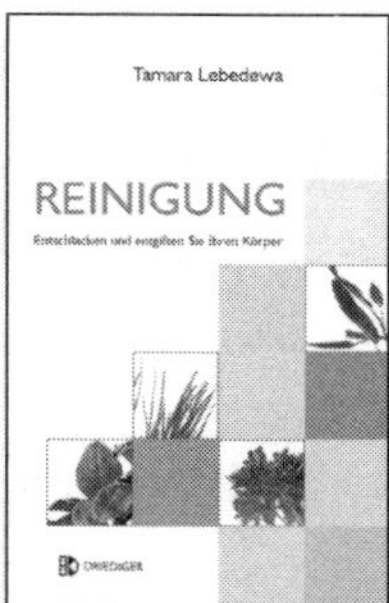


190 Seiten, TB
978-3-932130-19-9

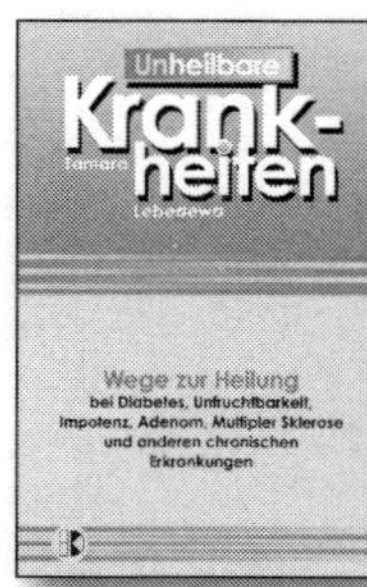


Tamara Lebedewa

## UN-HEILBARE KRANKHEITEN

**Wege zur Heilung**
**bei chronischen Erkrankungen**

Die Autorin des Bestsellers *Krebserreger entdeckt!* benennt in diesem Buch die Ursachen vieler als unheilbar geltenden Krankheiten. Dabei macht sie erneut deutlich, dass es einen unsichtbaren, bisher unterschätzten Hauptfeind der menschlichen Gesundheit gibt. Sie lernen in diesem Buch die Anatomie und Vorgehensweise dieses wandelbaren Feindes kennen und tun damit den ersten Schritt hin zu einer erfolgreichen Behandlung.

318 Seiten, TB
978-3-932130-32-8